陈爱民　　杜剑彪　**主编**

实用肌骨
评估图册

Practical Atlas
of the
Musculoskeletal
Examination

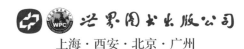

世界图书出版公司

上海·西安·北京·广州

图书在版编目（CIP）数据

实用肌骨评估图册/陈爱民，杜剑彪主编. —上海：
上海世界图书出版公司，2021.1
　ISBN 978-7-5192-7950-9

　Ⅰ．①实…　Ⅱ．①陈…　②杜…Ⅲ．①肌肉疾病—康
复—评估—图集　Ⅳ．①R685.09-64

　中国版本图书馆 CIP 数据核字（2020）第 198167 号

书　　名	实用肌骨评估图册	
	Shiyong Jigu Pinggu Tuce	
主　　编	陈爱民　　杜剑彪	
责任编辑	李　晶	
装帧设计	江苏凤凰制版有限公司	
出版发行	上海世界图书出版公司	
地　　址	上海市广中路 88 号 9-10 楼	
邮　　编	200083	
网　　址	http://www.wpcsh.com	
经　　销	新华书店	
印　　刷	上海颛辉印刷厂有限公司	
开　　本	787 mm×1092 mm　1/16	
印　　张	22.75	
字　　数	400 千字	
版　　次	2021 年 1 月第 1 版　2021 年 1 月第 1 次印刷	
书　　号	ISBN 978-7-5192-7950-9/R·569	
定　　价	180.00 元	

编委名单

主　编：

陈爱民　杜剑彪

副主编：

陈　晖　张诗锷　杜　狄　石长贵

编　委：

范家萍　邓　璞　张陆窈　王丽桢

周欢霞　沈　笛　张　帆　朱　磊

付　强　陈汇浩　鹿　楠

编辑秘书：

陈　斌

少年强、国则强；心志强、人则强；少年风华，逐递丰茂筋骨，期望我们的认知不断前进。

陈永阳

谨将此书献给康复前辈及往来后生。

邦能康复团队
2020 年 8 月 7 日

陈爱民，男，主任医师，教授，医学博士，博士生导师。现为第二军医大学长征医院骨创伤与修复外科主任。已从事创伤骨科临床一线工作 25 年，积累了丰富的临床经验和精湛的手术技术，成功地为数以万计的创伤患者实施了手术治疗，获得了良好的治疗效果。1986 年毕业于第二军医大学医疗系获得学士学位，1995 年毕业于第二军医大学获得博士学位，2000 年获首届'上海市医苑新星'称号，2003 年作为访问学者赴英国伦敦大学附属皇家骨科医院进修。2004 年被评为"上海市优秀医苑新星"，2007 年被授予上海市助残先进个人。2008 年参加汶川地震救援工作，获得"总后抗震救灾先进个人"称号，2009 年被国务院授予"全国扶残、助残先进个人"称号。现任中华医学会显微外科分会副主任委员、中国医师学会骨科医师分会创伤骨科委员会常委、中华医学会创伤分会委员、中华医学会骨科分会创伤学组委员、中华医学会显微外科分会副主任委员、上海市医学会显微外科分会主任委员、上海市康复医学会修复重建学会主任委员、上海市医学会显微外科分会副主任委员、上海市骨科专业委员会创伤学组副组长，同时担任中华创伤骨科等杂志编委。主要从事骨盆和四肢骨与关节创伤救治、各种复杂骨折及其并发症的处理，尤其在骨盆骨折、关节骨折、肩部创伤、骶丛损伤及骨不连的治疗等方面具有专长。擅长微创技术治疗各种骨折，减少手术创伤、减少伤员痛苦及切口瘢痕，达到功能恢复和美观的双重目的。全国率先开创了腰骶丛神经根移位修复骶丛神经损伤的治疗方案，获得了良好的临床效果。获得国家科技进步二等奖 1 项，上海市发明一等奖 1 项，军队科技进步二等奖 2 项，上海市科技进步二等奖 2 项，部级医疗成果二等奖 2 项，以第一完成人获得国家自然科学基金 2 项，上海市科委基金 3 项，军队十一五指令性课题 1 项。以第 1 作者或通讯作者发表论文 62 篇，其中 SCI 论文 15 篇，参编著作 6 部。

前言

"其大无外，其小无内。"2015 年读解剖列车，诧异且惊喜，诧异于竟真有一窥古人轻功绝学之路径，惊喜于我们这些晚辈遍寻着这一砖一瓦便也可以到达那个解剖经络的山巅去俯瞰人体的奇妙，那时的我们学物理治疗，感叹各家学说之奇妙瑰丽，现在的我们做物理治疗，感叹武学奇妙，功法不足，难以立于江湖。

与骨科等其他临床一级学科不同，物理治疗专业有其独特性，除了需要借助各类影像仪器协助诊断外，物理治疗本身需要详尽的体格检查评估及超强的逻辑推演能力，这不仅大大增加了物理治疗专业学习的难度和时间，而且也存在较多的漏诊和误诊，这一方面可能使临床物理治疗效果大打折扣，甚至出现无效治疗，准确的评估及临床诊断在某个方面俨然成为限制物理治疗师从业的最大门槛，当治疗无法基于准确评估及结果导向时，治疗将是如梦幻影，一戳即破。

目前，国内还没有一本系统、重点阐述肌骨门诊类物理治疗评估的著作，使大批有志从事肌骨物理治疗的医师、物理治疗师、健身教练等相关从业者不能进行完整的、系统的学习。邦能康复门诊创业初期正是在这样的造血难题下，团队立项开始搭建物理治疗人培育计划。秉承着上海中医药大学"勤奋、仁爱、求实、创新"的校训精神，我们在繁重的临床工作之余倾注入了大量的精力，根据理论够用，科学询证，信效度兼备，方法丰富，技术全面的基本准则，团队收集整合了目前物理治疗最新的评估理念和技术，以邦能评估表为地基模型向外延伸出了二十个板块，十项关节模型分区。结合 540 个小时的培训视频，通过这个窗口，我们终于得见社会型物理治疗门诊能够信步前行的第一束光亮，也希望本书的问世，能够为中国物理治疗人才培养进程起到一定的促进作用。限于编者水平有限，书中难免存在不足之处，敬请各位专家和读者批评指正。

杜剑彪

2020 年 8 月 26 日

目　录

基础评估篇

专项评估篇

基础评估篇

一、 患者基础信息

1. 姓名

2. 性别

3. 出生日期

4. 民族

5. 身份证号

6. 联系电话

7. 家庭住址

8. 现时职业

9. 监护人姓名及关系

10. 医疗保障情况

享受城镇职工基本医疗保险/享受农村合作医疗/得到医疗、康复救助/其他医疗保险费用/完全自理。

11. 生活自理程度

完全自理/需他人部分帮助/完全依赖他人帮助。

二、 问诊

（一）主诉

1. 症状发生机制

请患者简要描述症状或疼痛是如何发生的。

2. 发生日期

3. 发生频率

4. 发生模式

持续/间歇/白天/黑夜。

5. 定位

请患者在人体图上标示出症状或疼痛的发生部位（图0-1）。

6. 类型

刀割痛/钝痛/酸痛/刺痛/麻木/无力/僵硬/……

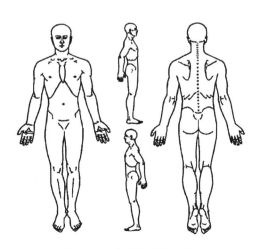

图0-1 患者疼痛定位图

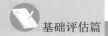

7. 强度

数字分级法（NRS）：数字分级法用 0～10 代表不同程度的疼痛，0 为无痛，10 为剧痛。疼痛程度分级标准为：0：无痛；1～3：轻度疼痛；4～6：中度疼痛；7～10：重度疼痛。

8. 加重因素

简述使症状加重的各因素，包括但不限于动作、行为、时段等。

9. 缓解因素

简述使症状缓解的各因素，包括但不限于动作、行为、时段等。

（二）病史

1. 个人病史

2. 家族病史

（三）个人近况

1. 近期用药

2. 精神状态

3. 饮食习惯

4. 睡眠情况

入睡困难/浅睡/易醒/早醒/梦游/梦魇/夜惊/……

5. 工作性质

伏案/久坐/久站/体力劳动/……

6. 运动习惯

类型：跑步/自行车/游泳/瑜伽/健身房无氧/搏击类/篮球/足球/网球/高尔夫球/乒乓球/羽毛球/橄榄球/排球/棒球/登山/徒步/攀岩/轮滑/滑冰/滑雪/射击/射箭/水上项目/极限运动/……

频率：每周几天，每天几分钟，强度如何（自感劳累强度分级）。

自感劳累强度分级（表 0-1）：博格量表（Borg Scale，Borg 1982）是一种简单的自感劳累强度（RPE）评定方法，可被教练用来衡量运动员在训练和比赛中的强度水平。"自感劳累强度"是对一个人运动强度的评价，通过评估他们的身体体征，如心率、呼吸频率和排汗/流汗来判断，用数字 6～20 代表不同程度的劳累感。

7. 经期/怀孕

女性是否在经期，经期是否规律（提示内分泌失调等问题），是否怀孕（理疗及部分手法禁忌证）。

表 0 - 1　自感劳累强度分级

得分	强度（%）	描述
6	20	
7	30	休息时
8	40	
9	50	非常轻松（如，慢走时）
10	55	
11	60	较为轻松
12	65	
13	70	略难（如，稳步前进）
14	75	
15	80	困难
16	85	
17	90	非常困难
18	95	
19	100	非常非常困难
20	力竭	

（四）不良嗜好

1. 酗酒

2. 吸烟

3. 咖啡因依赖

4. 药物依赖

（五）预期目标

三、　基础检查

（一）体征

1. 身高/体重

计算 BMI：体重（kg）/ 身高的平方（m²），并参考标准值（表 0 - 2）。

2. 血压

仅当患者主诉或治疗师评估过程中发现血压过高/过低时，进行血压测量；如血压超过标准值（表 0 - 3）时应立即停止治疗并嘱患者休息或转诊。

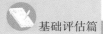

3. 心率/脉搏

仅当患者主诉或治疗师评估过程中发现心率/脉搏过高/过低时，进行心率/脉搏测量；如心率/脉搏超过标准值（表0-4）时应立即停止治疗并嘱患者休息或转诊。

4. 体温

仅当患者主诉或治疗师评估过程中发现体温过高/过低时，进行体温测量；如体温超过标准值（表0-5）时应立即停止治疗并嘱患者休息或转诊。

表0-2 BMI标准值

BMI 分类	WHO 标准	亚洲标准	中国标准	相关疾病发病的危险性
偏瘦	<18.5	<18.5	<18.5	低（其他疾病危险性增加）
正常	18.5～24.9	18.5～22.9	18.5～23.9	平均水平
超重	≥25	≥23	≥24	
偏胖	25.0～29.9	23～24.9	24～26.9	增加
肥胖	30.0～34.9	25～29.9	27～29.9	中度增加
重度肥胖	35.0～39.9	≥30	≥30	严重增加
极重度肥胖	≥40.0			非常严重增加

表0-3 血压标准值

	收缩压（mmHg）	舒张压（mmHg）
正常	<120	<80
临界高血压	120～139	80～89
1级高血压	140～159	90～99
2级高血压	≥160	≥100
3级高血压	≥180	≥110

表0-4 心率标准值

静息状态下心率（脉搏）（次/min）	描述
60～100	正常
<60	心动过缓
>100	心动过速

表0-5 体温标准值

体温	描述
<35℃	体温过低
>38℃	体温过高

（二）外皮

1. 肿胀

（1）肿胀分级

稳定下压水肿区域 10～20 秒，测量随之而来的皮肤压痕；参考水肿等级（表 0-6）。

表 0-6　水肿等级

等级	描述
1+	几乎没有可见的凹陷
2+	可轻易观察到凹陷，15 s 内弹回至初始轮廓
3+	可轻易观察到凹陷，15～30 s 内弹回至初始轮廓
4+	可轻易观察到凹陷，30 s 以上弹回至初始轮廓

（2）肿胀周长测量（图 0-2）

使患者正确摆位在被测位置处于被支撑的放松状态下。触诊并用皮肤笔标示出骨性标志或其他可轻易触及的体表标志。用可弯折的纸张或胶带测量，在皮肤上以体表标志为准用笔标示出三个等距的点。再以每个被标出的点为准，以厘米为单位测量肢体围度。在另一侧肢体用同样的测量方法对比。记录下测量时参照的位置和测量出的围度结果。

后续测量应尽可能地使用同样的体位、参照位置和当天的测量时间。

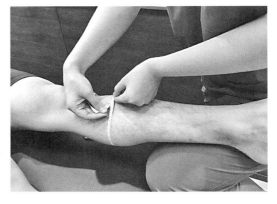

图 0-2　肿胀周长测量

2. 皮肤

注意皮肤是否有瘀青、破损、局部缺血、皮炎等问题。

查看皮肤和甲床。一些异常变化可能是炎症、感染性和免疫性疾病的最初症状。皮肤、头发和甲床的变化是内分泌失调的常见表现。皮肤和甲床的改变在肾脏疾病、风湿病和自身免疫病中很常见。

（1）破损（表 0-7）

表 0-7　创伤损害程度评估

等级	表现
1 期	皮肤完整，局部有不可变白的血肿
2 期	真皮外露，部分厚皮脱落

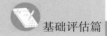

等级	表现
3 期	可见脂肪层，厚皮完全脱落，可见腐肉和/或焦痂
4 期	累及肌肉、骨骼、肌腱、关节囊或其他结构，厚皮组织和皮肤完全脱落

（2）皮炎

可能发生在肺恶性肿瘤的症状体征出现的 6～8 周之前。特点是皮肤红肿发痒，有液体渗出和硬皮斑块，在多数情况下可能是良性的。

（3）皮肤张力

皮肤张力可以在前额、胸骨、锁骨下、手臂或手的伸肌表面进行测试。用拇指和示指轻轻捏住皮肤，轻轻提起，然后松开。正常可看到皮肤很容易被提起并迅速恢复。当被挤压的皮肤在释放后 5 秒或更长的时间内仍然呈聚拢状，并且恢复到正常状态非常缓慢时，测试结果显示充盈度降低（通常由脱水引起）。

（4）指甲

与皮肤相似，注意颜色、形状、厚度、质地和有无病变。

杵状指：慢性缺氧的结果。常见于慢性阻塞性肺病、先天性心脏缺陷，并可能发生于肺脓肿/恶性肿瘤患者发病期 10 天内，可能是与癌症相关的综合征的第一个症状。

（5）瘢痕

观察有无瘢痕、瘢痕大小，瘢痕是否有增生、是否跨关节、是否影响关节活动。

（三）基础神经学检查

1. 皮节/肌节（表 0-8）

表 0-8　皮节/肌节

神经根	皮节	肌节	感觉异常	感觉关键点	运动关键肌
C1	颅骨顶	无	无	无	无
C2	颞部、前额、枕骨部	颈长肌、胸锁乳突肌、头长肌	无	枕骨粗隆外 1 cm 或是耳后 3 cm	无
C3	整个脖子、后脸颊、颞区、下颌骨下向前延长部分	斜方肌、头夹肌	脸颊、脖子侧面	锁骨上窝	无
C4	肩部、锁骨部、肩胛骨上部	斜方肌、肩胛提肌	锁骨水平带和肩胛骨上侧	肩锁关节顶部	无
C5	三角肌部、整个手臂前侧到拇指根部	冈上肌、冈下肌、三角肌、肱二头肌	无	肘前窝外侧面	屈肘肌（肱二头肌、肱肌、肱桡肌）

续表

神经根	皮节	肌节	感觉异常	感觉关键点	运动关键肌
C6	手臂前侧、手的桡侧到拇指和示指	肱二头肌、旋后肌、伸腕肌	大拇指和示指	大拇指近节背侧皮肤	伸腕肌（桡侧腕长/短伸肌）
C7	手臂和前臂外侧到示指、中指和无名指	肱三头肌、屈腕肌（较少：伸腕肌）	示指、中指和无名指	中指近节背侧皮肤	伸肘肌（肱三头肌）
C8	手臂和前臂内侧到中指、无名指和小指	尺偏肌群、拇伸肌、拇内收肌（较少：肱三头肌）	单独小指或小指和相邻两个手指	小指近节背侧皮肤	中指末节指屈肌（指深屈肌）
T1	前臂内侧到小指根部	上两个胸椎的椎间盘病变似乎不会引起神经根肌无力。手固有肌无力是由其他病理（如胸廓出口压力、肺肿瘤、尺神经病变）引起的。硬脑膜和神经根应力使T1：手臂水平时肘关节屈曲，T1、T2：肩胛骨在胸壁上前倾、后倾，任意胸段：颈屈。		肘前窝内侧面	小指外展肌
T2	上臂内侧到肘部内侧、胸部和肩胛骨中部			腋窝顶部	无
T3	T3~T6，上胸廓；T5~T7，肋缘；T8~T12，腹部和腰部	关节、硬脑膜症状和神经根痛是常见的。神经根症状（皮肤痛觉缺失）是罕见的，其面积不确定，因此其定位价值很小。肌无力无法检查。		第三肋间（沿锁骨中线画下）	无
T4				第四肋间（两乳头连线）	
T5				第五肋间	
T6				第六肋间（剑突水平）	
T7				第七肋间	
T8				第八肋间	
T9				第九肋间	
T10				第十肋间（脐水平）	
T11				第十一肋间	
T12				腹股沟韧带中点	
L1	背部、遍及大转子及腹股沟	无	腹股沟（长期维持一个姿势后疼痛）	大腿前方T12至L2距离的一半	无
L2	背部、大腿前侧到膝	腰大肌、髋内收肌	偶尔在大腿前侧	大腿前侧中间	屈髋肌（髂腰肌）

神经根	皮节	肌节	感觉异常	感觉关键点	运动关键肌
L3	背部、臀上部、大腿和膝前侧、小腿内侧	腰大肌、股四头肌、大腿萎缩	膝内侧、小腿前侧	股骨内侧髁（膝内侧）	伸膝肌（股四头肌）
L4	臀中部、大腿外侧、腿内侧、足背侧、大脚趾	胫前肌、踇伸肌	小腿和脚踝的内侧	足内踝	踝背伸肌（胫前肌）
L5	臀部、大腿后侧及外侧、腿外侧、足背侧、内1/2足底、第1、2、3脚趾	踇伸肌、腓骨肌、臀中肌、踝背伸肌、腘绳肌、小腿萎缩	外侧腿、中间三个脚趾	足背第三跖趾关节	趾长伸肌（踇长伸肌）
S1	臀部、大腿、腿后侧	腓肠肌和腘绳肌、臀肌萎缩、腓骨肌、踇屈肌	外侧的两个脚趾、外侧足、外侧腿至膝、足底	足跟外侧	踝跖屈肌（腓肠肌与比目鱼肌）
S2	与S1相同	与S1相同，除了腓骨肌	腿、膝、足的外侧	腘窝中央	无
S3	腹股沟、大腿内侧到膝	无	无	坐骨结节	无
S4	会阴、生殖器、下骶骨	膀胱、直肠	鞍区、生殖器、肛门、性无能、大量后侧疝形成	肛周区	无
S5	无	无	无		无

2. 腱反射（表0-9）

（1）肱二头肌反射——C5

虽然肱二头肌由C5和C6神经平面的肌皮神经支配，但很大程度上是C5发挥作用。因此，在检查肱二头肌反射时，主要评估C5平面的神经完整性。

检查肱二头肌反射时，将患者手臂放在检查者对侧手臂上，让其放松手臂，并将操作手放在患者肘部内侧下方以支撑患者手臂，同时拇指置于肘窝处肱二头肌腱上（图0-3）。此

表0-9　腱反射等级

等级	表现	定义
0	消失	无反射
1	减退	反射减退
2	标准	正常
3	过强	反射增强
4	阵挛	反射亢进

时若患者轻微屈肘，会感觉到肱二头肌腱从拇指下突出。

嘱患者前臂完全放松，检查者用叩诊锤尖端轻叩自己的拇指，肱二头肌会出现突然的轻微收缩，可以看到或感受到肌肉收缩。

检查时如果有轻微反应，可考虑 C5 神经平面支配肱二头肌的肌皮神经完整性较好。几次尝试无任何反应，则可能是从 C5 神经根到其所支配的肱二头肌某一环节出现了问题。反射亢进可能是上运动神经元受损，如心脑血管疾病（脑卒中）；反射减弱可能为下运动神经元受损，如颈椎间盘突出导致外周神经受损（大脑皮质对下运动神经元反射起抑制或调节作用，以防止其过度兴奋）。双侧检查结果应该相同。结果记录为正常、增强或减弱。

（2）肱桡肌反射——C6

肱桡肌由 C5 和 C6 神经平面的桡神经支配，但该反射主要反映 C6 神经功能。检查时，用引出肱二头肌反射同样的方法支撑患者手臂，用叩诊锤平头轻叩桡骨远端的肱桡肌腱，引出反射（图 0－4）。然后检查对侧，比较并记录结果。

（3）肱三头肌反射——C7

肱三头肌由桡神经支配，该反射主要反映 C7 神经功能。

保持与前两个测试相同的姿势，嘱患者手臂完全放松。此时（可感受到肱三头肌缺乏张力），用叩诊锤尖头轻叩鹰嘴窝处的肱三头肌腱（图 0－5），可观察到反射活动或感觉到突然的肌肉轻微收缩。然后检查对侧，比较并记录结果。

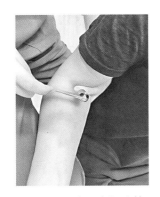
图 0－3　肱二头肌反射

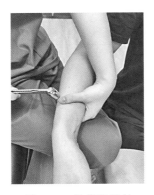
图 0－4　肱桡肌反射

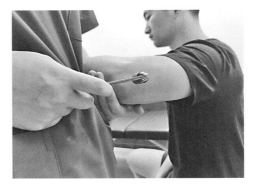
图 0－5　肱三头肌反射

（4）膝跳反射——L2、L3、L4

膝跳反射，又称髌腱反射，由 L2、L3 和 L4 平面发出的神经支配，但主要来自 L4。为了临床适用，膝跳反射被认为是 L4 反射。然而，即使 L4 神经根发生病变，反射可能仍然存在，因为它受多个神经平面支配。膝跳反射可能明显减弱，但很少完全消失。

检查时，嘱患者坐于床边，双腿自然下垂（图 0－6），或嘱其坐在椅子上，一条腿交叉置于对侧膝上。对卧床患者，托起并微屈其膝关节（图 0－7），这样利于髌腱伸展。接着，准确定位此肌腱，检查者触诊髌腱任一侧的软组织凹陷，用短促而敏捷的腕部动作在膝关节水平叩击肌腱，诱发反射。如果反射难以诱发，嘱患者握紧双手，当叩击肌腱时试图拉开患者双手，从而强化反射。用同样方法检查对侧，反射按等级分为正常、增强、减弱或消失。

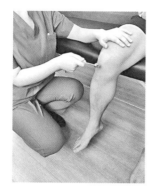

图0-6　膝跳反射

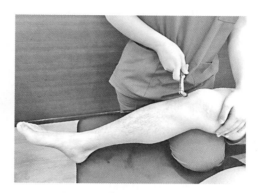

图0-7　膝跳反射（仰卧位）

（5）跟腱反射

跟腱反射是深肌腱反射，由腓肠肌和比目鱼肌完成。它主要由S1脊髓平面发出的神经支配。如S1神经根病变或受压，则跟腱反射几乎消失。

反射检查：嘱患者坐在床边，双腿自然下垂，轻轻背屈患者足部使跟腱轻度拉伸。拇指和其余手指分别置于两侧的软组织凹陷中，准确定位跟腱。以屈腕动作，用神经锤的平头叩击肌腱，引起患者突然、不自主的足部跖屈（图0-8）。叩击跟腱时，有时可通过拉开患者紧握的双手（或合拢伸展的双手）强化反射。

对卧床患者，交叉其双腿，使一侧小腿置于对侧膝部，踝关节放松。轻度背屈足部，接着用神经锤的平头叩击跟腱。必要时，可加强反射。

如果患者俯卧位，嘱其屈膝至90°，轻度背屈足部。然后叩击跟腱。

如果踝关节肿胀，或直接叩击跟腱会有疼痛，则使患者俯卧，同时踝部放在床边，进而检查踝反射。手指压在患者前足跖面使其背屈，同时用神经锤叩击手指，手指可感觉到反射（图0-9）。

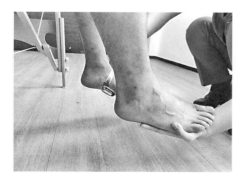

图0-8　跟腱反射

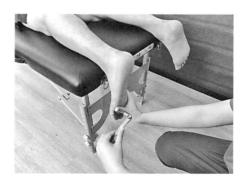

图0-9　跟腱反射（俯卧位）

3. 异常反射

（1）巴宾斯基征（Babinski sign）

脱掉患者鞋袜，使其坐位或仰卧，支撑检查侧脚。用一个带尖但不锋利的物体（神经锤的把手效果良好），从足跟内侧开始，经由足跟外侧、足底外侧、横向穿过跖骨头，快速地画一个"C"（图 0-10）。

阴性（正常）：所有脚趾屈曲向下，或没有任何反应。

阳性（异常）：患者先大脚趾伸展，而后其他脚趾先伸展再屈曲（"扇风"状）。当只有大脚趾伸展时，也有可能是阳性结果。

（2）霍夫曼征（Hoffmann's sign）

检查者以右手的示、中两指夹持患者的中指中节，使其腕关节背屈，其他指各处于自然放松半屈状态，然后检查者以拇指迅速弹刮患者中指指甲，若出现其他各指的掌屈运动，即为霍夫曼征阳性（图 0-11）。

一侧霍夫曼征阳性，表示该侧腱反射亢进，提示上肢锥体束征（损伤或病变），常见于脑血管疾病等，也可见于颈椎病变。两侧霍夫曼阳性，如无其他神经系统体征存在时，则无定位意义，亦不能说明是两侧锥体束病变。

四、 辅助检查结果

1. 影像学检查结果

2. 血液检查结果

3. 肌电图结果

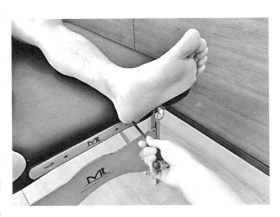

图 0-10 巴宾斯基征

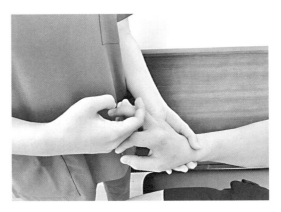

图 0-11 霍夫曼征

专项评估篇

一、 肩部

（一）视诊

1. 姿势

（1）肩部姿势异常

在此部位，我们需注意是否存在高低肩、圆肩驼背现象、肩胛骨是否存在位置异常，以及是否出现颈部的姿势代偿。

高低肩：保持患者稳定站立位且脚尖平齐，观察肩线是否出现高低差异。

圆肩驼背现象：常伴有前臂的旋前和头的前伸，也是我们常说的上交叉体态。

肩胛骨位置异常：注意是否存在翼状肩、肩胛骨前倾，注意肩胛骨与脊柱距离是否过近、过远。

患者正常站立，观察/拍摄患者从前方、侧方、后方的体态照片。前面观（图1-1-1）：观察是否出现圆肩现象以及肌肉形态是否出现不对称性。侧面观（图1-1-2）：是否出现胸腰曲度的异常改变以及是否出现上交叉体态。后面观（图1-1-3）：观察是否存在翼状肩以及肩胛骨内侧缘和肩胛下角与脊柱的距离，注意是否出现脊柱侧弯。

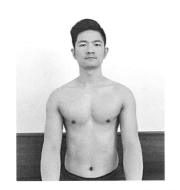 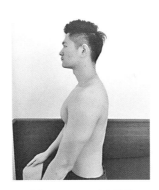 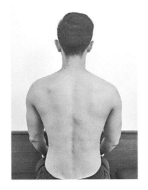

图1-1-1　患者肩部照片前面观　　　图1-1-2　侧面观　　　　图1-1-3　后面观

（2）整体姿势

1）前面观（图1-1-4）

患者呈直立位标准姿势站立，双眼平视前方，检查者站在患者前面进行观察。重点观察：两侧头面部骨骼、耳垂是否对称；两侧肩峰、乳头是否等高；两侧手臂与躯干的距离是否相等；两侧髂前上棘、髌骨、踝关节是否处于同一水平面。

2）后面观（图1-1-5）

患者呈直立位标准姿势站立，双眼平视前方，检查者站在患者后面进行观察。重点观

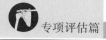

察：两侧头部、肩颈线、肩胛骨和躯干是否对称；颈椎、胸椎和腰椎棘突是否处于一条垂直线；两侧髂嵴、髂后上棘、腘窝和踝关节是否处于同一水平面。

3）侧面观（图1-1-6）

患者呈直立位标准姿势站立，双眼平视前方，检查者站在患者侧面进行观察。重点观察：外耳道、肩峰、股骨大转子、膝和踝是否处于一条垂直线；是否可见脊柱的四个生理弯曲：即向前凸的颈曲、腰曲，向后凸的胸曲和骶曲。

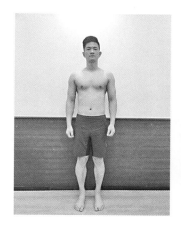 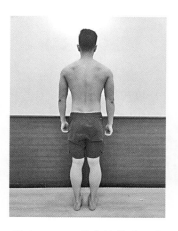 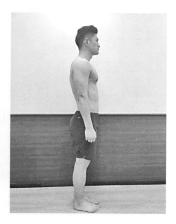

图1-1-4　整体姿势前面观　　图1-1-5　整体姿势后面观　　图1-1-6　整体姿势侧面观

2．形态

（1）肌肉萎缩

观察肩带区域肌肉轮廓对称性，检查是否存在肌肉萎缩，尤其注意三角肌及肩袖肌群（冈上肌、冈下肌、小圆肌、肩胛下肌）。

（2）关节脱位

观察肩峰下是否出现凹陷征，检查是否存在肩关节脱位（图1-1-7）。临床上我们常见肩关节前下脱位（肱骨头自肩胛下肌和大圆肌之间薄弱部撕脱关节囊，向前下脱出）。

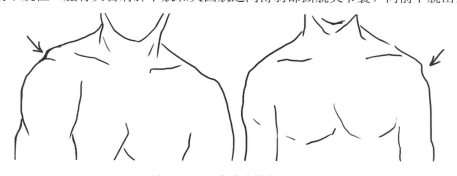

图1-1-7　肩关节脱位示意图

（3）畸形

观察是否出现先天性胸大肌胸骨头束缺失（图1-1-8）。先天性胸大肌胸骨头束缺失：患者站立或坐位，嘱患者在屈肘90°的情况下，做肩外展，掌心向下，观察其胸前壁锁骨下是否存在凹陷，判断其是否存在先天性胸大肌胸骨头束缺失。

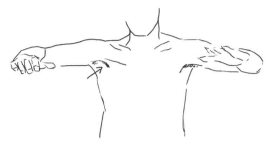

图1-1-8　胸大肌畸形示意图

（二）触诊

1. 斜方肌

上斜方肌的触诊（图1-2-1）可由枕外隆凸区域开始，沿颈椎棘突旁及肩颈后外侧下行，至锁骨外三分之一区域。嘱患者作抗阻可使上斜方肌更易触诊，上斜方肌损伤常与交通事故造成的挥鞭伤有关，可引起血肿。

中斜方肌的触诊（图1-2-2）可由胸椎1～5节棘突开始，沿肩胛冈上行，至肩峰。嘱患者在俯卧位下，肩关节前屈90°，并作水平外展抗阻，此动作下更易于触诊。

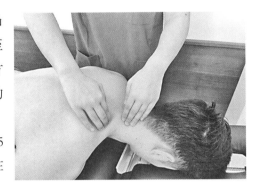

图1-2-1　上斜方肌触诊

下斜方肌触诊（图1-2-3）可由胸椎6～12节棘突开始，触摸至肩胛冈内侧。嘱患者在俯卧位下，肩关节前屈至约120°，并作水平外展抗阻，此动作下更易于触诊。触诊时对比两侧肌肉的轮廓、大小，是否有痉挛、压痛。

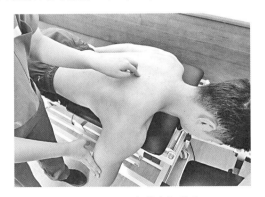

图1-2-2　中斜方肌触诊

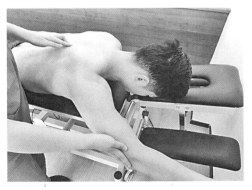

图1-2-3　下斜方肌触诊

2. 菱形肌

菱形肌的触诊（图1-2-4）可由颈7～胸5的棘突起，沿背部斜向下往同侧肩胛骨内侧缘触摸。对比两侧肌肉轮廓、大小，是否有痉挛、压痛。为了鉴别斜方肌触诊，嘱患者将触诊侧手往后放，手背触及后腰，作远离背部方向等长抗阻，再作触诊。

3. 肩袖肌群

冈上肌的肌腹触诊（图1-2-5）可由肩胛骨上角及肩胛冈以上内侧缘起，沿冈上窝肌束触摸。

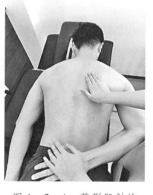

图1-2-4　菱形肌触诊

冈下肌的肌腹触诊（图1-2-6）可由冈下窝内侧四分之三起，沿冈下窝肌束往肱骨大结节方向触摸，亦可让患者摆到肩关节外展90°，屈肘90°位置，并作肩关节外旋抗阻，此时冈下肌收缩能在冈下窝触及。

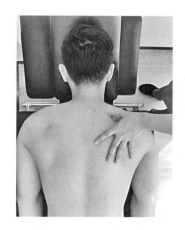

图1-2-5　冈上肌触诊

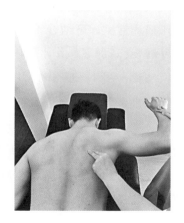

图1-2-6　冈下肌触诊

小圆肌的触诊（图1-2-7）可由冈下窝外侧缘下五分之四起，沿外侧缘往上触摸，亦可让患者摆到肩关节外展90°，屈肘90°位置，并作肩关节外旋抗阻，触摸三角肌后部肌束与肩胛骨外侧缘之间区域，即可触及小圆肌收缩。

冈下肌与小圆肌不易区分，可将其及邻近肌群作为整体进行触诊，结合抗阻测试进行鉴别。肩胛下肌肌腹因其解剖位置不易触诊。

冈上肌，冈下肌，小圆肌的肌腱（图1-2-8）从前往后分别连接在肱骨大结节上，触诊时将患者受试侧肩关节后伸，从肱骨头顶端起可依次触摸到冈上肌，冈下肌，小圆肌的

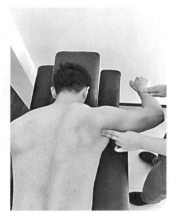

图1-2-7　小圆肌触诊

肌腱。

作肩胛下肌肌腱触诊时，可先嘱患者外旋肩关节，再触摸肱骨小结节处肩胛下肌止点。肩胛下肌是肩袖中最易损伤肌肉，多见于止点处。

肩袖肌群退行性病变及肌腱撕裂相当常见，会引起肩关节活动受限，尤其是外展。

4. 三角肌

三角肌起自锁骨外三分之一部，起点宽大连续，包绕肩锁关节及肩峰前、外、后面，并向下延伸至三角肌粗隆。触诊时对比两侧的肌肉的轮廓、大小，是否有痉挛、压痛。

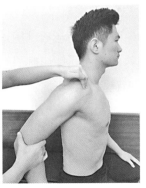

图1-2-8 冈上肌、冈下肌、小圆肌肌腱触诊

三角肌前束触诊（图1-2-9）以肩峰为参照，从肩峰前缘向三角肌止点处线性触诊。该肌束覆盖肱骨结节间沟，沟内压痛与三角肌前束压痛均常见，可结合特殊测试作鉴别。触诊时，可嘱患者肩关节外展90°，肘屈，作水平内收抗阻，使肌腹凸显。

三角肌外束触诊（图1-2-10）以肩峰为参照，从肩峰外缘向三角肌止点处线性触诊。可嘱患者在肩关节外展90°位作外展抗阻，使肌腹凸显。

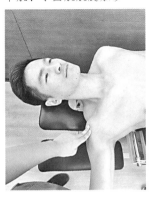

图1-2-9 三角肌前束触诊

三角肌后束触诊（图1-2-11）以肩峰为参照，从肩峰后缘向三角肌止点处线性触诊。可嘱患者在肩关节外展90°位作水平外展抗阻，使肌腹凸显。

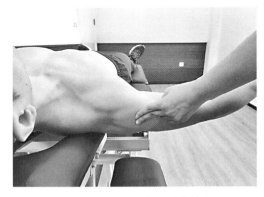

图1-2-10 三角肌外束触诊

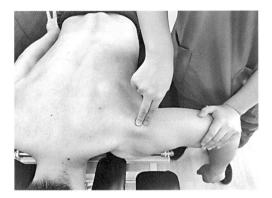

图1-2-11 三角肌后束触诊

5. 胸大肌

胸大肌的两个头起自胸骨及锁骨内侧三分之二，几乎形成一个连续的弧面。起点位于锁

骨外侧凹陷，此处是三角肌—胸大肌肌间沟的内侧界，构成腋窝前壁，胸大肌止于肱骨结节间沟的外侧缘。胸大肌止点可以沿腋窝前臂往肱骨上触摸，止点有压痛时，需鉴别是沟内疼痛或是肌肉本身问题。

胸大肌锁骨部肌束触诊（图1-2-12）时，可嘱患者肩关节外展、外旋90°，肘屈90°，作水平内收抗阻。检查者触摸其锁骨下方，寻找分割胸大肌的锁骨部肌束和胸骨—肋软骨部肌束的一条沟，沟上方肌束即为锁骨束。

胸大肌胸骨—肋软骨部肌束触诊（图1-2-13）时，方法同上，胸骨—肋软骨部肌束与锁骨束之间出现一条沟，沟的下方即为胸骨—肋软骨束。

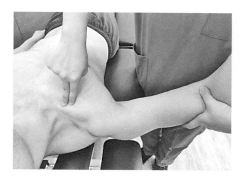

图1-2-12 胸大肌锁骨部肌束触诊

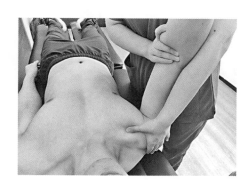

图1-2-13 胸大肌胸骨—肋软骨部肌束触诊

胸大肌腹部肌束触诊（图1-2-14）时，可嘱患者在肩关节90°外展位作内收抗阻，可见胸大肌下外侧缘凸显，即为腹部束。

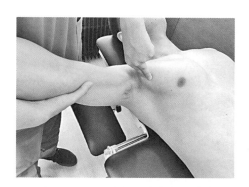

图1-2-14 胸大肌腹部肌束触诊

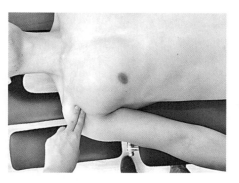

图1-2-15 结节间沟触诊

6. 结节间沟

结节间沟位于肱骨大结节与肱骨小结节之间，触诊时（图1-2-15）可先嘱患者外旋肩关节，再寻找肱骨大结节内侧边缘及肱骨小结节外侧边缘，便可定位到结节间沟位置。触压时若肱二头肌长头腱有炎症或损伤则会产生压痛。

7. 肩锁关节

肩锁关节位于锁骨外侧端与肩峰连接处，触诊时（图 1-2-16）感受关节是否完整，注意是否有脱位、压痛。

8. 淋巴结

患者坐位，检查者立于患者前方，一手外展患者手臂，另一手示指及中指轻轻插入患者腋窝，然后轻放其手臂回身体侧方，放松腋窝顶部皮肤，向头侧施压使手指深入腋窝，注意是否有淋巴结肿大及压痛（图 1-2-17）。

（三）主动/被动活动度

1. 肩关节

（1）前屈

体位：患者仰卧位，保持背部贴近床面，手臂呈中立位放置于床面上、贴近身体两侧（图 1-3-1）。

测量：检查者将量角器轴心对准肱骨大结节外侧面，固定臂平行于腋中线，移动臂平行于轴心和肱骨外上髁的连线。嘱患者肩关节前屈，测量主动活动度；回到初始位后，被动将患者肩关节前屈，测量被动活动度（图 1-3-2）。

终末感：被动活动末端加压，感受关节活动终末感，正常应为坚韧（Firm）。

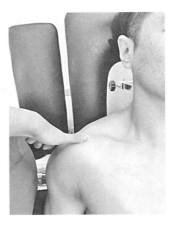

图 1-2-16　肩锁关节触诊

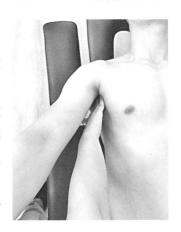

图 1-2-17　淋巴结触诊

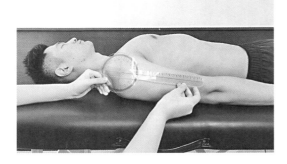

图 1-3-1　肩关节前屈活动度—体位

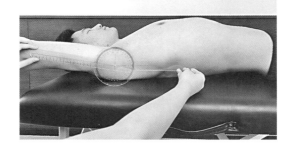

图 1-3-2　肩关节前屈活动度—测量

（2）后伸

体位：患者俯卧位，保持胸腹部贴近床面，手臂呈中立位放置于床面上、贴近身体两侧

（图 1-3-3）。

测量：检查者将量角器轴心对准肱骨大结节外侧面，固定臂平行于腋中线，移动臂平行于轴心和肱骨外上髁的连线。嘱患者肩关节后伸，测量主动活动度；回到初始位后，被动将患者肩关节后伸，测量被动活动度（图 1-3-4）。

终末感：被动活动末端加压，感受关节活动终末感，正常应为坚韧（Firm）。

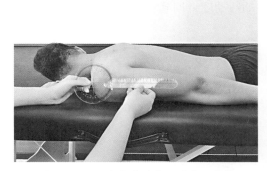 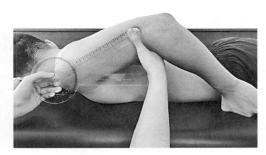

图 1-3-3　肩关节后伸活动度—体位　　　　图 1-3-4　肩关节后伸活动度—测量

（3）外展

体位：患者仰卧位，保持背部贴近床面，手臂呈解剖位放置于床面上、贴近身体两侧，测量过程保持肱骨外旋（图 1-3-5）。

测量：检查者将量角器轴心对准肩峰前侧，固定臂平行于胸骨中线，移动臂平行于轴心和肱骨外上髁的连线。嘱患者肩关节外展，测量主动活动度；回到初始位后，被动将患者肩关节外展，测量被动活动度（图 1-3-6）。

终末感：被动活动末端加压，感受关节活动终末感，正常应为坚韧（Firm）。

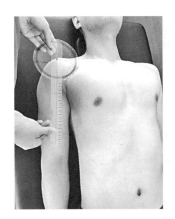 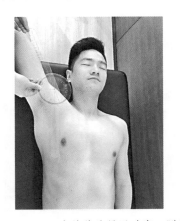

图 1-3-5　肩关节外展活动度—体位　　　　图 1-3-6　肩关节外展活动度—测量

（4）内收

内收通常不需要测量。

（5）内旋

体位：患者仰卧位，肩关节外展90°，前臂旋前且与床面垂直，将上臂垫高或用手扶肘关节使肱骨干与肩峰保持在同一水平面上（图1-3-7）。

测量：检查者将量角器轴心对准尺骨鹰嘴，固定臂垂直于床面，移动臂平行于尺骨茎突和尺骨鹰嘴的连线。嘱患者肩关节内旋，测量主动活动度；回到初始位后，被动将患者肩关节内旋，测量被动活动度（图1-3-8）。

终末感：被动活动末端加压，感受关节活动终末感，正常应为坚韧（Firm）。

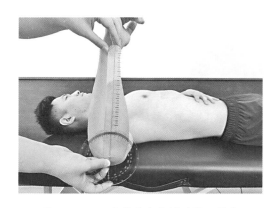
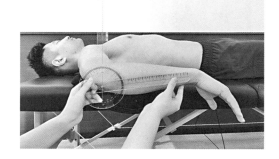

图1-3-7　肩关节内旋活动度—体位　　　　图1-3-8　肩关节内旋活动度—测量

（6）外旋

体位：患者仰卧位，摆位及量角器对位同内旋（图1-3-9）。

测量：嘱患者肩关节外旋，测量主动活动度；回到初始位后，被动将患者肩关节外旋，测量被动活动度（图1-3-10）。

终末感：被动活动末端加压，感受关节活动终末感，正常应为坚韧（Firm）。

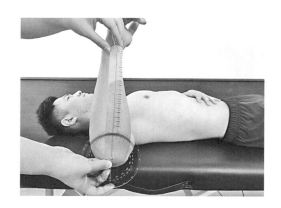
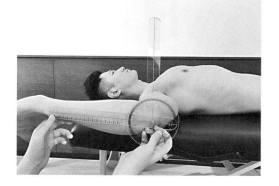

图1-3-9　肩关节外旋活动度—体位　　　　图1-3-10　肩关节外旋活动度—测量

（7）水平内收

体位：患者仰卧位，肩关节前屈90°（图1-3-11）。

测量：检查者将量角器轴心对准肩峰顶部，固定臂垂直于床面，移动臂平行于肱骨中线。嘱患者肩关节水平内收，测量主动活动度；回到初始位后，被动将患者肩关节水平内收，测量被动活动度（图1-3-12）。

终末感：被动活动末端加压，感受关节活动终末感，正常应为坚韧（Firm）。

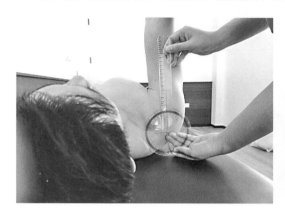 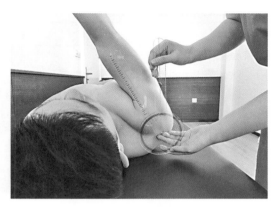

图1-3-11 肩关节水平内收活动度—体位　　　图1-3-12 肩关节水平内收活动度—测量

（8）水平外展

体位：患者仰卧位，摆位及量角器对位同水平内收（图1-3-13）。

测量：嘱患者肩关节水平外展，测量主动活动度；回到初始位后，被动将患者肩关节水平外展，测量被动活动度（图1-3-14）。

终末感：被动活动末端加压，感受关节活动终末感，正常应为坚韧（Firm）。

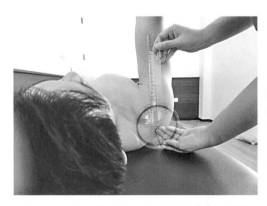 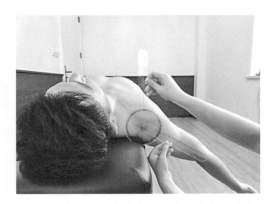

图1-3-13 肩关节水平外展活动度—体位　　　图1-3-14 肩关节水平外展活动度—测量

2. 颈椎

见"四、颈部——（三）主动/被动活动度"。

3. 胸椎

见"五、胸背部——（三）主动/被动活动度"。

（四）功能性活动测试

该测试可使用下面的量表（表1-1）评分，以及肩部的运动相关动作的完成表现来评估。

表1-1　功能性活动测试评估量表

描述	得分
1）摸后颈（图1-4-1）	
手指可触及颈后中线且肩部到达最大外展、外旋角度，手腕无背伸	0
手指可触及颈后中线，但肩部未到达最大外展或（和）外旋角度	1
手指可触及颈后中线，但伴随肩关节水平内收（超过20°）或前屈	2
手指可触及颈部	3
手指不可触及颈部	4
2）从后方摸对侧肩胛骨（图1-4-2）	
手从身体后方可触及对侧肩胛骨或在肩关节完全内旋时触及肩胛骨下方5cm处，手腕无桡偏	0
手可触及肩胛骨下方6～15 cm处	1
手可触及对侧髂嵴	2
手可触及臀部	3
手无法触及背部区域	4
3）从前方摸对侧肩胛骨（图1-4-3）	
手可触及对侧肩胛骨肩胛冈且肩部到达最大水平内收角度，手腕无屈曲	0
手可触及对侧肩胛骨肩胛冈且肩部到达最大水平内收角度	1
手可从前方越过躯干中线	2
手不可从前方越过躯干中线	3

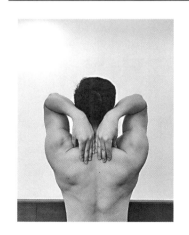

图1-4-1　摸后颈

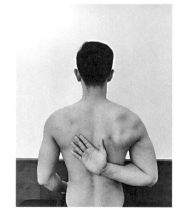

图1-4-2　从后方摸对侧肩胛骨

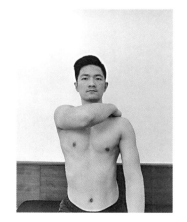

图1-4-3　从前方摸对侧肩胛骨

（五）肌肉灵活度测试

（1）背阔肌

体位：患者仰卧位，屈肩、伸肘，腰部紧贴床面（可采取钩状卧位）（图1-5-1）。

操作：检查者将患者手臂屈曲过头，肩外旋并将其手臂贴近头部，嘱患者腰部紧贴床面。

测量：检查者将量角器轴心对准肩峰外侧，固定臂平行于外侧躯干中线，移动臂对齐肱骨外上髁，记录肩关节屈曲数值（图1-5-2）。亦可使用皮尺测量肱骨外侧髁到床面距离（图1-5-3）。

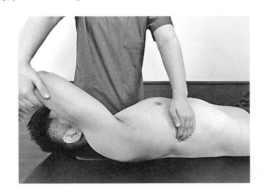

图1-5-1 背阔肌灵活度测试—体位

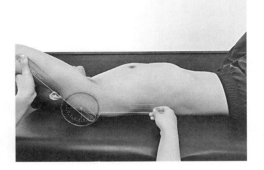

图1-5-2 背阔肌灵活度测试—量角器测量

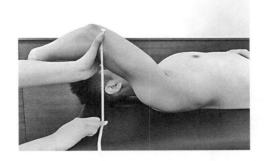

图1-5-3 背阔肌灵活度测试—皮尺测量

（2）胸大肌

1）整体

体位：患者仰卧位，双手交叉于头后，避免颈部屈曲（图1-5-4）。

操作：嘱患者主动将肘靠近床面直至最大范围，保持腰部紧贴床面，避免颈椎屈曲代偿。

测量：检查者用皮尺测量尺骨鹰嘴到床面距离（图1-5-5）。

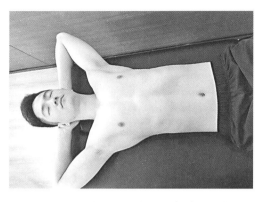

图 1-5-4　胸大肌整体灵活度测试—体位

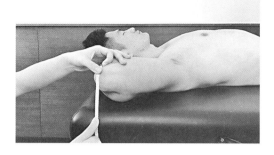

图 1-5-5　胸大肌整体灵活度测试—测量

2）锁骨部分（上束）

体位：患者仰卧位，肩外展 90°、外旋，肘完全伸直，前臂旋后，腰部紧贴床面（图 1-5-6）。

操作：嘱患者主动将上肢尽可能大的水平外展。

测量：检查者将量角器轴心对准肩峰外侧尖端，固定臂平行于床面，移动臂平行于轴心与肱骨外上髁的连线，记录肩关节水平外展数值（图 1-5-7）。亦可使用皮尺测量肱骨外上髁到床面距离（图 1-5-8）。

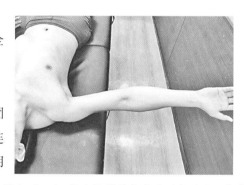

图 1-5-6　胸大肌锁骨部分灵活度测试—体位

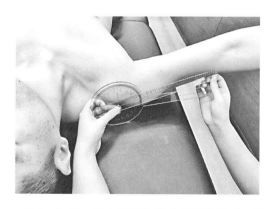

图 1-5-7　胸大肌锁骨部分灵活度测试—量角器测量

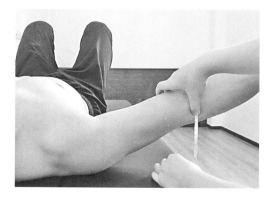

图 1-5-8　胸大肌锁骨部分灵活度测试—皮尺测量

3）胸骨部分（中束）

体位：患者仰卧位，肩外展 135°、外旋，肘完全伸直，前臂旋后，腰部紧贴床面（图 1-5-9）。

操作：嘱患者主动将上肢尽可能大的水平外展。

测量：检查者将量角器轴心对准肩峰外侧尖端，固定臂平行于床面，移动臂平行于轴心与肱骨外上髁的连线，记录肩关节水平外展数值（图1-5-10）。亦可使用皮尺测量肱骨外上髁到床面距离（图1-5-11）。

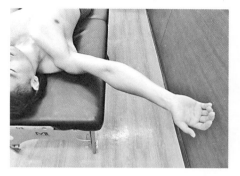

图1-5-9　胸大肌胸骨部分灵活度测试—体位

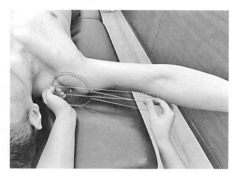

图1-5-10　胸大肌胸骨部分灵活度测试
—量角器测量

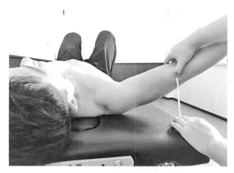

图1-5-11　胸大肌胸骨部分灵活度测试—皮尺测量

（3）胸小肌

体位：患者仰卧位，双手置于体侧，肩外旋，前臂旋后，腰部紧贴床面（图1-5-12）。

操作：嘱患者主动使肩峰后缘向床面移动。

测量：检查者用皮尺测量肩峰后缘到床面距离（图1-5-13）。

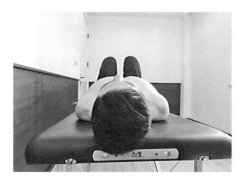

图1-5-12　胸小肌灵活度测试—体位

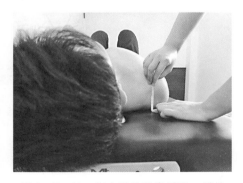

图1-5-13　胸小肌灵活度测试—测量

（4）肩胛提肌

体位：患者仰卧位。

操作：检查者将患者头部屈曲、向对侧旋转、对侧侧屈。检查者将患者肩胛骨上抬以降低肌肉负荷时，观察并记录颈部的被动活动范围是否增加或无变化。两侧对比（图1-5-14）。

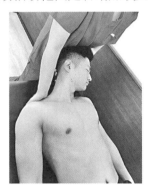

图1-5-14　肩胛提肌灵活度测试

（5）上斜方肌

体位：患者仰卧位。

操作：检查者将患者头部屈曲、向同侧旋转、对侧侧屈。检查者将患者肩胛骨上抬以降低肌肉负荷时，观察并记录颈部的被动活动范围是否增加或无变化。两侧对比（图1-5-15）。

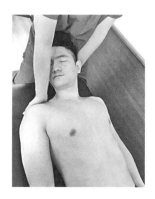

图1-5-15　上斜方肌灵活度测试

（6）斜角肌

体位：患者仰卧位，检查者用手支撑颈部前凸曲度，并且握住颈椎中下段，另一只手稳定受试侧第一肋。

操作：前斜角肌的测试操作为检查者将患者头部向同侧 $\frac{1}{2}$ 旋转并作对侧侧屈，正常时则其颈部可被动侧屈 10～15°；中斜角肌的测试操作为将患者头部在中立位作对侧侧屈，正常时可被动侧屈 15～20°；后斜角肌的测试操作为将患者头部向对侧 $\frac{1}{3}$ 旋转并作对侧侧屈，正常时可被动侧屈 20～25°。双侧对比（图 1-5-16）。

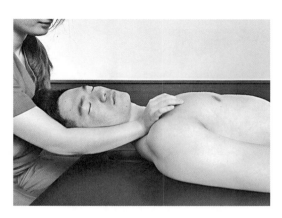

图 1-5-16　斜角肌灵活度测试

（7）菱形肌

体位：患者坐位。

操作：嘱患者主动将肩胛骨下沉、前伸。理想状态下，两侧肘关节在体前身体中线交叉，同时肩胛下角到达腋中线（图 1-5-17）。

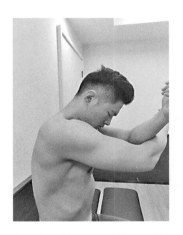

图 1-5-17　菱形肌灵活度测试

（8）大圆肌

体位：患者仰卧位，屈肩伸肘，腰部紧贴床面（可采取钩状卧位）。

操作：检查者一手固定患者肩胛骨外侧缘，另一手使其肩屈曲过头、外旋，嘱患者腰部紧贴床面，手臂贴近头部（图 1-5-18）。

测量：量角器轴心对准肩峰外侧，固定臂平行于外侧躯干中线，移动臂对齐肱骨外上髁，记录肩关节屈曲数值，双侧对比（图1-5-19）。

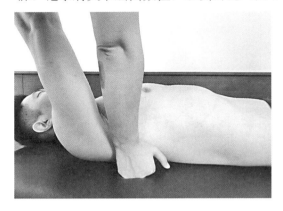

图1-5-18　大圆肌灵活度测试—操作

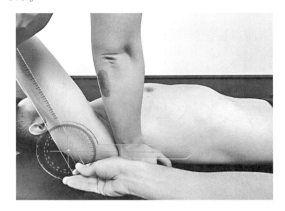

图1-5-19　大圆肌灵活度测试—测量

（9）肩袖肌群

体位：患者仰卧位，肩前屈90°，肘屈曲90°，手指向身体对侧。

操作：检查者一手固定患者肩胛骨外侧缘，另一手向对侧推患者肘尖。理论上肘尖过身体中线（图1-5-20）。

测量：检查者将量角器轴心对准肩峰外侧尖端，固定臂垂直于床面，移动臂与肱骨中线到肱骨外上髁对齐，记录肩关节水平内收数值，双侧对比（图1-5-21）。

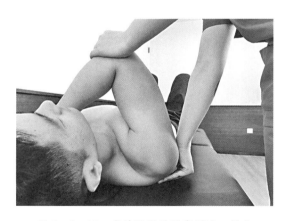

图1-5-20　肩袖肌群灵活度测试—操作

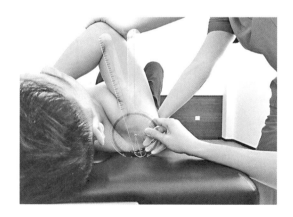

图1-5-21　肩袖肌群灵活度测试—测量

（六）抗阻肌力测试

1. 方向

（1）前屈

患者坐位，肩关节前屈至90°，在肱骨远端施加垂直下压的力，嘱患者尽可能对抗阻力不要被移动肩关节，记录双侧肌力等级（图1-6-1）。

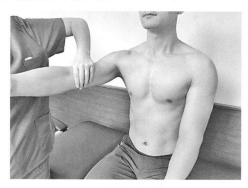

图1-6-1　肩前屈抗阻肌力测试

（2）后伸

患者坐位，上肢自然放在身体旁，在肱骨远端施加往前的力，嘱患者尽可能对抗阻力不要被移动肩关节，记录双侧肌力等级（图1-6-2）。

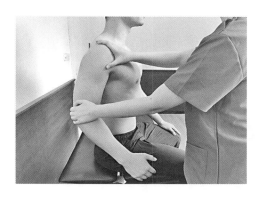

图1-6-2　肩后伸抗阻肌力测试

（3）外展

患者坐位，肩关节外展至90°，在肱骨远端施加垂直下压的力，嘱患者尽可能对抗阻力不要被移动肩关节，记录双侧肌力等级（图1-6-3）。

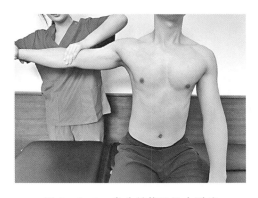

图1-6-3　肩外展抗阻肌力测试

（4）内收

患者坐位，肘关节屈曲上臂在躯干侧面夹紧，在肱骨远端施加远离躯干的力，施力方向与冠状面平行，嘱患者尽可能对抗阻力不要被移动肩关节，记录双侧肌力等级（图1-6-4）。

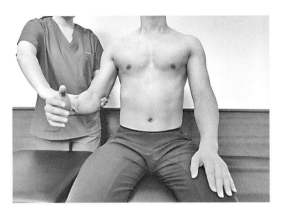

图1-6-4　肩内收抗阻肌力测试

（5）外旋

患者坐位，肘关节屈曲上臂在躯干侧面贴紧，前臂呈中立位，在腕背侧施加从外往内的力，施力方向与矢状面垂直，嘱患者尽可能对抗阻力不要被移动肩关节，记录双侧肌力等级（图1-6-5）。

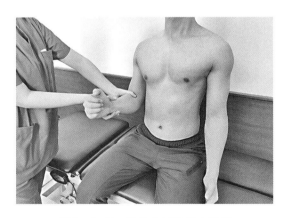

图1-6-5　肩外旋抗阻肌力测试

（6）内旋

患者坐位，肘关节屈曲上臂在躯干侧面贴紧，前臂呈中立位，在腕掌侧施加从内往外的力，施力方向与矢状面垂直，嘱患者尽可能对抗阻力不要被移动肩关节，记录双侧肌力等级（图1-6-6）。

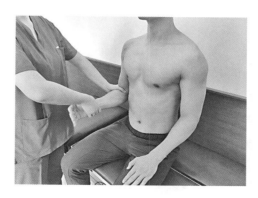

图 1-6-6　肩内旋抗阻肌力测试

（7）水平外展

患者坐位，肩关节 90°屈曲，肘关节自然摆放，在肱骨远端施加从外往内的力，施力方向与矢状面垂直，嘱患者尽可能对抗阻力不要被移动肩关节，记录双侧肌力等级（图 1-6-7）。

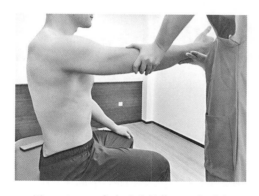

图 1-6-7　肩水平外展抗阻肌力测试

（8）水平内收

患者坐位，肩关节 90°屈曲，肘关节自然摆放，在肱骨远端施加从内往外的力，施力方向与矢状面垂直，嘱患者尽可能对抗阻力不要被移动肩关节，记录双侧肌力等级（图 1-6-8）。

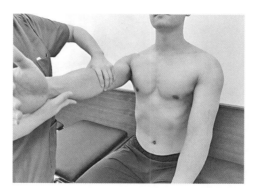

图 1-6-8　肩水平内收抗阻肌力测试

2. 肌肉

（1）肩胛提肌

体位：患者坐位，被测试上肢肘屈，躯干向同侧侧屈，肘关节贴近同侧髂嵴，肱骨内收，轻微后伸。患者上抬肩部，内收肩胛内侧缘上部。这个摆位可以减少菱形肌的参与。

操作：检查者在患者手臂施加外展的力，患者抵抗维持。观察肩胛骨有无下回旋，记录回旋程度，双侧对比（图 1-6-9）。

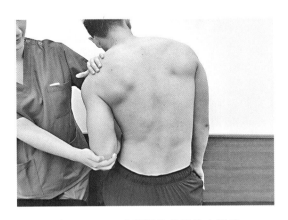

图 1-6-9　肩胛提肌抗阻肌力测试

（2）上斜方肌

体位：患者坐位，抬高被测试肩峰，头往同侧后外侧伸展，枕骨朝向同侧肩峰，面朝对侧。

操作：检查者一手置于抬高的肩膀上，施加一个向下的压力；一手置于患者头后，施加一个向对侧前外侧的压力，患者抵抗维持，记录双侧肌力等级（图 1-6-10）。

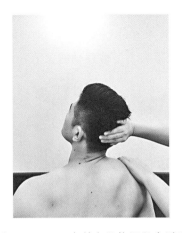

图 1-6-10　上斜方肌抗阻肌力测试

（3）中斜方肌

体位：患者俯卧位，肩外展 90°，肘关节伸直，肩外旋，大拇指朝天花板。

操作：检查者将患者肩胛骨摆在内收，上回旋的位置上，避免肩胛带的抬升。在被测试上肢的远端，施加一个向下的力。患者抵抗维持，观察是否有躯干旋转的代偿，记录双侧肌力等级（图 1-6-11）。

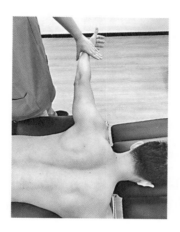

图 1-6-11　中斜方肌抗阻肌力测试

（4）下斜方肌

体位：患者俯卧位，肩外展 130°左右，肘关节伸直，肩外旋，大拇指朝天花板。

操作：检查者将患者肩胛骨摆在内收，下降的位置。在被测试上肢的远端，施加一个向下的力。患者抵抗维持，观察是否有躯干旋转代偿，记录双侧肌力等级（图 1-6-12）。

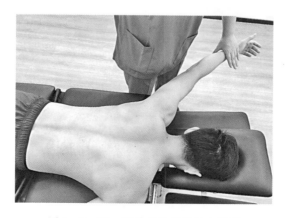

图 1-6-12　下斜方肌抗阻肌力测试

（5）前锯肌

体位：患者仰卧位，肩前屈 90°，肩胛骨前伸，肘关节伸直，手指向天花板，握拳。

操作：检查者给患者拳头一个向下的力，患者抵抗维持，记录肌力等级（图 1-6-13）。

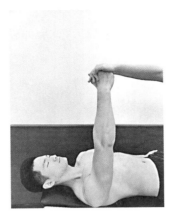

图 1-6-13　前锯肌抗阻肌力测试

（6）菱形肌

体位：患者俯卧位，肩外展90°，肘关节伸直，肩关节内旋，拇指朝下。

操作：检查者将患者肩胛骨摆在内收，上抬，下回旋的位置。检查者手置于被测试上肢的远端，施加一个向下的力。患者抵抗维持，记录双侧肌力等级（图 1-6-14）。

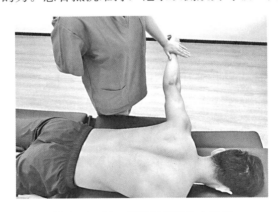

图 1-6-14　菱形肌抗阻肌力测试

（7）背阔肌

体位：患者俯卧位，后伸、内收、内旋肱骨。

操作：检查者在患者前臂施加一个外展，轻微屈曲的力。患者抵抗维持，记录双侧肌力等级（图 1-6-15）。

（8）大圆肌

体位：患者俯卧位，后伸、内收、内旋肱骨，手置于后侧髂嵴。

操作：检查者在患者肘关节处施加一个外展、屈曲肱骨的

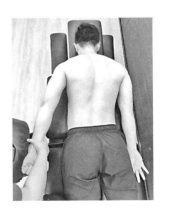

图 1-6-15　背阔肌抗阻肌力测试

力。患者抵抗维持，记录双侧肌力等级（图1-6-16）。

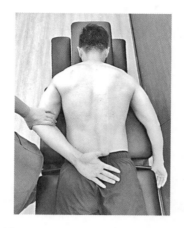

图1-6-16 大圆肌抗阻肌力测试

（9）小圆肌

体位：患者仰卧位，肘关节屈曲90°。

操作：检查者一手置于患者肱骨远端，固定肱骨。嘱患者外旋肩关节，检查者另一手施加一个内旋的力于前臂。患者抵抗维持，记录双侧肌力等级（图1-6-17）。

（10）冈下肌

体位：患者俯卧位，被测试手臂置于床侧，肩外展90°，肘关节屈曲。

操作：检查者一手置于患者肘关节下，固定肱骨，避免出现内收和外展。嘱患者外旋肩关节，检查者另一手施加一个向下、使肩关节内旋的力于前臂。患者抵抗维持，记录双侧肌力等级（图1-6-18）。

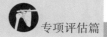

图1-6-17 小圆肌抗阻肌力测试

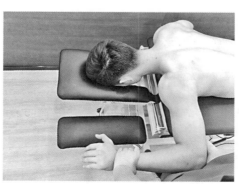

图1-6-18 冈下肌抗阻肌力测试

（11）冈上肌

体位：患者坐位，颈椎后伸，同侧侧屈，对侧旋转（此体位是为了放松斜方肌）。

操作：肩关节外展90°，肘部与肩部持平，肘关节屈曲，肩关节轻微外旋，水平内收，记录双侧肌力等级（图1-6-19）。

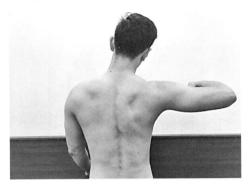

图1-6-19 冈上肌抗阻肌力测试

（12）肩胛下肌

体位：患者坐位，被测试上肢内收、内旋、后伸，置于背部。

操作：检查者施加一个向前的力于患者手腕处，并嘱患者用力内旋肩部使手腕远离背部，与施加的阻力对抗，记录双侧肌力等级（图1-6-20）。

（13）胸大肌（锁骨部分）

体位：患者仰卧位，肘关节伸直，肩关节前屈90°，轻微内旋，肱骨水平内收。

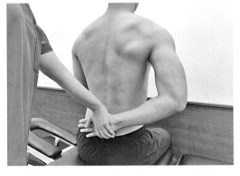

图1-6-20 肩胛下肌抗阻肌力测试

操作：检查者一手固定患者对侧肩膀于床面，另一手在患者前臂施加一个水平外展的力。患者抵抗维持，记录双侧肌力等级（图1-6-21）。

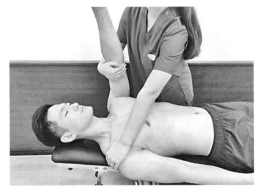

图1-6-21 胸大肌（锁骨部分）抗阻肌力测试

（14）胸大肌（胸骨部分）

体位：患者仰卧位，患者肘关节伸直，肩关节屈曲，轻微内旋，上肢朝向对侧髂嵴内收。

操作：检查者一手固定患者对侧骨盆于床面，另一手在患者前臂施加一个向外向头部的斜向力。患者抵抗维持，记录双侧肌力等级（图1-6-22）。

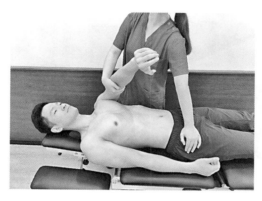

图1-6-22　胸大肌（胸骨部分）抗阻肌力测试

（七）附属运动

1. 盂肱关节

（1）前后向滑动

患者仰卧位，检查者用一只手托住患者受试侧肘关节处并用身体抵住其手掌，同时使患者手臂与躯干处于同一平面，检查者另一只手在患者肱骨头前方施加竖直向下的力，感受肱骨头在关节囊内向后的活动程度。双侧对比（图1-7-1）。

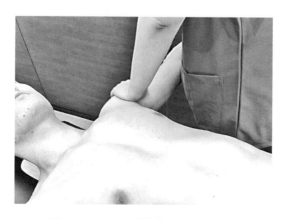

图1-7-1　盂肱关节—前后向滑动

（2）后前向滑动

患者仰卧位，检查者用图示方法双手抓住患者盂肱关节区域，并且用手臂及躯干固定住患者上臂，在盂肱关节后方施加竖直向上的力，感受肱骨头在关节囊内向前的活动程度。双侧对比（图 1-7-2）。

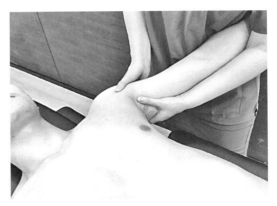

图 1-7-2　盂肱关节—后前向滑动

（3）分离

患者仰卧位，检查者用一只手抓住患者受试侧肘关节处并用躯干固定住其前臂，同时使患者上臂与躯干处于同一平面，检查者另一只手从腋下抓住患者上臂，并施加往外的力，方向与矢状面垂直，感受肱骨头的活动程度。双侧对比（图1-7-3）。

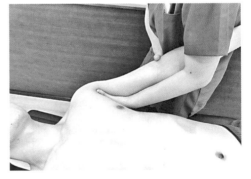

图 1-7-3　盂肱关节—分离

（4）长轴牵引

患者仰卧位，检查者用一只手抓住患者受试侧肘关节处并用躯干固定住其前臂，同时使患者手臂与躯干处于同一平面，施加往患者足部方向的力，检查者另一只手放在肱骨头上部感受活动程度。双侧对比（图 1-7-4）。

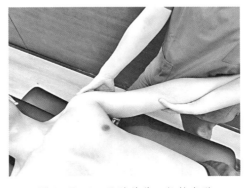

图 1-7-4　盂肱关节—长轴牵引

（5）外展位前后向滑动

患者仰卧位，检查者将患者受试侧手臂外展至 90°，用一只手抓住肘关节处并用躯干固定住其前臂，检查者另一只手在肱骨头前方施加竖直向下的力，感受肱骨头在关节囊内向后的活动程度。双侧对比（图 1-7-5）。

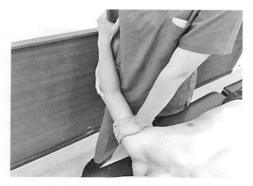

图 1-7-5　盂肱关节—外展位前后向滑动

（6）外展位分离

患者仰卧位，检查者将患者受试侧手臂外展至 90°，一只手抓住肱骨靠近肘关节处并用躯干固定住其前臂，施加沿患者上臂的轴向分离力，检查者另一只手在患者肱骨头上部感受活动程度。双侧对比（图 1-7-6）。

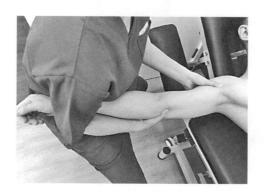

图 1-7-6　盂肱关节—外展位分离

2. 肩锁关节

前后及头尾向滑动

患者仰卧位，检查者用手指抓住锁骨远端靠近肩锁关节处，用轻柔力量使锁骨远端作前后向及头尾向活动，感受其活动程度。双侧对比（图 1-7-7）。

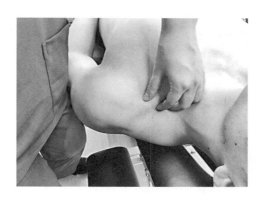

图 1-7-7　肩锁关节—前后及头尾向滑动

3. 胸锁关节

前后及头尾向滑动

患者仰卧位，检查者用手指抓住锁骨近端靠近胸锁关节处，用轻柔力量使锁骨近端作前后向及头尾向活动，感受其活动程度。双侧对比（图1-7-8）。

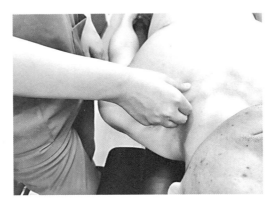

图1-7-8 胸锁关节—前后及头尾向滑动

4. 肩胛胸壁关节

各方向滑动

患者侧卧位，检查者把患者受试侧手臂放置于其躯干后方，手背放松贴近下背处。检查者面对患者，用手抓住其肩胛骨下角及上角，可作内、外、头、尾方向及与胸廓分离的活动，感受其活动程度。双侧对比（图1-7-9）。

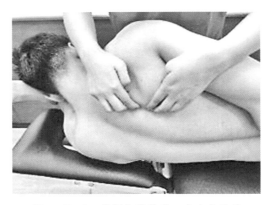

图1-7-9 肩胛胸壁关节—各方向滑动

（八）特殊测试

1. 肩峰撞击

（1）霍金斯—肯尼迪撞击试验

患者站立位或坐位，检查者将患者肩关节及肘关节屈曲至90°，用力内旋盂肱关节

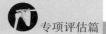

（图 1 - 8 - 1）。此动作使得冈上肌腱抵住紧邻的喙肩韧带的前部及喙突。若诱发疼痛或再现症状，则为阳性，提示冈上肌肌腱损伤或次发性肩峰撞击综合征。该测试亦可以在测试位以上下、左右的环绕形式完成。

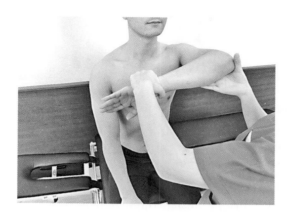

图 1 - 8 - 1　霍金斯—肯尼迪（Hawkins - Kennedy）撞击试验

（2）尼尔撞击试验

患者坐位，检查者将患者上肢在肩胛骨平面被动上抬至最大角度，上肢保持内旋（图 1 - 8 - 2）。若诱发疼痛或再现症状，则为阳性，提示冈上肌肌腱或可能是肱二头肌长头腱过用损伤。外旋时测试呈阳性则需要做肩锁关节鉴别测试。

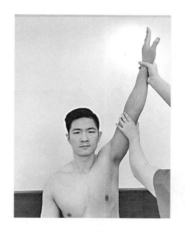

图1 - 8 - 2　尼尔（Neer）撞击试验

（3）内旋抗阻试验（Internal Rotation Resistance Strength Test/ Zaslav Test）

该测试作为尼尔撞击试验的跟进测试。患者站立位，肩关节外展至 90°，外旋至80°～85°，肘关节屈曲 90°。检查者在患者前臂远端施加一个内旋力，嘱患者抵抗；然后马上施加外旋力，嘱患者抵抗（图 1 - 8 - 3）。若患者外旋力量比内旋力量大，则为阳性，提示内部撞击；若相反，则提示为典型的前外侧撞击。当尼尔撞击试验为阳性时，可用此测试鉴别是肩峰下撞击的前侧撞击或是后侧撞击。

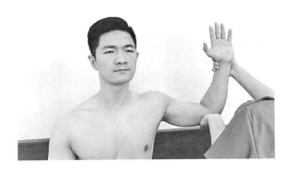

图 1-8-3 内旋抗阻试验

（4）后内撞击试验（Posterior Internal Impingement Test）

患者仰卧位，检查者被动地将患者肩关节外展至 90°—110°，后伸 15°～20°，外旋至最大（图 1-8-4）。若诱发肩关节后侧局部疼痛，则为阳性，提示后内侧撞击。此类型的撞击易出现在上肢举过头顶的运动员中。在肩关节外展、后伸至冠状面外、外旋的位置下，肩袖肌群与后上部的关节盂唇发生撞击，易导致后侧关节盂唇的损伤。此撞击常伴随肩关节前部的不稳，较弱的肩袖肌群功能由三角肌代偿。患者常主诉在投掷早期加速阶段会有肩关节后部的疼痛。

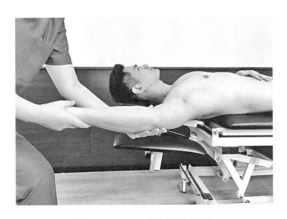

图 1-8-4 后内撞击试验

2. 肌肉测试

（1）落臂试验（Drop-Arm/Codman's Test）

检查者将患者肩关节外展至 90°，嘱患者缓慢将上肢内收至体侧（图 1-8-5）。若患者无法将上肢缓慢内收至体侧或在活动过程中诱发严重疼痛，则为阳性，提示肩袖肌群撕裂。

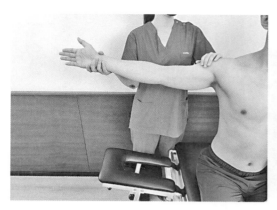
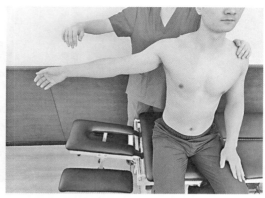

图 1-8-5　落臂试验

（2）空罐/满罐试验（Empty Can/Full can）

患者肩关节外展90°并保持中立位（无旋转）。检查者在前臂远端施加外展的阻力，嘱患者抵抗维持。然后患者肩关节内旋（大拇指朝下）且肩关节水平内收至肩胛骨平面，检查者再次施加内收力（空罐）（图 1-8-6）；或患者肩关节外旋（大拇指朝上）且肩关节水平内收至肩胛骨平面，检查者再次施加内收力（满罐）（图 1-8-7）。若患者不能对抗阻力或诱发疼痛，则为阳性，提示冈上肌肌腱或肌腹撕裂或肩胛上神经的病变。

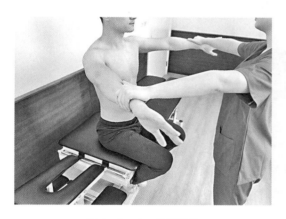
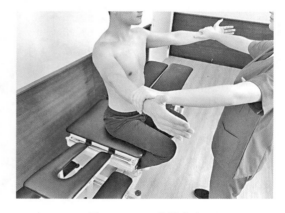

图 1-8-6　空罐试验　　　　　　　　　　　图 1-8-7　满罐试验

（3）外旋减弱征（Lateral Rotation Lag Sign/Infraspinatus "Spring Back" Test）

患者坐位或站立位，上臂置于体侧，肘关节屈曲90°。检查者将患者肩关节在肩胛骨平面被动外展至90°，外旋肩关节至活动末端（部分检查者认为45°），嘱患者保持这个姿势（图 1-8-8）。若患者无法保持该姿势且手臂内旋回弹，则为阳性，提示冈下肌小圆肌撕裂。

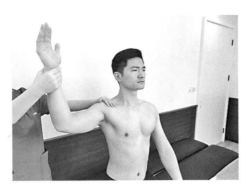

图 1-8-8　外旋减弱征

（4）冈下肌试验（Infraspinatus Test）

患者站立位，上臂置于体侧，肘关节屈曲至 90°，肩关节内旋 45°。检查者施加一个内旋的力，嘱患者抵抗（图 1-8-9）。若诱发疼痛或不稳无法对抗阻力，则为阳性，提示冈下肌损伤。

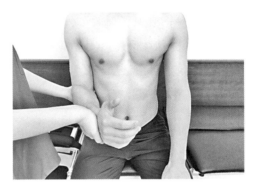

图 1-8-9　冈下肌试验

（5）小圆肌试验（Teres Minor Test）

患者俯卧位，手置于对侧髂嵴后方，保持肩关节内旋。嘱患者后伸、内收上臂，检查者施加一个反向的阻力（图 1-8-10）。若患者无法对抗阻力或诱发疼痛，则为阳性，提示小圆肌损伤。

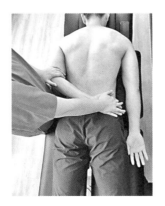

图 1-8-10　小圆肌试验

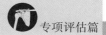

（6）压腹试验/拿破仑试验（Abdominal Compression Test/ Belly-Press Test/Napoleon Test）

患者站立位，检查者将手置于患者腹部（剑突下），患者将被测试肩关节的手置于检查者手前。嘱患者用力将检查者的手推向腹部，过程中患者需将肘关节向前移动至肩胛骨平面以获得更大的肩关节内旋角度。若在肘关节前移的过程中患者无法保持对检查者手部的压力或有动作代偿（手腕屈曲过大、肩关节后伸），则为阳性，提示肩胛下肌撕裂（图1-8-11）。在患者内旋不足无法将手置于背后完成推离试验（Lift-off Test）时，可采用此试验。

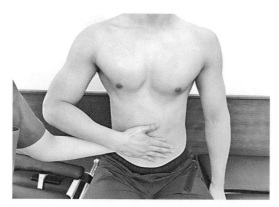

图1-8-11　压腹试验/拿破仑试验

（7）推离试验（Lift-off Test）

患者站立位或坐位，手臂后伸，手背置于腰椎中段。嘱患者将手往后移动远离后背。若无法完成该动作，则为阳性，提示肩胛下肌损伤。若可以完成该动作，检查者对手掌施加向前的力，测试肌力（图1-8-12）。

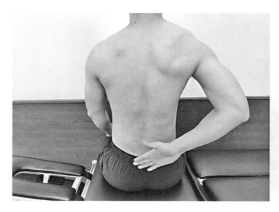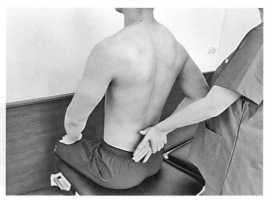

图1-8-12　推离试验

（8）肱二头肌张力试验（Speed's Test）

患者站立位或坐位，肘关节伸直，在肩关节前屈的过程中检查者施加一个后伸的力，患者前臂在旋后位及旋前位依次各做一次；此试验也可如下操作：患者肩关节前屈至 90°，手肘保持伸直，检查者施加一个后伸的力使患者上肢作离心收缩活动，旋后位及旋前位依次各做一次。若过程中肱二头肌肌间沟疼痛增加，尤其是在前臂旋后位下，则为阳性，提示肱二头肌长头腱损伤（图 1 - 8 - 13）。若在旋后位抗阻时，力量明显弱于旋前位，则怀疑远端肱二头肌的Ⅱ度或Ⅲ度撕裂。

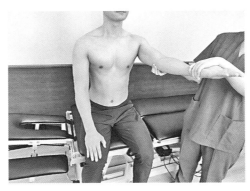

图 1 - 8 - 13 肱二头肌张力试验

（9）前锯肌试验（Punch Out Test）

患者站立位，肩关节前屈 90°，肘关节伸直，检查者施加一个向后的力于被测试上肢，患者抵抗维持（图 1 - 8 - 14）。若出现翼状肩，则提示前锯肌无力或麻痹。前锯肌无力或麻痹时，患者肩关节一般无法外展或前屈超过 90°，除非下斜方肌代偿。为了鉴别前锯肌功能障碍是由于胸长神经麻痹还是后侧失稳引起，可嘱患者在肩关节外旋的位置下前屈，若此时翼状肩消失，则为后者，反之，则为前者。

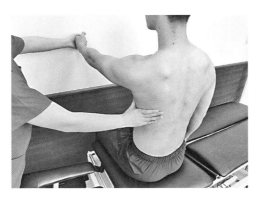

图 1 - 8 - 14 前锯肌试验

3. 盂唇撕裂

（1）动态挤压试验

患者坐位，肩关节前屈 90°，肘关节伸直，然后水平内收 10°～15°（开始位）。嘱患者内旋肩关节使大拇指朝下，检查者立于患者侧方，施加一个后伸的力于患者上肢远端，作离心收缩；上肢回到开始位，嘱患者外旋肩关节至手心朝上，再次施加一个后伸的力于患者上肢远端，作离心收缩（图 1-8-15）。若在内旋位诱发关节内伴有疼痛的弹响（非肩锁关节处）或诱发关节线处的疼痛，并在外旋位疼痛消失或减少，则为阳性，提示上盂唇撕裂。

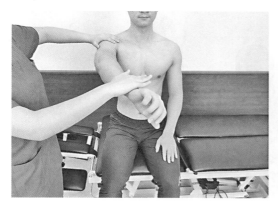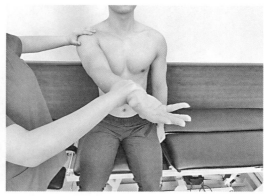

图 1-8-15　动态挤压（O'Brien）试验

（2）抗阻旋后外旋试验（Resisted Supination External Rotation Test）

患者仰卧位，肩胛骨靠近床缘，肩外展至 90°，肘部屈曲至 65°～70°，前臂呈中立位或轻微旋前位。检查者一手握着患者肘部，一手握着前臂远端。检查者在患者前臂远端施加旋前的力，嘱患者旋后至最大角度。患者继续保持抗阻旋后，检查者在施加旋前力的同时外旋患者肩关节至末端（图 1-8-16）。若诱发患者肩部前侧或深部疼痛、肩关节有咔嚓声或阻滞，或症状再现，则提示上盂唇撕裂。肩部后侧疼痛、无痛或恐惧，均为阴性。

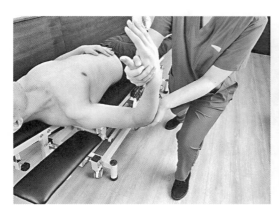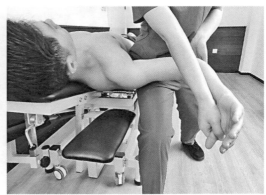

图 1-8-16　抗阻旋后外旋试验

（3）梅奥撕裂试验

患者站立位，检查者立在其身后，将患者的手臂抬高到 70°并外旋，外旋后将患者的手臂抬高至最大。然后，患者保持外旋不变，检查者将其手臂放下的同时用手在肩后部施加向前的力（图1-8-17）。若诱发患者肩后部或后上部疼痛或有咔嗒声，则为阳性，提示上盂唇撕裂。

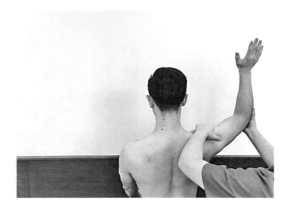

图1-8-17　梅奥（Mayo）撕裂试验

（4）后下盂唇撕裂试验

患者坐在有靠背的椅子上，肩关节外展90°，肘关节屈曲90°，检查者在患者肘部给以支撑。检查者通过给以支撑的手向关节盂施加一个轴向压力，同时斜向上抬高患者上肢，另一只手在肱骨近端施加一个向下且向后的力（图1-8-18）。若肩关节后侧突然出现疼痛和咔嚓声，则为阳性，提示后下盂唇撕裂。

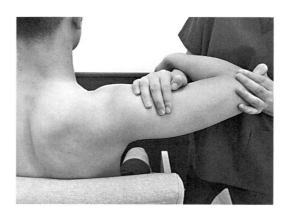

图1-8-18　后下盂唇撕裂（Kim）试验

4. 胸廓出口综合征

（1）胸廓出口综合征试验（Halstead Maneuver）

患者坐立位，后伸颈部并朝测试手臂的对侧旋转。检查者定位桡动脉搏动并将其手臂向下牵伸（图1-8-19）。若脉搏消失或减弱，则为阳性，提示可能存在胸廓出口综合征。

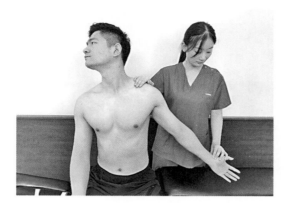

图 1-8-19 胸廓出口综合征试验

（2）肩带被动抬高试验（Shoulder Girdle Passive Elevation）

该测试用于已呈现胸廓出口综合征症状的患者。患者坐位，检查者从后方固定患者的上臂，完全抬升肩胛带，保持该姿势 30 秒或更久（图 1-8-20）。若患者手臂脉搏变强，肤色变粉红，手部温度上升，则提示动脉减压；若患者发绀情况缓解，静脉充血，则提示静脉减压；若患者的神经性的症状由麻木变为针刺、刺痛，则提示神经缺血情况恢复。以上为释放现象。

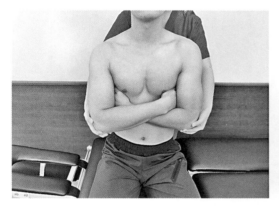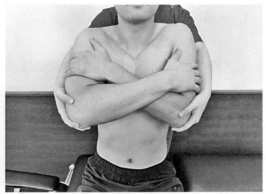

图 1-8-20 肩带被动抬高试验

（3）斜角肌卡压试验（Scalene Cramp Test）

患者坐位，嘱其将头旋转至患侧并缩下巴至锁骨上窝处（图 1-8-21）。若出现局部疼痛增加，则为阳性，提示斜角肌扳机点；若有放射性疼痛，则为阳性，提示胸廓出口综合征、臂丛神经受压或神经根激惹。

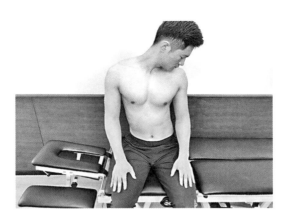

图 1-8-21　斜角肌卡压试验

（九）核心相关测试

见"六、腰腹部——（九）核心相关测试"。

（十）呼吸模式评估

见"五、胸背部——（十）呼吸模式评估"。

（十一）颈椎及胸椎问题鉴别

1. 主动/被动活动度

（1）颈椎

见"四、颈部——（三）主动/被动活动度"。

（2）胸椎

见"五、胸背部——（三）主动/被动活动度"。

2. 附属运动

见"四、颈部——（七）附属运动"。

3. 特殊测试

（1）Spurling's Test

见"四、颈部——（九）特殊测试"。

（2）神经张力测试

见"四、颈部——（九）特殊测试"。

（十二）下肢生物力学评估

见"十、下肢生物力学评估"。

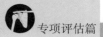
参考文献

1. Hegedus EJ, Goode A, Campbell S, et al. Physical examination tests of the shoulder: a systematic review with meta-analysis of individual tests. Br J Sports Med 42: 80 - 92, 2008.

2. Pennock AT, Pennington WW, Torry MR, et al. The influence of arm and shoulder position on the bearhug, belly-press and lift-off tests. Am J Sports Med 39: 2338 - 2346, 2011.

3. Kelly BT, Kadrmas WR, Speer KP. The manual muscle examination for rotator cuff strength: an electromyographic investigation. Am J Sports Med 24: 581 - 588, 1996.

4. Kibler WB, Sciascia AD, Hester P, et al. Clinical utility of traditional and new tests in the diagnosis of biceps tendon injuries and superior labrum anterior and posterior lesions in the shoulder. Am J Sports Med 37: 1840 - 1847, 2009.

5. Boone, DC, and Azen, SP. Normal range of motion in male subjects. J Bone Joint Surg Am 61: 756, 1979.

6. Bigliani LU, Codd TP, Conner PM, et al. Shoulder motion and laxity in the professional baseball player. Am J Sports Med 25: 609 - 613, 1997.

7. McFarland EG, Selhi HS, Keyurapan E. Clinical evaluation of impingement: what to do and what works. J Bone Joint Surg Am 88: 432 - 441, 2006.

8. Bennett WF: Specificity of the Speed's test: arthroscopic technique for evaluating the biceps tendon at the level of the bicipital groove. Arthroscopy 14: 789 - 796, 1998.

9. Pandya NK, Colton A, Webner D, et al. Physical examination and magnetic resonance imaging in the diagnosis of superior labrum anterior-posterior lesions of the shoulder: a sensitivity analysis. Arthroscopy 24: 311 - 317, 2008.

10. Brossmann J, Preidler KW, Pedowitz KA, et al. Shoulder impingement syndrome: Influence of shoulder position on rotator cuff impingement: an anatomic study. Am J Roentgenol 167: 1511 - 1515, 1992.

11. Rundquist, PJ, et al. Shoulder kinematics in subjects with frozen shoulder. Arch Phys Med Rehabil 84: 1473, 2003.

12. Berg EE, Ciullo JV. A clinical test for superior glenoid labral or "SLAP" lesions. Clin J Sports Med 8: 121 - 123, 1998.

13. Valadic AL, Jobe CM, Pink MM, et al. Anatomy of provocative tests for impingement syndrome of the shoulder. J Shoulder Elbow Surg 9: 36 - 46, 2000.

14. Ticker JB, Warner JJ. Single-tendon tears of the rotator cuff: evaluation and treatment of subscapularis tears. Orthop Clin North Am 28: 99 - 116, 1997.

15. Tucker S, Taylor NF, Green RA. Anatomical validity of the Hawkins-Kennedy test—a pilot study. Manual Therapy 16: 399 - 402, 2011.

16. McFarland EG, Tanaka MJ, Papp DF. Examination of the shoulder in the overhead and throwing athlete. Clin Sports Med 27: 553 - 578, 2008.

17. Khan KM, Cook JL, Taunton JE, et al. Overuse tendinosis, not tendinitis. Part 1: a new paradigm for a difficult clinical problem. Phys Sportsmed 28: 38 - 48, 2000.

18. Buchberger DJ. Introduction of a new physical examination procedure for the differentiation of acromioclavicular joint lesions and subacromial impingement. J Manip Physio Ther 22: 316 - 321, 1999.

19. Hawkins RJ, Kennedy JC. Impingement syndrome in athletics. Am J Sports Med 8: 151 - 163, 1980.

20. American Academy of Orthopaedic Surgeons. Joint Motion: Method of Measuring and Recording. AAOS, Chicago, 1965.

21. Gerber C, Terrier F, Ganz R. The role of the coracoid process in the chronic impingement syndrome. J Bone Joint Surg Br 67: 703 - 708, 1985.

22. Leroux JL, Thomas E, Bonnel F, et al. Diagnostic value of clinical tests for shoulder impingement. Rev Rheum 62: 423 - 428, 1995.

23. Priest JD, Nagel DA. Tennis shoulder. Am J Sports Med 4: 28 - 42, 1976.

24. Zaslav KR. Internal rotation resistance strength tests: a new diagnostic test to differentiate intraarticular pathology from outlet (Neer) impingement syndrome in the shoulder. J Shoulder Elbow Surg 10: 23 - 27, 2001.

25. Neer CS, Welsh RP. The shoulder in sports. Orthop Clin North Am 8: 583 - 591, 1977.

26. Dessaur WA, Magarey ME. Diagnostic accuracy of clinical tests for superior labral anterior posterior lesions: a systemic review. J Orthop Sports Phys Ther 38: 341 - 352, 2008.

27. Kim SH, Park JS, Jeong WK, et al. The Kim test: a novel test for posteroinferior labral lesion of the shoulder—a comparison to the jerk test. Am J Sports Med 33: 1188 - 1191, 2005.

28. Cadogan A, Laslett M, Hing W, et al. Interexaminer reliability of orthopedic special tests used in the assessment of shoulder pain. Manual Therapy 16: 131 - 135, 2011.

29. Myers TH, Zemanovic JR, Andrews JR. The resisted supination external rotation test: a new test for the diagnosis of superior labral anterior posterior lesions, Am J Sports Med 33: 1315 - 1320, 2005.

30. Moseley HF. Disorders of the shoulder. Clin Symp 12: 1 - 30, 1960.

31. Gerber C, Krushell RJ. Isolated ruptures of the tendon of the subscapularis muscle. J Bone Joint Surg Br 73: 389 - 394, 1991.

32. Lyons RP, Green A. Subscapularis tendon tears. J Am Acad Ortho Surg 13: 353 - 363, 2005.

33. Greis PE, Kuhn JE, Schultheis J, et al. Validation of the lift-off sign test and analysis of subscapularis activity during maximal internal rotation. Am J Sports Med 24: 589 - 593, 1996.

34. Kelley MJ. Evaluation of the shoulder. In Kelley MJ, Clark WA, editors: Orthopedic therapy of the shoulder, Philadelphia, 1995, JB Lippincott.

35. Bell RH, Noble JB. Biceps disorders. In Hawkins RJ, Misamore GW, editors: Shoulder injuries in the athlete, New York, 1996, Churchill Livingstone.

36. Greene, WB, Heckman, JD. The Clinical Measurement of Joint Motion. American Academy of Orthopaedic Surgeons, Rosemont, IL, 1994.

37. Cocchiarella, L, and Andersson, GBJ. American Medical Association: Guides to the Evaluation of Permanent Impairment, ed 5. AMA, Chicago, 2001.

38. Lannan, D, Lehman, T, and Toland, M. Establishment of normative data for the range of motion of the glenohumeral joint. Master of Science Thesis, University of Massachusetts, Lowell, MA, 1996.

二、 肘部

（一）视诊

1. 姿势

（1）肘部姿势异常

在此部位，我们需注意是否存在提携角的异常。当提携角小于 0° 时，提示肘内翻（图 2-1-1）；当提携角大于 15° 时，提示肘外翻（图 2-1-2）；当提携角在 0~5°，提示直肘（图 2-1-3）。提携角是指人体在解剖位伸直前臂，上臂与前臂的纵轴的延长线形成的夹角，正常男性：5°~10°，女性：10°~15°。

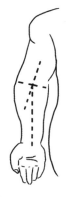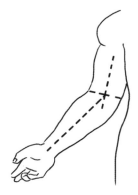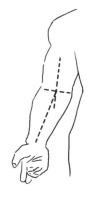

图 2-1-1　正常　　　　　　图 2-1-2　肘外翻　　　　　　图 2-1-3　肘内翻

患者解剖位站立，观察/拍摄其肘部前方、后方、侧方的照片。前面观（图 2-1-4）：观察提携角的角度判断是否畸形。后面观（图 2-1-5）：观察肘后三角的相对位置是否正确以及鹰嘴是否在鹰嘴窝内。侧面观（图 2-1-6）：观察屈伸角度以及是否有肩部位置异常。

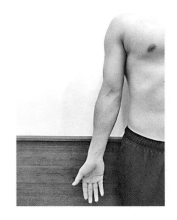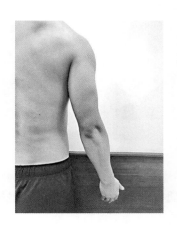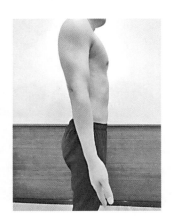

图 2-1-4　患者肘部照片前面观　　图 2-1-5　患者肘部照片后面观　　图 2-1-6　患者肘部照片侧面观

（2）整体姿势

见"一、肩部——（一）视诊"。

2. 形态

（1）肌肉萎缩

观察前臂、上臂肌肉轮廓的对称性，检查是否存在肌肉萎缩，尤其注意肱二头肌、肱三头肌、肱桡肌、旋前圆肌。

（2）关节脱位

观察有无肘关节后脱位（易造成内外侧副韧带损伤或可能伴随桡骨头、肱骨外上髁后缘的骨折，小儿常见后脱位、内侧脱位）的情况。

（3）畸形

观察有无"枪托样"（多见于肱骨髁上骨折）、肘外翻（多见于肱骨内外髁骨折未能及时复位或复位不良，可能造成尺神经损伤）等畸形。

（二）触诊

（1）肱骨内上髁及内上髁线

触诊时嘱患者屈肘，检查者沿肱骨向远端触摸，可在内侧末端触及骨性凸起（图 2 - 2 - 1）。定位到内上髁，从内侧一直往上触摸可感受一处凹陷，即为肱骨内上髁线（图 2 - 2 - 2），该处有正中神经分布，触诊时需注意。肱骨内上髁及内上髁线有较厚腕屈肌覆盖。

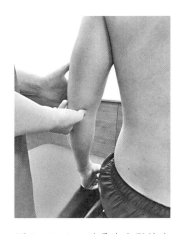 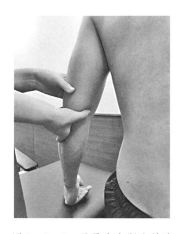

图 2 - 2 - 1　肱骨内上髁触诊　　　　图 2 - 2 - 2　肱骨内上髁线触诊

（2）肱骨外上髁及外上髁线

触诊肱骨外上髁时嘱患者屈肘，检查者沿肱骨向远端触摸，可在末端外侧触及一骨性凸起（图 2 - 2 - 3），位于鹰嘴外侧，与内侧髁相对。肱骨外上髁线触诊时从外上髁沿外上髁线向上触诊，再返回外上髁（图 2 - 2 - 4），几乎延伸至三角肌粗隆，更易触诊。

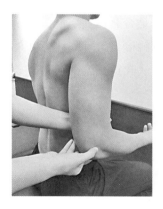 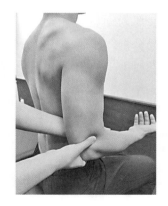

图 2-2-3　肱骨外上髁触诊　　　　图 2-2-4　肱骨外上髁线触诊

（3）尺骨鹰嘴及尺骨鹰嘴囊

尺骨鹰嘴可在屈肘时肘部最高点触及，是尺骨近端较大的凸起样结构（图 2-2-5）。尺骨鹰嘴滑囊覆盖于其表面，但不易触及。若有滑囊炎，触诊时会有松软增厚的感觉（图 2-2-6）。

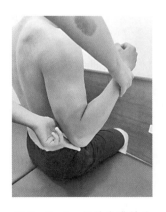 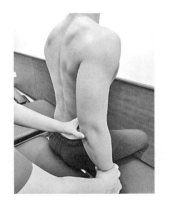

图 2-2-5　尺骨鹰嘴触诊　　　　图 2-2-6　尺骨鹰嘴囊触诊

（4）肱桡肌

肱桡肌触诊时可嘱患者屈肘 90°握拳立于中立位，作屈肘抗阻，使肱桡肌凸显（图 2-2-7）。从起点肱骨外上髁往止点桡骨茎突方向触诊该肌肉，注意是否有压痛、痉挛。肱桡肌与腕伸肌群起点一致，但主要作用是屈肘。

（5）桡侧腕长伸肌和桡侧腕短伸肌

桡侧腕长伸肌和桡侧腕短伸肌触诊时嘱患者握拳作伸腕抗阻，该肌群便会在腕部突出，紧邻第二掌骨和第三掌骨（图 2-2-8）。沿前臂向上

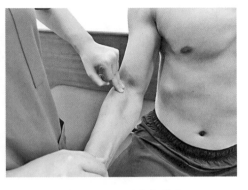

图 2-2-7　肱桡肌触诊

至肱骨外上髁，触至肌肉近端（图2-2-9），注意是否有压痛、肌肉痉挛。这两块肌肉均起于肱骨外上髁，不易分辨，所以一般作为整体进行触诊。另外需注意在外上髁处肌腹非直线行走，与前臂大部分肌肉类似，这两块肌肉的肌腹从起点到腕部呈斜线走行。该肌群与"网球肘"的发生密切相关。

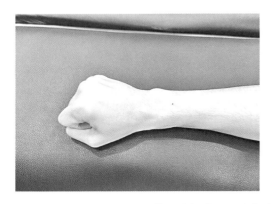

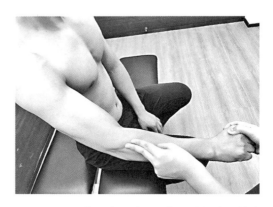

图2-2-8 桡侧腕长伸肌及桡侧腕短伸肌肌腱触诊　　　　图2-2-9 桡侧腕长伸肌及桡侧腕短伸肌触诊

（6）腕屈肌旋前肌群

该肌群由旋前圆肌、桡侧腕屈肌、掌长肌、尺侧腕屈肌组成。如图所示将手放在前臂上，大鱼际肌位于内上髁上方，可容易记住它们的顺序和走行。示指代表桡侧腕屈肌，中指代表掌长肌，环指代表尺侧腕屈肌（图2-2-10）。这四块肌肉以共同总腱起于肱骨内上髁，分开后沿前臂下行。

腕屈肌作为整体进行触诊，再分别触诊，旋前圆肌因其解剖位置不可触。从肱骨内上髁及内上髁线起点处沿前臂向腕部触诊，注意是否有压痛。

触诊桡侧腕屈肌时，嘱患者握拳作屈腕桡偏，使肌肉凸显，可见其肌腱突出于掌长肌桡侧，检查者沿肌肉走行向近端起点触诊，注意是否有压痛（图2-2-11）。

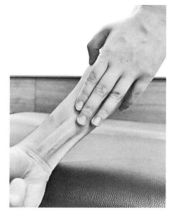

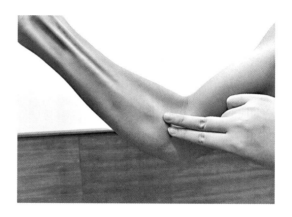

图2-2-10 腕屈肌群肌腱排列　　　　图2-2-11 桡侧腕屈肌触诊

触诊掌长肌时，嘱患者握拳屈腕，可见腕部有掌长肌肌腱及桡侧腕屈肌肌腱，尺侧边肌腱为掌长肌肌腱，向下延伸可见其肌腹，检查者沿肌肉走行向近端起点触诊，注意是否有压痛（图2-2-12）。

触诊尺侧腕屈肌时，嘱患者握拳尺偏，可见其肌腱位于掌长肌腱尺侧，沿其走行触诊至近端起始处，注意是否有压痛（图2-2-13）。

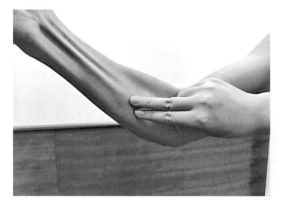 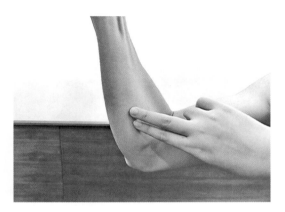

图2-2-12　掌长肌触诊　　　　　　　　　图2-2-13　尺侧腕屈肌触诊

（7）肘管

肘管位于肱骨内上髁和鹰嘴突之间的凹槽内，尺神经走行于其内，触诊时要轻（图2-2-14）。

（8）桡神经沟

肱骨干中段上有一自内上向外下呈螺旋的浅沟，位置在三角肌粗隆后下方，桡神经容易在此受到卡压。

（9）桡神经通道

位于肱骨外上髁上方穿前臂外侧肌处，在此桡神经容易受到卡压。

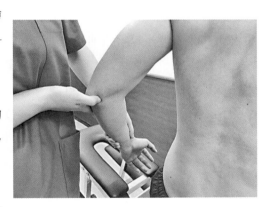

图2-2-14　肘管触诊

（三）主动/被动活动度

1. 肘关节

（1）屈曲

体位：患者坐位、站立位或仰卧位，手臂呈中立位放置于身体两侧（图2-3-1）。

测量：检查者将量角器轴心对准肱骨外上髁，固定臂平行于肱骨中线，移动臂平行于桡骨外侧中线。嘱患者肘关节屈曲，测量主动活动度；回到初始位后，被动将患者肘关节屈曲，测量被动活动度（图2-3-2）。

终末感：被动活动末端加压，感受关节活动终末感，通常应为柔软（Soft）；如果肌肉体积小，末端感觉可能为坚硬（Hard）；由于关节囊和肌肉的张力，末端感觉可能为坚韧（Firm）。

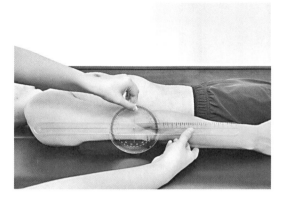

图2-3-1　肘关节屈曲活动度体位

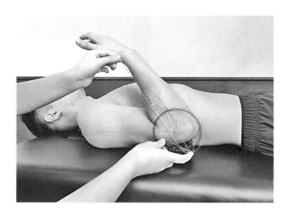

图2-3-2　肘关节屈曲活动度测量

（2）伸直

体位：患者坐位、站立位或仰卧位，手臂呈中立位放置于身体两侧（图2-3-3）。

测量：检查者将量角器轴心对准肱骨外上髁，固定臂平行于肱骨中线，移动臂平行于桡骨外侧中线。嘱患者肘关节伸直，测量主动活动度；回到初始位后，被动将患者肘关节伸直，测量被动活动度（图2-3-4）。

终末感：被动活动末端加压，感受关节活动终末感，通常应为坚硬（Hard）；由于韧带和肌肉的张力，末端感觉也可能为坚韧（Firm）。

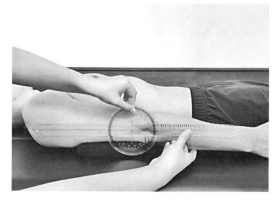

图2-3-3　肘关节伸直活动度体位

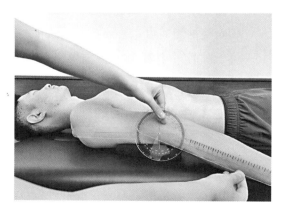

图2-3-4　肘关节伸直活动度测量

（3）旋前

体位：患者坐位或站立位，上臂贴近身体两侧，肘关节屈曲90°（图2-3-5）。

测量：检查者将量角器轴心对准尺骨茎突，固定臂平行于肱骨中线，移动臂平行于尺骨茎突和桡骨茎突的连线。嘱患者前臂旋前，测量主动活动度；回到初始位后，被动将患者前臂旋前，测量被动活动度（图2-3-6）。

终末感：被动活动末端加压，感受关节活动终末感，通常应为坚硬（Hard）；由于韧带和肌肉的张力，末端感觉也可能为坚韧（Firm）。

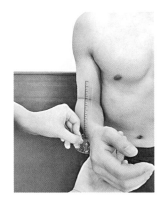
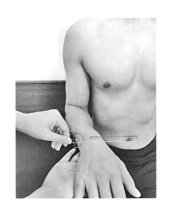

图2-3-5　肘关节旋前活动度体位　　　　图2-3-6　肘关节旋前活动度测量

（4）旋后

体位：患者坐位或站立位，上臂贴近身体两侧，肘关节屈曲90°（图2-3-7）。

测量：检查者将量角器轴心对准尺骨茎突，固定臂平行于肱骨中线，移动臂平行于尺骨茎突和桡骨茎突的连线。嘱患者前臂旋后，测量主动活动度；回到初始位后，被动将患者前臂旋后，测量被动活动度（图2-3-8）。

终末感：被动活动末端加压，感受关节活动终末感，通常为坚韧（Firm）。

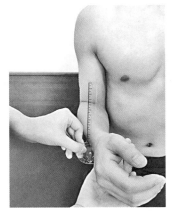
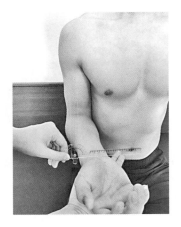

图2-3-7　肘关节旋后活动度体位　　　　图2-3-8　肘关节旋后活动度测量

（四）功能性活动测试

（1）手持物体触碰嘴

嘱患者做一个屈肘的动作，尽量使物体能触碰到嘴唇，注意屈肘角度、运动模式以及是否有肩部代偿和躯干代偿。

（2）掌心朝下——开门把手

嘱患者握圆形门把手做开门的动作，尽量使腕部和前臂保持一致、掌心向上，注意前臂旋后角度、运动模式以及是否有肩部代偿和躯干代偿。

（3）掌心朝上——开门把手

嘱患者握圆形门把手做开门的动作，尽量使腕部和前臂保持一致、掌心向下，注意前臂旋前角度、运动模式以及是否有肩部代偿和躯干代偿。

（4）运动相关动作

嘱患者做一些常用动作（结合患者职业、运动习惯，重现或模拟相关运动动作），注意可能诱发的问题并记录运动表现。

（五）肌肉灵活度测试

（1）肱二头肌

体位：患者仰卧位，身体置于床边缘，伸肘、前臂旋前（图2-5-1）。

操作：检查者后伸患者肩关节至最大。

测量：量角器轴心对准肩峰外侧缘，固定臂对齐胸腔外侧中线，移动臂对齐肱骨外侧中线或肱骨外上髁到肩峰外侧缘连线（图2-5-2）。

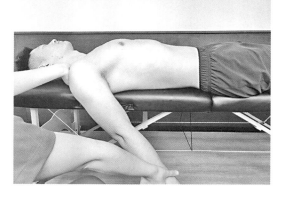

图2-5-1　肱二头肌肌肉灵活测试—体位

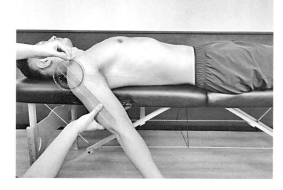

图2-5-2　肱二头肌肌肉灵活测试—测量

（2）肱三头肌

体位：患者坐位，肩关节完全屈曲、伸肘、前臂旋后。

操作：检查者屈曲患者肘关节至最大（图 2 - 5 - 3）。

测量：量角器轴心对准肱骨外上髁，固定臂对齐肱骨外侧中线，移动臂对齐桡骨外侧中线（图 2 - 5 - 4）。

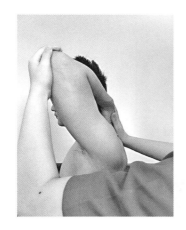 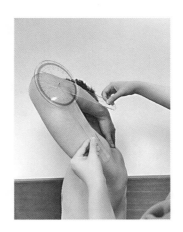

图 2 - 5 - 3　肱三头肌肌肉灵活度测试—体位

图 2 - 5 - 4　肱三头肌肌肉灵活度测试—测量

（3）桡侧腕伸肌

体位：患者坐位或仰卧位，肘关节伸直。

操作：检查者屈曲患者腕关节至最大并尺偏（图 2 - 5 - 5）。

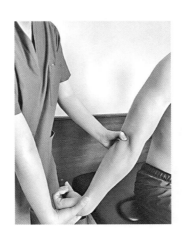

图 2 - 5 - 5　桡侧腕伸肌肌肉灵活度测试

（4）肱桡肌

体位：患者坐位，肩关节部分屈曲（放松肱二头肌）、前臂旋后至最大。

操作：检查者伸展患者肘关节至最大（图 2 - 5 - 6）。

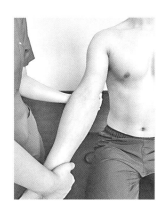

图 2 - 5 - 6　肱桡肌肌肉灵活度测试

（5）肱肌

体位：患者坐位，肩关节部分屈曲（放松肱二头肌），前臂中立位（放松肱桡肌）。

操作：检查者伸展患者肘关节至最大（图 2 - 5 - 7）。

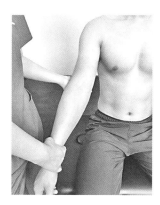

图 2 - 5 - 7　肱肌肌肉灵活度测试

（6）旋前圆肌

体位：患者坐位，肘关节完全伸直。

操作：检查者将患者前臂旋后至最大（图 2 - 5 - 8）。

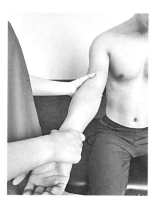

图 2 - 5 - 8　旋前圆肌肌肉灵活度测试

（7）旋后肌

体位：患者坐位，肘关节完全屈曲。

操作：检查者将患者前臂旋前至最大（图2-5-9）。

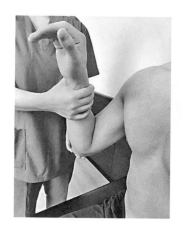

图2-5-9　旋后肌肌肉灵活度测试

（8）尺侧腕伸肌

体位：患者坐位或仰卧位，肘关节屈曲。

操作：检查者屈曲患者腕关节至最大并桡偏（图2-5-10）。

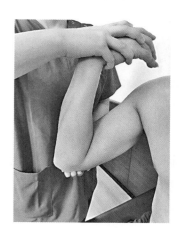

图2-5-10　尺侧腕伸肌肌肉灵活度测试

（六）抗阻肌力测试

1. 方向

（1）屈曲

患者坐位或站立位，检查者面对患者站立，用一只手托住肘关节，稳定上臂，嘱患者缓慢屈肘，到45°时另一只手施加阻力，嘱患者尽可能对抗阻力并向肩前部触碰，记录双侧肌力等级（图2-6-1）。

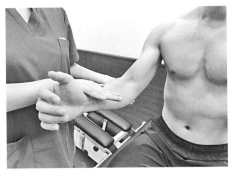

图2-6-1　肘屈曲抗阻肌力测试

（2）伸直

患者坐位或站立位，检查者面对患者站立，用一只手托住肘关节，稳定上臂，另一只手放在患者前臂施加阻力，嘱患者尽可能对抗阻力并伸直肘关节，记录双侧肌力等级（图2-6-2）。

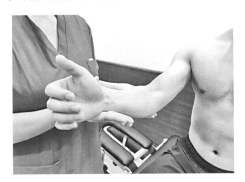

图2-6-2　肘伸直抗阻肌力测试

（3）前臂旋前

患者坐位或站立位，检查者面对患者站立，一只手固定住肘关节，另一只手的大鱼际置于桡骨远端掌侧，四指向内握住尺骨后缘，嘱患者从旋后位开始旋前；至中立位时检查者开始施加旋后的力，嘱患者尽可能对抗阻力，记录双侧肌力等级（图2-6-3）。

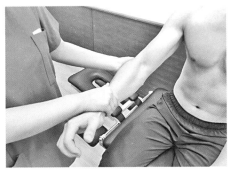

图2-6-3　肘旋前抗阻肌力测试

（4）前臂旋后

患者坐位或站立位，检查者面对患者站立，一只手固定住肘关节，另一只手的大鱼际置于桡骨远端背侧，四指向内握住尺骨，嘱患者从旋前位开始旋后；检查者至中立位时开始施加旋前的力，嘱患者尽可能对抗阻力，记录双侧肌力等级（图2-6-4）。

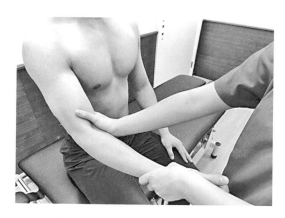

图2-6-4　肘旋后抗阻肌力测试

（5）屈腕

患者坐位，上肢置于床面上，屈肘90°，腕关节屈曲至最大，检查者一手固定前臂远端，一手在患者手的掌侧施加一个背伸的力，嘱患者尽可能对抗阻力，记录双侧肌力等级（图2-6-5）。

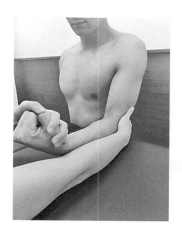

图2-6-5　腕屈曲抗阻肌力测试

（6）伸腕

患者坐位，上肢置于床面上，屈肘90°，腕关节背伸至最大，检查者一手固定前臂远端，一手在患者手的背侧施加一个屈曲的力，嘱患者尽可能对抗阻力，记录双侧肌力等级（图2-6-6）。

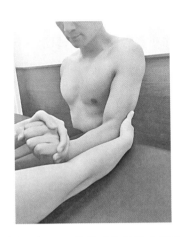

图 2 - 6 - 6　腕伸直抗阻肌力测试

2. 肌肉

（1）桡侧腕长伸肌

体位：患者坐位，肘关节屈曲30°，前臂稍旋前置于床面上，向桡侧伸展腕关节、手指屈曲。

操作：检查者手置于手背第二、三掌骨，施加一个腕关节尺侧屈曲的力。嘱患者抵抗维持，记录双侧肌力等级（图 2 - 6 - 7）。

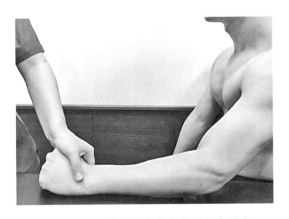

图 2 - 6 - 7　桡侧腕长伸肌抗阻肌力测试

（2）桡侧腕短伸肌

体位：患者坐位，肘关节完全屈曲，前臂部分旋前置于床面上，向桡侧伸展腕关节。

操作：检查者手置于手背第二、三掌骨，施加一个腕关节尺侧屈曲的力。嘱患者抵抗维持，记录双侧肌力等级（图 2 - 6 - 8）。

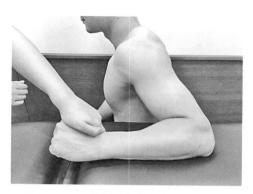

图 2-6-8 桡侧腕短伸肌抗阻肌力测试

（3）尺侧腕伸肌

体位：患者坐位或仰卧，前臂完全旋前置于床面上，向尺侧伸展腕关节。

操作：检查者手置于手背第五掌骨，施加一个腕关节桡侧屈曲的力。嘱患者抵抗维持，记录双侧肌力等级（图2-6-9）。

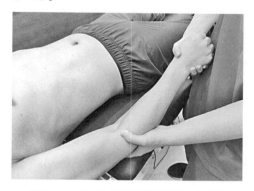

图 2-6-9 尺侧腕伸肌抗阻肌力测试

（4）旋前圆肌

体位：患者仰卧或坐位，在部分屈肘的情况下旋前前臂。

操作：检查者一手固定患者肘关节以避免出现肩关节外展，另一手置于前臂远端，施加一个旋后的力。嘱患者抵抗维持，记录双侧肌力等级（图2-6-10）。

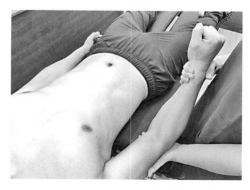

图 2-6-10 旋前圆肌抗阻肌力测试

（七）附属运动

1. 肱尺关节

尺偏、桡偏

患者肘部伸直，检查者一只手握住肱骨远端以稳定肘部，另一只手握住其手腕使前臂外展/内收，感受其活动程度，双侧对比（图2-7-1）。

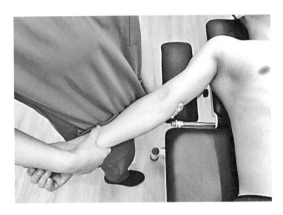

图 2-7-1 肱尺关节—尺偏、桡偏

2. 肱桡关节

（1）前后向滑动

患者仰卧位，肩关节稍外展，肘关节稍屈曲，掌心向上，检查者一只手固定住其上臂，另一只手放在桡骨近端施加一个竖直向下的力，感受其活动程度，双侧对比（图2-7-2）。

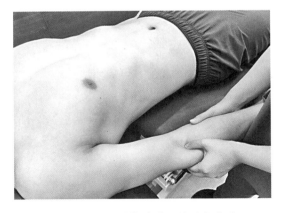

图 2-7-2 肱桡关节—前后向滑动

（2）后前向滑动

患者仰卧位，肩关节稍外展，前臂和手放在其腹部。检查者一只手固定住其上臂，另一只手放在桡骨近端施加一个向前的力，感受其活动程度，双侧对比（图2-7-3）。

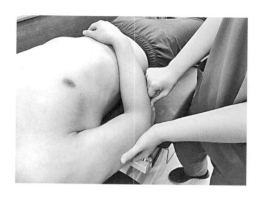

图 2-7-3 肱桡关节—后前向滑动

（3）尺偏、桡偏

检查者站在患者受试侧，一手固定住上臂，一手握住前臂近端，稍屈肘，双手施加相对的力，使患者有尺偏/桡偏的趋势，双侧对比（图 2-7-4）。

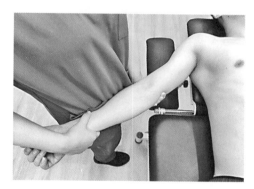

图 2-7-4 肱桡关节—尺偏、桡偏

3. 尺骨鹰嘴

分离

患者仰卧位，肘关节屈曲 90°，检查者双手环绕前臂近端，并施加一个向外的分离力，感受其活动程度，双侧对比（图 2-7-5）。

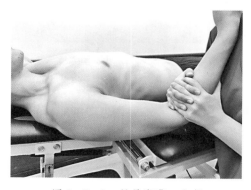

图 2-7-5 尺骨鹰嘴—分离

（八）特殊测试

1. 非神经症状

（1）米尔氏试验（Mill's Test）

检查者一手触诊患者肱骨外上髁，一手握住患者手部，使其被动完成前臂旋前、腕关节完全屈曲、肘关节伸直的动作（图2-8-1）。若诱发外上髁疼痛，则为阳性，提示肱骨外上髁炎。此动作也会对桡神经产生压力，电诊断相关检查可用来鉴别两者。

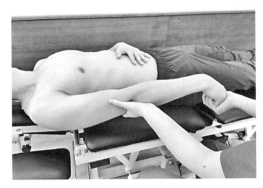

图2-8-1 米尔氏（Mill）试验

（2）莫氏试验（Maudsley's Test）

嘱患者伸展中指的近端与远端指间关节，检查者施加一个屈曲的力，作用于指伸肌及其肌腱（图2-8-2）。若诱发外上髁疼痛，则为阳性，提示肱骨外上髁炎。

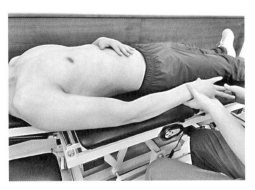

图2-8-2 莫氏（Maudsley）试验

（3）高尔夫球肘试验（Medial Epicondylitis Test）

检查者一手触诊患者肱骨内上髁，一手握住患者手部，使其被动完成前臂旋后、腕关节背伸、肘关节伸直的动作（图2-8-3）。若诱发内上髁疼痛，则为阳性，提示肱骨内上髁炎。

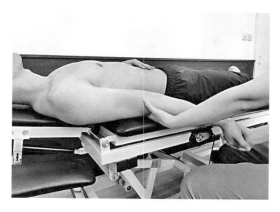

图 2-8-3　高尔夫球肘试验

（4）肘关节轴移试验（Lateral Pivot Shift Test of the Elbow）

患者仰卧位，上肢举过头顶。检查者一手握住患者的腕部，另一只手握住患者的前臂，使其肘关节伸直，前臂完全旋后。在保持前臂旋后的基础上，检查者屈曲患者肘关节，同时施加外翻与轴向压力（图 2-8-4）。此动作会导致桡骨（和尺骨）半脱位，桡骨头后外侧凸出，桡骨头与肱骨小头之间出现凹陷。若检查者继续屈曲肘关节，在 40°～70°，突然触到并看到关节复位，则为阳性，提示肘关节后外侧不稳。如果患者失去知觉，伸肘时可能会出现半脱位和复位，但在清醒的患者中很少出现。

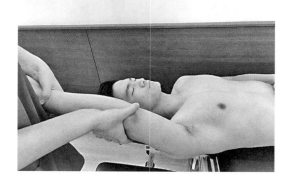

图 2-8-4　肘关节轴移试验

（5）肘关节外翻失稳试验（Ligamentous Valgus Instability Test）

患者坐位或站立位，检查者一手置于患者肘关节，另一只手置于前臂远端，以稳定患者的前臂。检查者近端手触诊内侧副韧带，远端手在前臂远端施加一个外展或外翻力（部分检查者认为在做此项测试时，需保持肱骨完全外旋）（图 2-8-5）。若发现关节过度松弛或末端感觉柔软，则为阳性，提示内侧副韧带损伤。

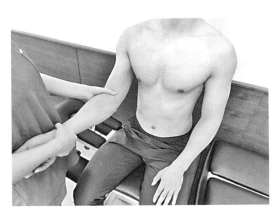

图 2-8-5 肘关节外翻失稳试验

（6）肘关节内翻失稳试验（Ligamentous Varus Instability Test）

患者坐位或站立位，肘部轻微屈曲（20°～30°）。检查者一手置于患者肘关节，一手置于前臂远端。检查者近端手触诊外侧副韧带，远端手在前臂远端施加一个内收或内翻力（部分检查者认为在做此项测试时，需保持肱骨完全内旋）（图 2-8-6）。检查者可重复多次操作，力量逐渐增大，观察疼痛或活动度是否有改变。若发现关节过度松弛或末端感觉柔软，则为阳性，提示外侧副韧带损伤，肘关节后外侧失稳。

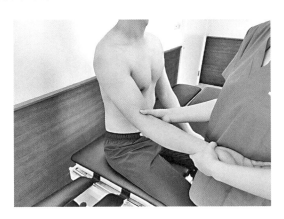

图 2-8-6 肘关节内翻失稳试验

（7）外翻应力试验（Moving Valgus Stress Test）

患者仰卧位或站立位，肩关节外展，肘关节完全弯曲。检查者一手托住肘关节，一手握住前臂远端，在保持肘部外翻压力的同时，快速伸展患者的肘关节（图 2-8-7）。若患者在120°～70°疼痛再现，则为阳性，提示内侧副韧带部分撕裂。

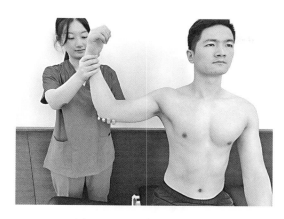

图 2 - 8 - 7　外翻应力试验

2. 神经症状

（1）肘关节屈曲试验（Elbow flexion test）

嘱患者完全屈曲肘关节，背伸腕关节，下沉肩胛带，保持该姿势 3～5 分钟（图 2 - 8 - 8）。Ochi 提出的改良试验（肩内旋肘屈试验 Shoulder Internal Rotation Elbow Flexion Test）阳性症状会在 5 秒内诱发。肩关节内旋，肘关节屈曲至最大，前臂旋后至最大，腕关节背伸至最大（图 2 - 8 - 9）。若在尺神经支配的前臂及手腕区域出现麻木、刺痛、蚁行感，则为阳性，提示尺神经受压。

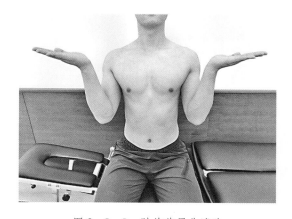

图 2 - 8 - 8　肘关节屈曲试验

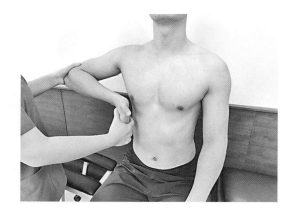

图 2 - 8 - 9　肩内旋肘屈试验

（2）Wartenberg 征（Wartenberg Sign）

患者坐位，双手置于桌面。检查者被动地将患者手指分开，嘱患者将手指合拢。若患者不能将小指与其余手指合拢，则为阳性，提示尺神经损伤。

（3）肘部叩击征（Tinel's Sign at the Elbow）

检查者轻敲尺神经沟（鹰嘴与肱骨内上髁之间）（图 2 - 8 - 10），若在此位置下的尺神经支配的前臂及手腕区域出现麻木、刺痛、蚁行感，则为阳性，提示尺神经损伤。此试验提示神经感觉纤维的再生率，患者异常感觉的最远端为神经感觉纤维的再生界限。

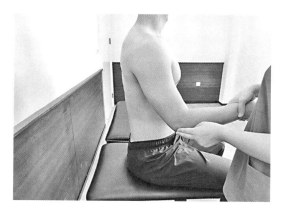

图 2-8-10　肘部叩击征

（4）捏指尖试验（Pinch Grip Test）

嘱患者将示指和拇指指尖对指尖。若患者无法完成指尖对指尖，呈现指腹对指腹（图 2-8-11），则为阳性，提示骨间前神经（正中神经的分支）损伤。此试验可能指向骨间前神经在通过旋前圆肌时被压迫。

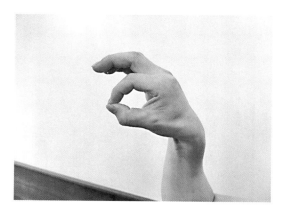
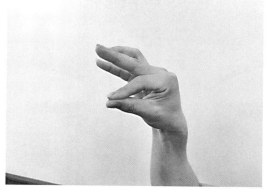

图 2-8-11　捏指尖试验

（5）抬拇指试验

嘱患者将双手放在桌面上并将大拇指抬离桌面，若不能抬离，则为阳性，提示桡神经可能损伤。

（6）神经张力测试

1）正中神经张力测试

患者仰卧位，检查者放松下沉患者肩胛带。被动外展肩关节约 10°或 110°，肩关节外旋，前臂旋后，伸腕伸指，逐渐伸展肘关节。若再现症状，则嘱患者向同侧侧屈颈部，观察症状有无缓解，缓解则为阳性，提示正中神经损伤；若未再现症状，嘱患者向对侧侧屈颈部，观察症状是否再现，再现则为阳性，提示正中神经损伤（图2-8-12）。

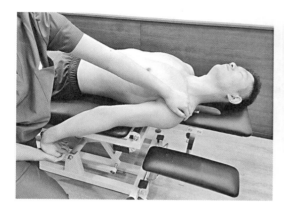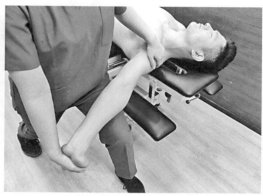

图2-8-12　正中神经张力测试

2）尺神经张力测试

患者仰卧位，检查者放松下降肩胛骨，肩关节外展（约100°），前臂旋前，伸腕，伸指（尤其是第4、5指），逐渐屈曲肘关节。若再现症状，则嘱患者向同侧侧屈颈部，观察症状有无缓解，若缓解，则为阳性，提示尺神经损伤；若未再现症状，嘱患者向对侧侧屈颈部，观察症状是否再现，再现则为阳性，提示尺神经损伤（图2-8-13）。

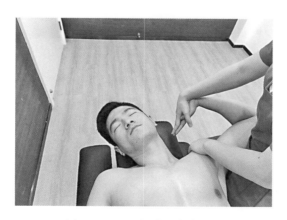

图2-8-13　尺神经张力测试

3）桡神经张力测试

患者仰卧位，检查者放松下降其肩胛带，肩胛骨外展（约10°）、内旋肩关节，前臂旋前，伸肘、屈腕、屈指（四指包绕大拇指）。若再现症状，则嘱患者向同侧侧屈颈部，观察症状有无缓解，若缓解则为阳性，提示桡神经损伤。若未再现症状，嘱患者向对侧侧屈颈部，观察症状是否再现，若再现则为阳性，提示桡神经损伤（图 2 - 8 - 14）。

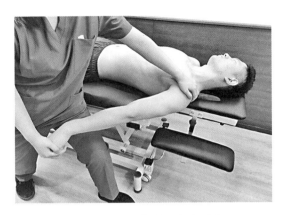

图 2 - 8 - 14　桡神经张力测试

（九）颈椎及肩部问题鉴别

特殊测试

（1）挤压试验（Spurling's Test）

见"四、颈部——（九）特殊测试"。

（2）斜角肌卡压试验（Scalene Cramp Test）

见"一、肩部——（八）特殊测试"。

（3）臂丛神经挤压试验（Brachial Plexus Compression Test）

见"四、颈部——（九）特殊测试"。

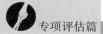

参考文献

1. O'Driscoll SW，Lawton RM，Smith AM. The "moving valgus stress test" for medial collateral ligament tears of the elbow. Am J Sports Med 33：231 - 239，2005.

2. Hsu SH，Moen TC，Levine WN，et al. Physical examination of the athlete's elbow. Am J Sports Med 40：699 - 708，2012.

3. Conrad RW，Spinner RJ. Snapping brachialis tendon associated with median neuropathy. J Bone Joint Surg Am 77：1891 - 1893，1995.

4. Lutz FR：Radial tunnel syndrome. an etiology of chronic lateral elbow pain. J Orthop Sports Phys Ther 14：14 - 17，1991.

5. Lee ML，Rosenwasser MP. Chronic elbow instability. Orthop Clin North Am 30：81 - 89，1999.

6. Weinstein SM，Herring SA. Nerve problems and compartment syndromes in the hand，wrist and forearm. Clin Sports Med 11：161 - 188，1992.

7. Plancher KD，Peterson RK，Steichen JB. Compressive neuropathies and tendinopathies in the athletic elbow and wrist. Clin Sports Med 15：331 - 372，1996.

8. Kroonen LT. Cubital tunnel syndrome. Orthop Clin North Am 43：475 - 486，2012.

9. Buehler MJ，Thayer DT. The elbow flexion test：a clinical test for the cubital tunnel syndrome. Clin Orthop 233：213 - 216，1988.

10. Charton A. The elbow：the rheumatological physical examination，Orlando，FL，1986，Grune & Stratton.

11. Regan WD，Morrey BF. The physical examination of the elbow. In Morrey BF，editor：The elbow and its disorders，Philadelphia，1993，WB Saunders.

12. Mehta JA，Bain GI. Posterolateral rotary instability of the elbow. J Am Acad Ortho Surg 12：405 - 415，2004.

13. O'Driscoll SW. Acute，recurrent and chronic elbow instabilities. In Norris TR，editor：Orthopedic knowledge update 2：shoulder and elbow，Rosemont，IL，2002，American Academy of Orthopedic Surgeons.

14. O'Driscoll SW，Bell DF，Morrey BF. Posterolateral rotary instability of the elbow. J Bone Joint Surg Am 73：440 - 446，1991.

15. Kalainov DM，Cohen MS. The posterolateral rotary instability of the elbow in association with lateral epicondylitis：a report to three cases. J Bone Joint Surg Am 87：1120 - 1125，2005.

16. Roles NC，Maudsley RH. Radial tunnel syndrome：resistant tennis elbow as a nerve entrapment. J Bone Joint Surg Br 54：499 - 508，1972.

17. Butler DS. Mobilisation of the nervous system，Melbourne，1991，Churchill Livingstone.

18. Dutton M. Orthopedic examination，evaluation and intervention，New York，2004，McGraw-Hill.

19. Popinchalk SP，Schaffer AA. Physical examination of upper extremity compression neuropathies. Orthop Clin North Am 43：417 - 430，2012.

20. Ferlec DC，Morrey BF：Evaluation of the painful elbow：the problem elbow. In Morrey BF，editor：The elbow and its disorders，Philadelphia，1993，WB Saunders.

21. Lister GD，Belsole RB，Kleinert HE. The radial tunnel syndrome. J Hand Surg 4：52 - 59，1979.

22. Van Rossum J，Buruma OJ，Kamphuisen HA，et al. Tennis elbow：a radial tunnel syndrome? J Bone

Joint Surg Br 60：197 - 198，1978.

23. David J. Magee：Orthopedic Physical Assessment ［M］. St. Louia，Missouri：Saunders，2014.

24. Stanley Hoppenfeld. Physical Examination of the Spine and Extremities ［M］. New Jersey：Pearson Education，lnc，1976.

25. Serga Tixa. Atlas d'anatomie palpatoire du membre inférieur. investigation manuelle de surface ［M］. Paris：Masson Editeur，1997.

26. Serga Tixa. Atlas d'anatomie palpatoire du cou. du membre supérueyr. investi gatien manuelle de surface ［M］. Paris：Masson Editeur，1999.

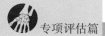

三、 腕掌部

（一）视诊

1. 姿势

（1）腕掌姿势异常

在此部位，我们需注意是否存在肌肉的萎缩、肌腱的断离以及神经的损伤。指屈肌腱受损或离断：正常休息时掌指关节和指间关节轻微屈曲，各指趋于平行排列，与其他手指相比，若一根手指处于伸直位，提示该指屈肌腱受损或离断（图3-1-1）。内在肌缺失或萎缩：大鱼际、小鱼际延伸并交汇，使掌心呈杯状，而弓形架构由手内在肌维持，当内在肌缺失或萎缩时，手掌失去正常轮廓，变的平坦无凹面。神经损伤：观察患者有无猿手（正中神经损伤）（图3-1-2）、爪状手（尺神经损伤）（图3-1-3）、垂腕（桡神经损伤）（图3-1-4）等异常姿势。

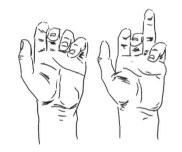 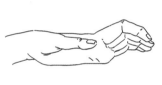 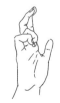 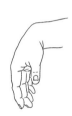

图3-1-1 指屈肌腱受损或离断　　图3-1-2 猿手　　图3-1-3 爪状手　　图3-1-4 垂腕

患者解剖位站立，观察/拍摄患者从前方、侧方、后方三个角度的腕手部照片，屈腕、伸腕、中立位各一次。前面观：观察患者是否存在尺偏、桡偏异常，拇指外展是否异常以及肌肉是否萎缩和神经损伤造成的手部异常形态以及病态手部畸形等（图3-1-5）。侧面观：观察患者主动屈腕、伸腕角度及过程中出现的异常（图3-1-6）。后面观：观察肌腱是否断裂以及皮肤颜色等（图3-1-7）。

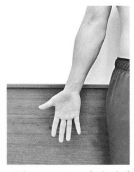 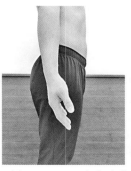 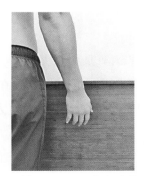

图3-1-5 患者腕掌部照片前面观　　　图3-1-6 患者腕掌部照片侧面观　　　图3-1-7 患者腕掌部照片后面观

（2）整体姿势

见"一、肩部——（一）视诊"。

2. 形态

（1）肌肉萎缩

观察腕手肌肉轮廓的对称性，检查是否存在肌肉萎缩，尤其注意大鱼际、小鱼际。

（2）关节脱位

观察有无腕掌侧过度饱满，检查是否存在月骨脱位，触诊可感觉皮下有物体隆凸。

（3）畸形

观察有无匙状指（缺铁性贫血）（图3-1-8）、杵状指（① 先天性心脏血管畸形：要结合发绀等进行诊断。② 呼吸系统疾病：常见于肺部肿瘤和慢性脓毒性疾病、肺内分流。③ 消化系统疾病：常见于吸收不良综合征。④ 营养障碍性疾病等。）（图3-1-9）、尺偏畸形（类风湿疾病）（图3-1-10）等。

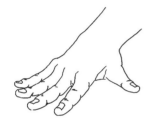 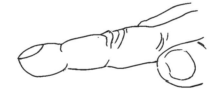 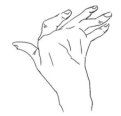

图3-1-8　匙状指　　　　　图3-1-9　杵状指　　　　　图3-1-10　尺偏畸形

（二）触诊

（1）各腕骨

嘱患者腕部尺偏，在鼻烟窝底端、桡骨茎突前端可触到骨性凸起，注意是否有压痛。腕骨由舟状骨、月骨、三角骨、豌豆骨、大多角骨、小多角骨、头状骨、钩骨组成（图3-2-1）。

嘱患者外展内收大拇指，可见第一掌骨近端在大鱼际肌桡侧端凸起，在凸起近端可触及与其相连的骨性结构，即为大多角骨（图3-2-2）。

检查者沿患者第三掌骨近端触摸至末端可

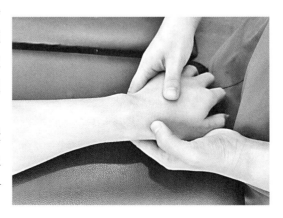

图3-2-1　舟状骨触诊

触一凹陷，即为头状骨的凹陷（图 3-2-3）。

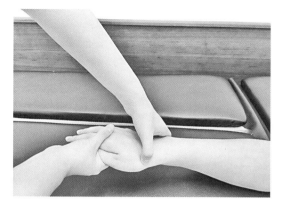

图 3-2-2 大多角骨触诊

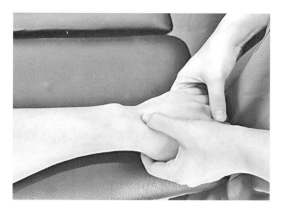

图 3-2-3 头状骨触诊

检查者沿患者第三掌骨近端触摸至末端可触一凹陷，然后嘱患者屈腕，会发现凹陷被填补，实际为月骨往前滑动填补，即可触诊月骨。月骨是腕骨中最易脱位的骨头，同时是第二常见骨折的骨头（图 3-2-4）。

嘱患者手腕桡偏，可在尺骨茎突远端末，掌背尺侧面触到与其相近的骨性凸起，即为三角骨。三角骨是第三多发骨折的腕骨（图 3-2-5）。

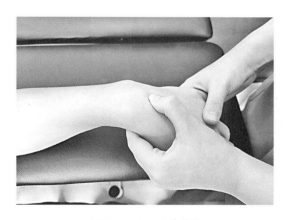

图 3-2-4 月骨触诊

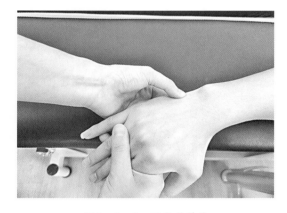

图 3-2-5 三角骨触诊

嘱患者手腕桡偏，可在尺骨茎突远端末，掌背尺侧面触到与其相近的骨性凸起，在其掌侧面相对位置尺侧可触摸到一籽骨，即为豌豆骨（图 3-2-6）。

嘱患者手腕桡偏，可在尺骨茎突远端末，掌背尺侧面触到与其相近的骨性凸起，在其掌侧面相对位置尺侧可触摸到一籽骨，为豌豆骨。触及豌豆骨后，检查者将大拇指朝虎口方向按压，可触及一骨性凸起，即钩骨钩。在腕背面定位到三角骨，往远端近第四第五掌骨近端末可触到钩状骨。可用拇指与示指握住钩状骨（图 3-2-7）。

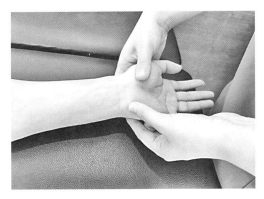

图 3 - 2 - 6　豌豆骨触诊

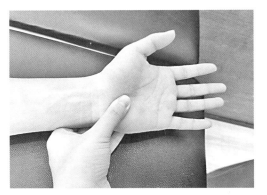

图 3 - 2 - 7　钩状骨触诊

（2）鼻咽窝

嘱患者伸展拇指，可见拇长伸肌和拇短伸肌间的凹陷，即为鼻烟窝。鼻烟窝是位于桡骨茎突背侧远端的一个小凹陷，鼻烟窝内可触到舟骨，注意是否有压痛（图 3 - 2 - 8）。

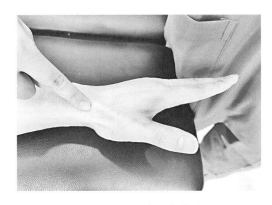

图 3 - 2 - 8　鼻烟窝触诊

（3）各掌骨

在掌指关节处，依次往近端延伸第 1～5 掌骨的背面，触诊有无压痛、结节、肿胀、皮温异常等病理变化（图 3 - 2 - 9）。

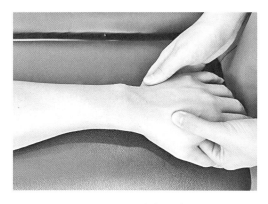

图 3 - 2 - 9　各掌骨触诊

（4）各指骨

在掌指关节处，依次往远端延伸第 1～5 指骨的掌面、背面、内侧和外侧，触诊有无压痛、结节、肿胀、皮温异常等病理变化（图 3-2-10）。

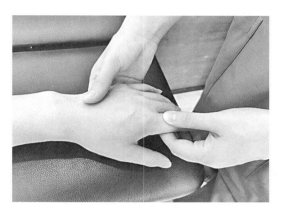

图 3-2-10　各指骨触诊

（三）主动/被动活动度

1. 腕关节

（1）屈曲

体位：患者坐位，上肢置于床面，肩外展 90°，肘屈曲 90°，掌面朝下，腕关节置于床外（图 3-3-1）。

测量：检查者将量角器轴心对准三角骨上的腕关节外侧面，固定臂平行于尺骨外侧中心（尺骨茎突与鹰嘴的连线），移动臂平行于第五掌骨的外侧缘。嘱患者腕关节屈曲，测量主动活动度；回到初始位后，被动将患者腕关节屈曲，测量被动活动度（图 3-3-2）。

终末感：被动活动末端加压，感受关节活动终末感，正常应为坚韧（Firm）。

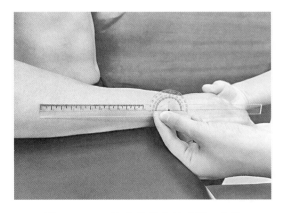

图 3-3-1　腕关节屈曲活动度—体位

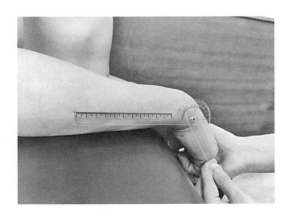

图 3-3-2　腕关节屈曲活动度—测量

（2）伸直

体位：患者坐位，上肢置于床面，肩外展 90°，肘屈曲 90°，掌面朝下，腕关节置于床外（图 3-3-3）。

测量：检查者将量角器轴心对准三角骨上的腕关节外侧面，固定臂平行于尺骨外侧中心（尺骨茎突与鹰嘴的连线），移动臂平行于第五掌骨的外侧缘。嘱患者腕关节伸直，测量主动活动度；回到初始位后，被动将患者腕关节伸直，测量被动活动度（图 3-3-4）。

终末感：被动活动末端加压，感受关节活动终末感，正常应为坚韧（Firm）。

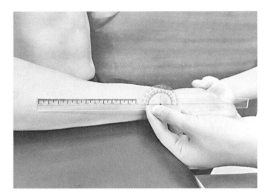
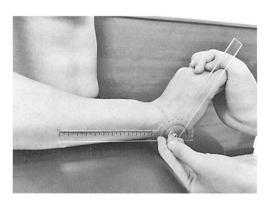

图 3-3-3　腕关节伸直活动度—体位　　　　图 3-3-4　腕关节伸直活动度—测量

（3）尺偏

体位：患者坐位，上肢置于床面，肩外展 90°，肘屈曲 90°，掌面朝下，腕关节置于床外（图 3-3-5）。

测量：检查者将量角器轴心对准头状骨的背面，固定臂平行于前臂背侧中线，移动臂平行于第三掌骨。嘱患者腕关节尺偏，测量主动活动度；回到初始位后，被动将患者腕关节尺偏，测量被动活动度（图 3-3-6）。

终末感：被动活动末端加压，感受关节活动终末感，正常应为坚韧（Firm）。

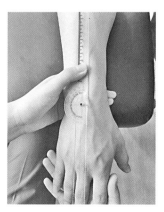
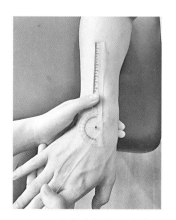

图 3-3-5　腕关节尺偏活动度—体位　　　　图 3-3-6　腕关节尺偏活动度—测量

（4）桡偏

体位：患者坐位，上肢置于床面，肩外展 90°，肘屈曲 90°，掌面朝下，腕关节置于床外（图 3-3-7）。

测量：检查者将量角器轴心对准头状骨的背面，固定臂平行于前臂背侧中线，移动臂平行于第三掌骨。嘱患者腕关节桡偏，测量主动活动度；回到初始位后，被动将患者腕关节桡偏，测量被动活动度（图 3-3-8）。

终末感：被动活动末端加压，感受关节活动终末感，通常应为坚硬（Hard）；由于韧带和肌肉的张力，末端感觉也可能为坚韧（Firm）。

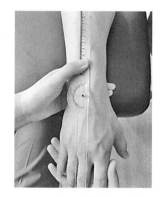 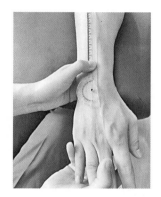

图 3-3-7　腕关节桡偏活动度—体位　　　　图 3-3-8　腕关节桡偏活动度—测量

2. 拇指腕掌关节

（1）外展

体位：患者坐位，前臂与手置于支撑面，前臂、腕关节于中立位（图 3-3-9）。

测量：检查者将量角器轴心对准桡骨茎突外侧，固定臂平行于第二掌骨的外侧中线，移动臂平行于第一掌骨的外侧中线。嘱患者外展拇指（第一掌指远离掌面），测量主动活动度；回到初始位后，被动将患者拇指外展，测量被动活动度（图 3-3-10）。

终末感：被动活动末端加压，感受关节活动终末感，正常应为坚韧（Firm）。

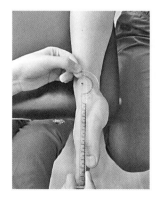 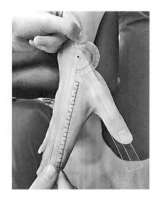

图 3-3-9　拇指腕掌关节外展活动度—体位　　　图 3-3-10　拇指腕掌关节外展活动度—测量

（2）屈曲

体位：患者坐位，前臂与手置于支撑面，前臂完全旋后，腕关节于中立位（图3-3-11）。

测量：检查者将量角器轴心对准第一腕掌关节的掌面，固定臂平行于桡骨腹侧中线，移动臂平行于第一掌骨的腹侧中线。嘱患者屈曲拇指（大拇指朝手掌的尺侧运动），测量主动活动度；回到初始位后，被动将患者拇指屈曲，测量被动活动度（图3-3-12）。

终末感：被动活动末端加压，感受关节活动终末感，通常应为柔软（Soft）；由于韧带和肌肉张力，末端感觉也可能为坚韧（Firm）。

备注：第一腕掌关节的屈曲和伸展的ROM测量起始位并不是0°，一般在30°～50°。起始位和终末位的角度差即患者屈曲/伸展的ROM。

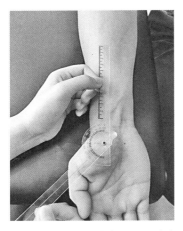

图3-3-11　拇指腕掌关节屈曲活动度—体位

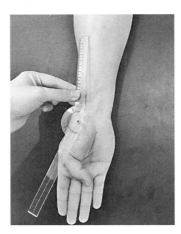

图3-3-12　拇指腕掌关节屈曲活动度—测量

（3）伸直

体位：患者坐位，前臂与手置于支撑面，前臂完全旋后，腕关节于中立位（图3-3-13）。

测量：检查者将量角器轴心对准第一腕掌关节的掌面，固定臂平行于桡骨腹侧中线，移动臂平行于第一掌骨的腹侧中线。嘱患者伸直拇指（大拇指朝手掌的桡侧运动），测量主动活动度；回到初始位后，被动将患者拇指伸直，测量被动活动度（图3-3-14）。

终末感：被动活动末端加压，感受关节活动终末感，正常应为坚韧（Firm）。

备注：第一腕掌关节的屈曲和伸展的ROM测量起始位并不是0°，一般在30°～50°。起始位和终末位的角度差即患者屈曲和伸展的ROM。

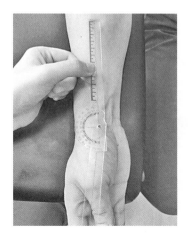 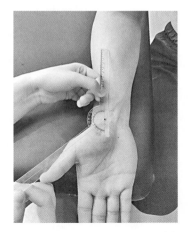

图 3 - 3 - 13　拇指腕掌关节伸直活动度—体位　　　图 3 - 3 - 14　拇指腕掌关节伸直活动度—测量

3. 掌指关节

（1）屈曲

体位： 患者坐位，前臂与手置于支撑面，前臂、腕关节于中立位（图 3 - 3 - 15）。

测量： 检查者将量角器轴心对准掌指关节背侧，固定臂平行于掌骨背侧中线，移动臂平行于近端指骨背侧中线。嘱患者屈曲掌指关节，测量主动活动度；回到初始位后，被动将患者掌指关节屈曲，测量被动活动度（图 3 - 3 - 16）。

终末感： 被动活动末端加压，感受关节活动终末感，正常应为坚硬（Hard）。

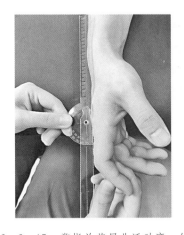 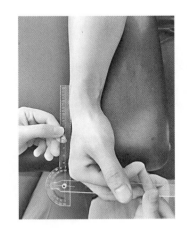

图 3 - 3 - 15　掌指关节屈曲活动度—体位　　　图 3 - 3 - 16　掌指关节屈曲活动度—测量

（2）伸直

体位： 患者坐位，前臂与手置于支撑面，前臂、腕关节于中立位（图 3 - 3 - 17）。

测量： 检查者将量角器轴心对准掌指关节背侧，固定臂平行于掌骨背侧中线，移动臂平行于近端指骨背侧中线。嘱患者伸直掌指关节，测量主动活动度；回到初始位后，被动将患者掌指关节伸直，测量被动活动度（图 3-3-18）。

终末感：被动活动末端加压，感受关节活动终末感，正常应为坚韧（Firm）。

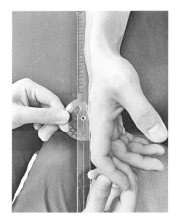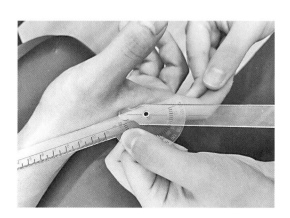

图 3-3-17　掌指关节伸直活动度—体位　　　　图 3-3-18　掌指关节伸直活动度—测量

（3）外展

体位：患者坐位，前臂与手置于支撑面，腕关节于中立位，前臂完全旋前（图 3-3-19）。

测量：检查者将量角器轴心对准掌指关节背侧，固定臂平行于掌骨背侧中线，移动臂平行于近端指骨背侧中线。嘱患者外展掌指关节，测量主动活动度；回到初始位后，被动将患者掌指关节外展，测量被动活动度（图 3-3-20）。

终末感：被动活动末端加压，感受关节活动终末感，正常应为坚韧（Firm）。

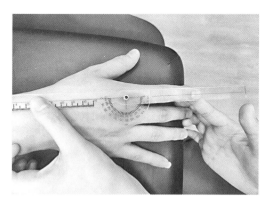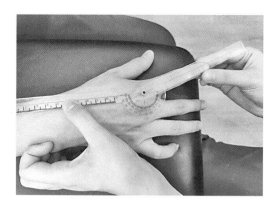

图 3-3-19　掌指关节外展活动度—体位　　　　图 3-3-20　掌指关节外展活动度—测量

（四）功能性活动测试

（1）腕掌屈

嘱患者做一个腕掌屈的动作，尽量让患者手指能触及前臂腹侧皮肤，注意屈曲角度以及有无腕部疼痛及肘部代偿。

（2）腕背伸

嘱患者做一个腕背伸的动作，尽量让患者手指能与水平面垂直，注意背伸角度以及有无腕部疼痛及肘部代偿。

（3）腕尺偏

嘱患者做一个腕尺偏的动作，尽量让患者手指偏离中心，注意尺偏角度以及是否全程保持在腕中立位，有无腕部疼痛及代偿。

（4）腕桡偏

嘱患者做一个腕桡偏的动作，尽量让患者手指偏离中心，注意桡偏角度以及是否全程保持在腕中立位，有无腕部疼痛及代偿。

（5）标准握拳

嘱患者做一个标准握拳动作，尽量让患者握紧双拳，注意患者能否握紧以及在过程中各个手指关节的单一屈曲是否正常（图3-4-1）。

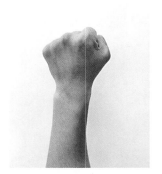

图3-4-1　标准握拳

（6）钩状握拳

嘱患者做一个钩状动作，尽量做到单一关节的运动，注意是否存在其他关节的代偿以及患者能否完全握拳（图3-4-2）。

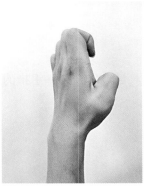

图3-4-2　钩状握拳

（7）直拳

嘱患者做一个直拳动作，尽量做到单一关节的运动，注意是否存在其他关节的代偿以及患者能否完全握拳（图3-4-3）。

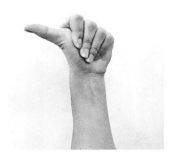

图3-4-3 直拳

（8）指腹对指腹

嘱患者做一个指腹对指腹动作，尽量做到单一手指的运动，注意是否存在其他关节的代偿以及患者能否准确对指（图3-4-4）。

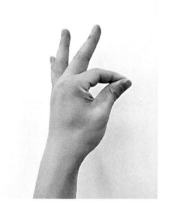

图3-4-4 指腹对指腹

（9）指尖对指尖

嘱患者做一个指尖对指尖动作，尽量做到单一手指的运动，注意是否存在其他关节的代偿以及患者能否准确对指（图3-4-5）。

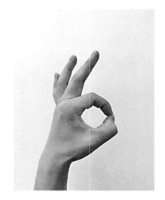

图 3 - 4 - 5　指尖对指尖

（五）肌肉灵活度测试

（1）尺侧腕屈肌

体位：患者坐位或仰卧位，肘关节伸直。

操作：嘱患者主动伸腕至最大并桡偏（图 3 - 5 - 1）。

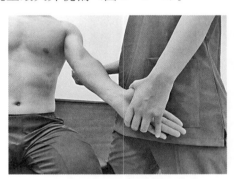

图 3 - 5 - 1　尺侧腕屈肌灵活度测试

（2）尺侧腕伸肌

体位：患者坐位或仰卧位，肘关节屈曲至最大。

操作：嘱患者主动屈腕至最大并桡偏（图 3 - 5 - 2）。

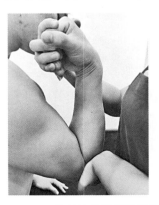

图 3 - 5 - 2　尺侧腕伸肌灵活度测试

（3）桡侧腕伸肌

体位：患者坐位或仰卧位，肘关节屈曲至最大。

操作：嘱患者主动屈腕至最大并尺偏（图 3 - 5 - 3）。

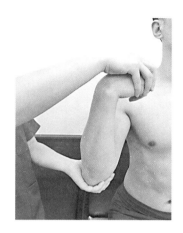

图 3 - 5 - 3　桡侧腕伸肌灵活度测试

（4）桡侧腕屈肌

体位：患者坐位或仰卧位，肘关节伸直。

操作：嘱患者主动伸腕至最大并尺偏（图 3 - 5 - 4）。

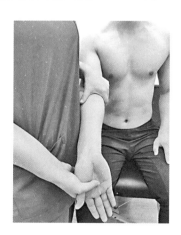

图3 - 5 - 4　桡侧腕屈肌灵活度测试

（5）指伸肌、示指伸肌、小指伸肌

体位：患者仰卧位，肩外展 70°～90°，肘关节屈曲至最大，前臂旋前，指屈曲。

操作：嘱患者主动屈腕至末端（图 3 - 5 - 5）。

测量：检查者将量角器轴心对准月骨，固定臂对齐肱骨外上髁，移动臂对齐第三掌骨背侧中线（图 3 - 5 - 6）。

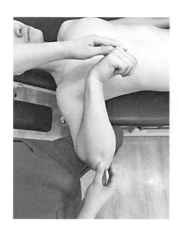

图 3 - 5 - 5　指伸肌、示指伸肌、
小指伸肌灵活度测试—体位

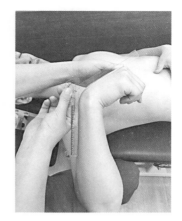

图 3 - 5 - 6　指伸肌、示指伸肌、
小指伸肌灵活度测试—测量

（6）指浅屈肌、指深屈肌、小指屈肌

体位：患者仰卧位，肩外展 70°～90°，肘关节伸直，前臂旋后，手指伸直。

操作：嘱患者主动伸腕至末端（图 3 - 5 - 7）。

测量：检查者将量角器轴心对准月骨，固定臂对齐肱二头肌附着点，移动臂对齐第三掌骨掌侧中线（图 3 - 5 - 8）。

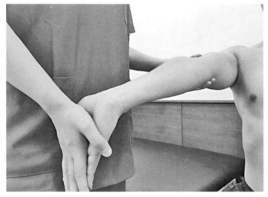

图 3 - 5 - 7　指浅屈肌、指深屈肌、小指屈肌灵
活度测试—体位

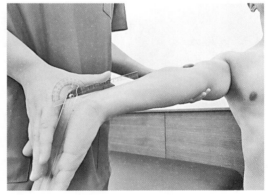

图 3 - 5 - 8　指浅屈肌、指深屈肌、小指屈肌灵
活度测试—测量

（六）抗阻肌力测试

1. 方向

（1）前臂旋前

患者坐位，屈肘 90°，前臂旋前至最大，检查者一手固定患者肘关节，一手在患者前臂远端施加一个旋后的力，嘱患者尽可能对抗阻力，记录双侧肌力等级（图 3 - 6 - 1）。

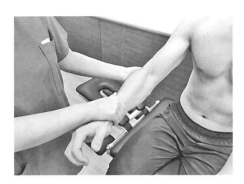

图 3 - 6 - 1　前臂旋前抗阻肌力测试

（2）前臂旋后

患者坐位，屈肘 90°，前臂旋后至最大，检查者一手固定患者肘关节，一手在患者前臂远端施加一个旋前的力，嘱患者尽可能对抗阻力，记录双侧肌力等级（图 3 - 6 - 2）。

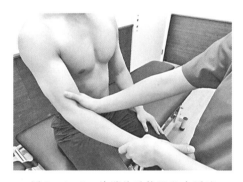

图 3 - 6 - 2　前臂旋后抗阻肌力测试

（3）腕桡偏

患者坐位，上肢置于床面上，屈肘 90°，腕关节屈伸中立位，桡偏至最大，检查者一手固定前臂远端，一手在患者手的桡侧施加一个尺偏的力，嘱患者尽可能对抗阻力，记录双侧肌力等级（图 3 - 6 - 3）。

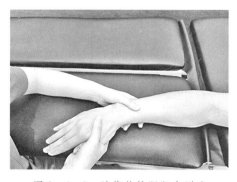

图 3 - 6 - 3　腕桡偏抗阻肌力测试

（4）腕尺偏

患者坐位，上肢置于床面上，屈肘 90°，腕关节屈伸中立位，尺偏至最大，检查者一手固定前臂远端，一手在患者手的尺侧施加一个桡偏的力，嘱患者尽可能对抗阻力，记录双侧肌力等级（图 3 - 6 - 4）。

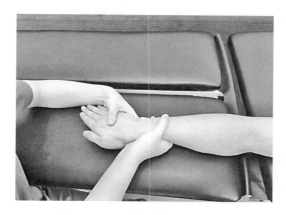

图 3 - 6 - 4　腕尺偏抗阻肌力测试

（5）屈腕

患者坐位，上肢置于床面上，屈肘 90°，腕关节屈曲至最大，检查者一手固定前臂远端，一手在患者手的掌侧施加一个背伸的力，嘱患者尽可能对抗阻力，记录双侧肌力等级（图 3 - 6 - 5）。

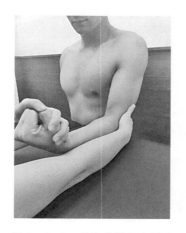

图 3 - 6 - 5　屈腕抗阻肌力测试

（6）伸腕

患者坐位，上肢置于床面上，屈肘 90°，腕关节背伸至最大，检查者一手固定前臂远端，一手在患者手的背侧施加一个屈曲的力，嘱患者尽可能对抗阻力，记录双侧肌力等级（图 3 - 6 - 6）。

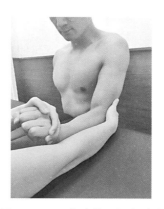

图3-6-6　伸腕抗阻肌力测试

（7）屈指

患者坐位，掌指关节/指间关节屈曲至最大，检查者一手固定掌骨/指骨，一手在患者的指骨处施加一个伸展的力，嘱患者尽可能对抗阻力，记录双侧肌力等级（图3-6-7）。

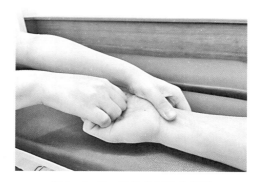

图3-6-7　屈指抗阻肌力测试

（8）伸指

患者坐位，掌指关节/指间关节伸展至最大，检查者一手固定掌骨、指骨，一手在患者的指骨处施加一个屈曲的力，嘱患者尽可能对抗阻力，记录双侧肌力等级（图3-6-8）。

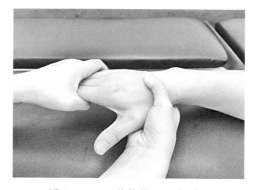

图3-6-8　伸指抗阻肌力测试

（9）指外展

患者坐位，掌指关节外展至最大，检查者一手固定掌骨，一手在患者的指骨远端施加一个内收的力，嘱患者尽可能对抗阻力，记录双侧肌力等级（图3-6-9）。

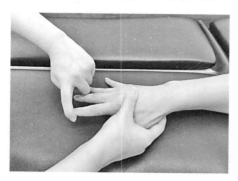

图3-6-9　指外展抗阻肌力测试

（10）指内收

患者坐位，掌指关节内收至最大，检查者一手固定掌骨，一手在患者的指骨远端施加一个外展的力，嘱患者尽可能对抗阻力，记录双侧肌力等级（图3-6-10）。

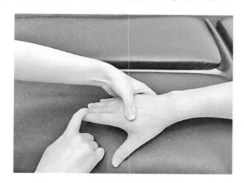

图3-6-10　指内收抗阻肌力测试

（11）拇指屈曲

患者坐位，拇指屈曲至最大，检查者一手固定腕关节，一手在患者的第一掌骨的尺侧施加一个伸展的力，嘱患者尽可能对抗阻力，记录双侧肌力等级（图3-6-11）。

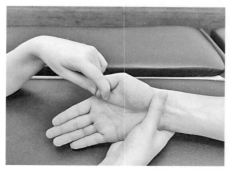

图3-6-11　拇指屈曲抗阻肌力测试

（12）拇指伸展

患者坐位，拇指伸展至最大，检查者一手固定腕关节，一手在患者的第一掌骨的桡侧施加一个屈曲的力，嘱患者尽可能对抗阻力，记录双侧肌力等级（图3-6-12）。

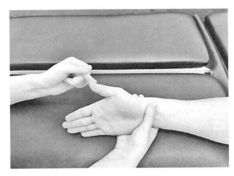

图3-6-12　拇指伸展抗阻肌力测试

（13）拇指外展

患者坐位，拇指外展至最大，检查者一手固定腕关节，一手在患者的第一掌骨的外侧面施加一个内收的力，嘱患者尽可能对抗阻力，记录双侧肌力等级（图3-6-13）。

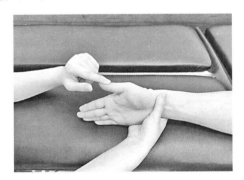

图3-6-13　拇指外展抗阻肌力测试

（14）拇指内收

患者坐位，拇指内收至最大，检查者一手固定腕关节，一手在患者的第一掌骨的内侧面施加一个外展的力，嘱患者尽可能对抗阻力，记录双侧肌力等级（图3-6-14）。

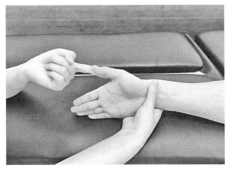

图3-6-14　拇指内收抗阻肌力测试

（15）拇指对掌

患者坐位，检查者一手握住患者腕部，一手屈曲、外展、轻微内旋第一掌骨，在大拇指处施加一个伸展、内收的力，嘱患者尽可能对抗阻力，记录双侧肌力等级（图 3 - 6 - 15）。

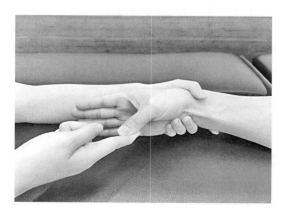

图 3 - 6 - 15　拇指对掌抗阻肌力测试

2. 肌肉

（1）拇收肌

体位：患者坐位或仰卧位，被测试者手可放置在床上或检查者手持以稳定。

操作：患者内收大拇指朝向手掌的方向，检查者施加一个阻力，患者抵抗维持，记录双侧肌力等级（图 3 - 6 - 16）。

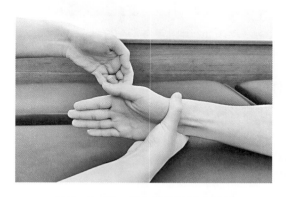

图 3 - 6 - 16　拇收肌抗阻肌力测试

（2）拇短展肌

体位：患者坐位或仰卧位，外展拇指。

操作：检查者一手固定患者腕关节，另一手置于第一指骨近端，施加一个内收的力，患者抵抗维持，记录双侧肌力等级（图 3 - 6 - 17）。

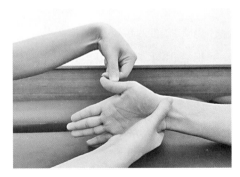

图 3 - 6 - 17　拇短展肌抗阻肌力测试

（3）拇长展肌

体位：患者坐位或仰卧位，外展、轻微伸展第一掌骨。

操作：检查者一手固定患者腕关节，另一手在第一掌骨的远端外侧面施加一个内收、屈曲的力。患者抵抗维持，记录双侧肌力等级（图 3 - 6 - 18）。

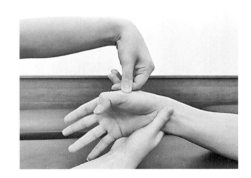

图 3 - 6 - 18　拇长展肌抗阻肌力测试

（4）拇对掌肌

体位：患者坐位或仰卧位，屈曲、外展、轻微内旋第一掌骨。

操作：检查者一手握住患者腕关节，另一手在大拇指处施加一个伸展内收的力。患者抵抗维持，记录双侧肌力等级（图 3 - 6 - 19）。

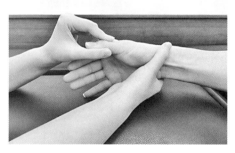

图 3 - 6 - 19　拇对掌肌抗阻肌力测试

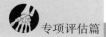

（5）拇短屈肌

体位：患者坐位或仰卧位，屈曲掌指关节、伸展指间关节。

操作：检查者一手固定患者腕关节，另一手在第一指骨近端施加一个伸展的力。患者抵抗维持，记录双侧肌力等级（图3-6-20）。

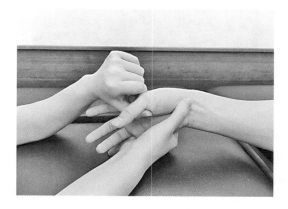

图3-6-20　拇短屈肌抗阻肌力测试

（6）拇长屈肌

体位：患者坐位或仰卧位，屈曲拇指指间关节。

操作：检查者一手稳定患者第一掌骨于轻微伸展位，另一手在远端指骨处施加一个伸展的力。患者抵抗维持，记录双侧肌力等级（图3-6-21）。

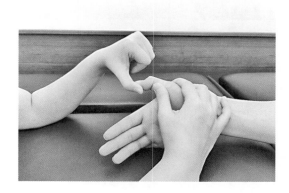

图3-6-21　拇长屈肌抗阻肌力测试

（7）拇长伸肌

体位：患者坐位或仰卧位，伸展拇指指间关节。

操作：检查者一手固定患者腕关节，另一手在第一指间关节的背面施加一个屈曲的力。患者抵抗维持，记录双侧肌力等级（图3-6-22）。

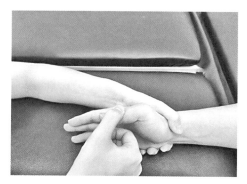

图 3 - 6 - 22　拇长伸肌抗阻肌力测试

（8）拇短伸肌

体位：患者坐位或仰卧位，伸展第一掌指关节。

操作：检查者一手固定患者腕关节，另一手在第一指骨近端的背面施加一个屈曲的力。患者抵抗维持，记录双侧肌力等级（图 3 - 6 - 23）。

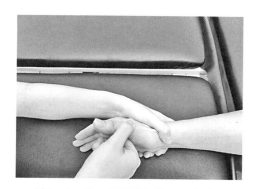

图 3 - 6 - 23　拇短伸肌抗阻肌力测试

（9）小指对掌肌

体位：患者坐位或仰卧位。

操作：检查者一手固定患者第一掌骨，让患者第五掌骨朝向第一掌骨用力，手掌鼓起。检查者另一手在第五掌骨的掌面，施加一个让手掌变平的力。患者抵抗维持，记录双侧肌力等级（图 3 - 6 - 24）。

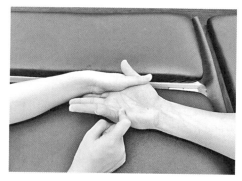

图 3 - 6 - 24　小指对掌肌抗阻肌力测试

（10）小指外展肌

体位：患者坐位或仰卧位，外展小指。

操作：检查者一手固定患者腕关节，另一手在小指的尺侧施加一个内收的力。患者抵抗维持，记录双侧肌力等级（图 3-6-25）。

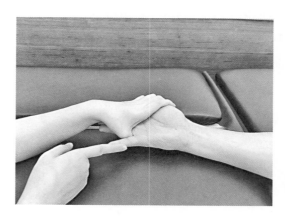

图 3-6-25　小指外展肌抗阻肌力测试

（11）小指屈肌

体位：患者坐位或仰卧位，屈曲小指掌指关节、伸展指间关节。

操作：检查者一手固定患者腕关节，另一手在小指指骨近端的掌面施加一个伸展的力。患者抵抗维持，记录双侧肌力等级（图 3-6-26）。

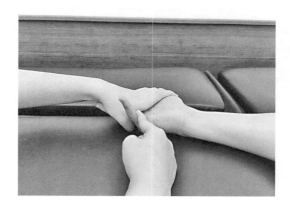

图 3-6-26　小指屈肌抗阻肌力测试

（12）背侧骨间肌

体位：患者坐位或仰卧位。

操作：检查者一手固定被测试的邻近手指以避免测试中代偿，另一手在中节指骨处施加力。患者抵抗维持，记录双侧肌力等级（图 3-6-27）。

A 患者向拇指的方向外展示指，检查者在示指的桡侧施加一个朝向中指的力。患者抵抗维持，记录双侧肌力等级。

B 患者向示指的方向外展中指，检查者在中指中节指骨处施加一个朝向无名指的力。患者抵抗维持，记录双侧肌力等级。

C 患者向无名指的方向外展中指，检查者在中指中节指骨处施加一个朝向示指的力。患者抵抗维持，记录双侧肌力等级。

D 患者向小指的方向外展无名指，检查者在无名指中节指骨处施加一个朝向中指的力。患者抵抗维持，记录双侧肌力等级。

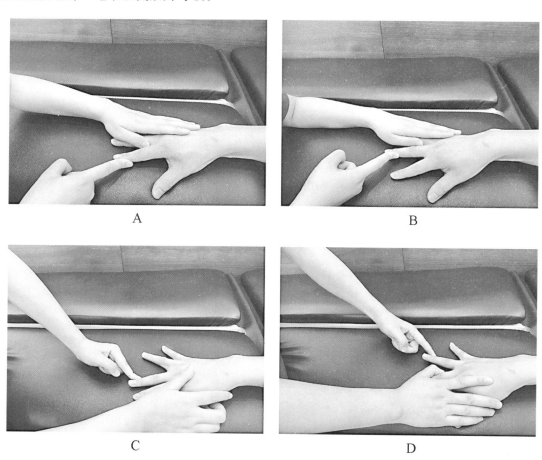

图 3-6-27　背侧骨间肌抗阻肌力测试

（13）掌侧骨间肌

体位：患者坐位或仰卧位。

操作：检查者一手固定被测试的邻近手指以避免测试中代偿，另一手在中节指骨处施加力。患者抵抗维持，记录双侧肌力等级（图 3-6-28）。

A 向示指的方向内收拇指，检查者在拇指近端指骨处施加一个朝向桡侧（外展）的力。患者抵抗维持，记录双侧肌力等级。

B 向中指的方向内收示指，检查者在示指中节指骨处施加一个朝向大拇指的力。患者抵抗维持，记录双侧肌力等级。

C 向中指的方向内收无名指，检查者在无名指中节指骨处施加一个朝向小指的力。患者抵抗维持，记录双侧肌力等级。

D 向无名指的方向内收小指，检查者在小指中节指骨处施加一个朝向尺侧的力。患者抵抗维持，记录双侧肌力等级。

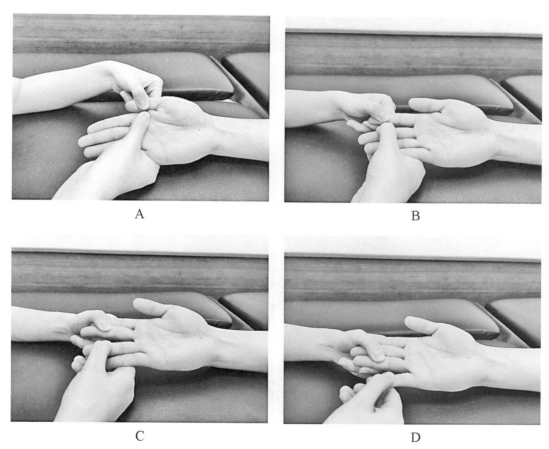

图 3 - 6 - 28　掌侧骨间肌抗阻肌力测试

（14）蚓状肌

体位：患者坐位或仰卧位，伸展指间关节、屈曲掌指关节。

操作：检查者一手在微伸展位固定腕关节，嘱患者保持指间关节伸展的同时，另一手在手指掌面的中近节指骨处施加一个伸展掌指关节的力。患者抵抗维持，记录双侧肌力等级

（图 3 - 6 - 29）。

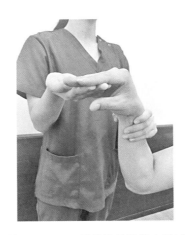

图 3 - 6 - 29　蚓状肌抗阻肌力测试

（15）指浅屈肌

体位：患者坐位或仰卧位，腕关节摆在中立位或微伸展位，屈曲近端指间关节、伸展远端指间关节，依次操作第二到第五手指。

操作：检查者一手固定患者掌指关节，另一手在被测试手指的中节指骨掌面施加一个伸展的力。患者抵抗维持，记录双侧肌力等级（图 3 - 6 - 30）。

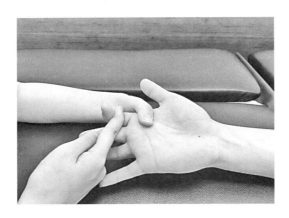

图 3 - 6 - 30　指浅屈肌抗阻肌力测试

（16）指深屈肌

体位：患者坐位或仰卧位，腕关节微伸展位，屈曲远端指间关节，依次操作第二到第五手指。

操作：检查者一手固定患者近节和中节指骨，另一手在被测试手指的远节指骨掌面施加一个伸展的力。患者抵抗维持，记录双侧肌力等级（图 3 - 6 - 31）。

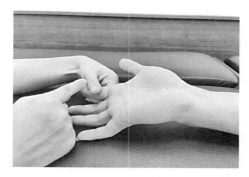

图 3 - 6 - 31　指深屈肌抗阻肌力测试

（17）掌长肌

体位：患者坐位或仰卧位，前臂旋后置于床面上。

操作：检查者将患者的手掌屈成杯状，并屈腕，以紧张掌腱膜。检查者握住患者鱼际及小鱼际，施加一个腕伸、指伸的力。患者抵抗维持，记录双侧肌力等级（图 3 - 6 - 32）。

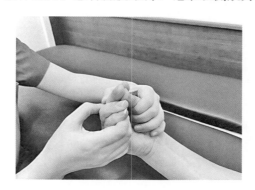

图 3 - 6 - 32　掌长肌抗阻肌力测试

（18）桡侧腕屈肌

体位：患者坐位或仰卧位，前臂稍旋后，向桡侧屈曲腕关节。

操作：检查者一手固定前臂，另一手置于患者鱼际处，施加一个腕关节尺侧伸展的力。患者抵抗维持，记录双侧肌力等级（图 3 - 6 - 33）。

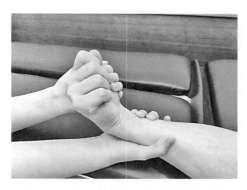

图 3 - 6 - 33　桡侧腕屈肌抗阻肌力测试

（19）尺侧腕屈肌

体位：患者坐位或仰卧位，前臂完全旋后，向尺侧屈曲腕关节。

操作：检查者一手固定前臂，另一手置于患者小鱼际处，施加一个腕关节桡侧伸展的力。患者抵抗维持，记录双侧肌力等级（图3-6-34）。

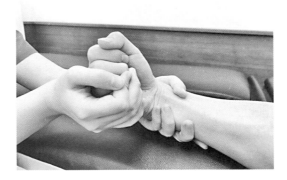

图3-6-34　尺侧腕屈肌抗阻肌力测试

（20）桡侧腕长伸肌

体位：患者坐位，肘关节屈曲30°，前臂稍旋前置于床面上，向桡侧伸展腕关节，手指屈曲。

操作：检查者手置于手背第二、三掌骨，施加一个腕关节尺侧屈曲的力。患者抵抗维持，记录双侧肌力等级（图3-6-35）。

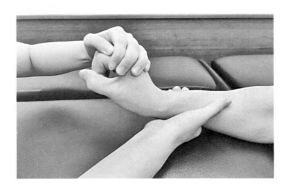

图3-6-35　桡侧腕长伸肌抗阻肌力测试

（21）桡侧腕短伸肌

体位：患者坐位，肘关节完全屈曲，前臂稍旋前置于床面上，向桡侧伸展腕关节。

操作：检查者手置于手背第二、三掌骨，施加一个腕关节尺侧屈曲的力。患者抵抗维持，记录双侧肌力等级（图3-6-36）。

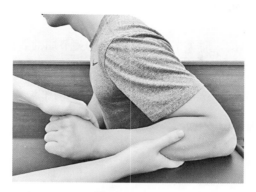

图 3 - 6 - 36　桡侧腕短伸肌抗阻肌力测试

（22）尺侧腕伸肌

体位：患者坐位或仰卧位，前臂完全旋前置于床面上，向尺侧伸展腕关节。

操作：检查者手置于手背第五掌骨，施加一个腕关节桡侧屈曲的力。患者抵抗维持，记录双侧肌力等级（图 3 - 6 - 37）。

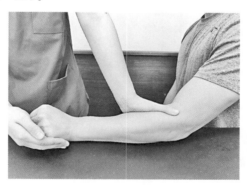

图 3 - 6 - 37　尺侧腕伸肌抗阻肌力测试

（23）旋前圆肌

体位：患者仰卧位或坐位，在部分屈肘的情况下旋前前臂。

操作：检查者一手固定患者肘关节以避免出现肩关节外展，另一手置于前臂远端，施加一个旋后的力。患者抵抗维持，记录双侧肌力等级（图 3 - 6 - 38）。

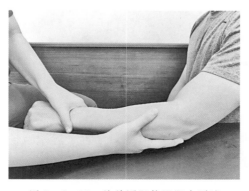

图 3 - 6 - 38　旋前圆肌抗阻肌力测试

（24）旋后肌

体位：患者仰卧位或坐位，肘关节置于体侧，肘关节屈曲，前臂旋后。

操作：检查者一手握住被测试肱骨远端以避免肩关节的运动代偿，另一手握住前臂远端施加一个旋前的力。患者抵抗维持，记录双侧肌力等级（图3-6-39）。

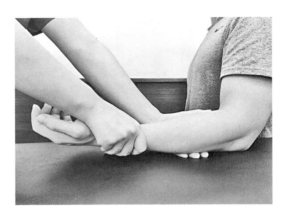

图3-6-39　旋后肌抗阻肌力测试

（七）附属运动

1. 腕关节

（1）长轴牵引

患者屈肘90°，检查者一只手稳定远端尺骨和桡骨，另一只手握住患者腕关节远端并施加一个向远端牵引的力，感受活动程度，双侧对比（图3-7-1）。

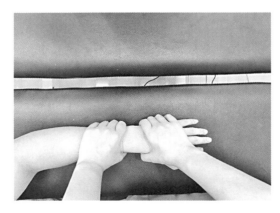

图3-7-1　腕部关节内活动—长轴牵引

（2）前后向滑动

检查者一只手稳定远端尺骨和桡骨，另一只手置于近端腕骨处，两只手应相邻于彼此，施加一个前后向的力于近端腕骨处。然后检查者把稳定的手向远端移动＜1 cm至约是近端腕骨处，活动的手往远端移动至约是远端腕骨处，施加一个前后向的力于远端腕骨处。然后检查者把稳定的手往远端移动至约远端腕骨处，活动的手往远端移动至约掌骨近端处，施加一个前后向的力于掌骨近端处，感受活动程度，双侧对比（图3-7-2）。

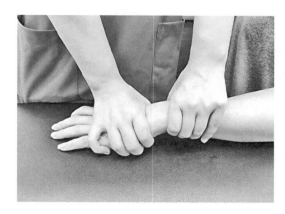

图3-7-2　腕部关节内活动—前后向滑动

（3）侧向滑动

检查者一只手稳定远端尺骨和桡骨，另一只手置于近端腕骨处，两只手应相邻于彼此，施加一个侧向的力于近端腕骨处，感受活动程度，双侧对比（图3-7-3）。

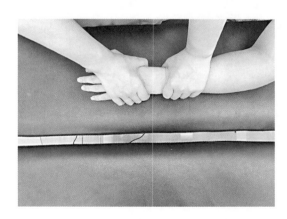

图3-7-3　腕部关节内活动—侧向滑动

（4）侧向倾斜

检查者一只手稳定远端尺骨和桡骨，另一只手置于近端腕骨处，两只手应相邻于彼此。施加一个尺偏（图3-7-4）和桡偏（图3-7-5）的力于近端腕骨处，感受活动程度，双侧对比。

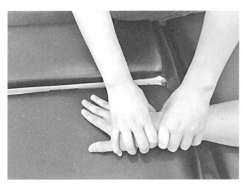

图 3-7-4　腕部关节内活动—侧向倾斜—尺偏

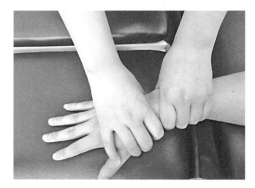

图 3-7-5　腕部关节内活动—侧向倾斜—桡偏

2. 掌骨间关节

前后向滑动

检查者一手稳定一个掌骨，另一手握住邻近的掌骨。向前向后滑动邻近的掌骨，感受活动程度，双侧对比。（图 3-7-6）。

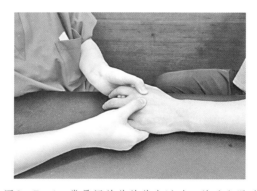

图 3-7-6　掌骨间关节关节内活动—前后向滑动

3. 指骨

（1）长轴牵引和分离

检查者一只手固定关节的近端部分，另一只手固定关节的远端部分。远端手施加一个长轴牵引的力于关节处，感受活动程度，双侧对比（图 3-7-7）。

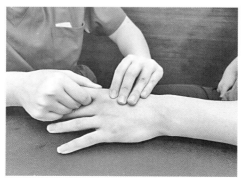

图 3-7-7　指骨关节内活动—长轴牵引和分离

（2）前后向滑动

检查者一只手固定关节的近端部分，另一只手固定关节的远端部分。远端手施加一个向前/向后的力于关节处，并可适当给以一个牵引的力，使关节面分开，感受活动程度，双侧对比（图3-7-8）。

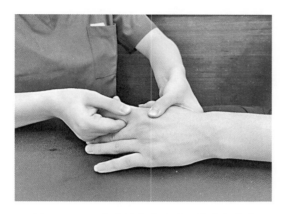

图3-7-8　指骨关节内活动—前后向滑动

（3）旋转

检查者一只手固定关节的近端部分，另一只手在关节远端施加一个轻微的牵引力，使关节面分离，然后再施加一个旋转的力，感受活动程度，双侧对比（图3-7-9）。

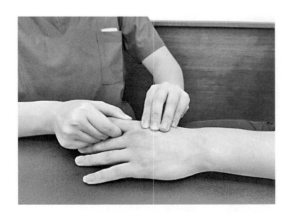

图3-7-9　指骨关节内活动—旋转

（4）侧向滑动

检查者一只手固定关节的近端部分，另一只手在关节远端施加一个轻微的牵引力，使关节面分离，然后再施加一个侧向滑动的力，保持关节表面互相平行，感受活动程度，双侧对比（图3-7-10）。

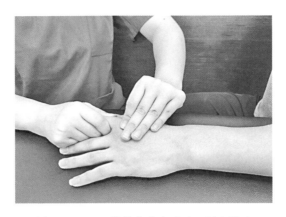

图 3-7-10　指骨关节内活动—侧向滑动

（八）特殊测试

1. 腱鞘炎

握拳尺偏试验（Finknelstein Test）

患者四指握拳，包绕拇指。检查者一手固定患者前臂，一手在腕关节远端施加尺偏的力。若诱发手腕处的拇长展肌和拇短伸肌肌腱疼痛，则为阳性，提示这两个肌腱存在腱鞘炎。一般来说，普通人在做此试验时易有不适，故应两侧对比。只有当患者再现症状时，才可视为阳性（图 3-8-1）。

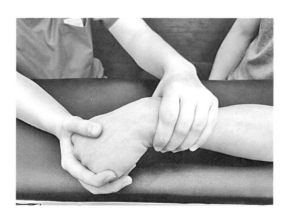

图 3-8-1　握拳尺偏（Finknelstein）试验

2. 腕管综合征

（1）屈腕挤压试验（Phalen's Test）

检查者嘱患者两侧腕关节掌屈至最大并使两腕相对，保持 1 分钟。若拇指、示指、中指和无名指的外侧部分出现刺痛，则为阳性，提示正中神经受压引起的腕管综合征（图 3-8-2）。

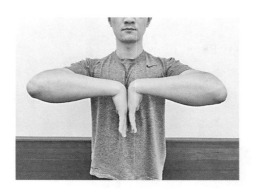

图 3 - 8 - 2　屈腕挤压（Phalen）试验

（2）腕管挤压试验（Carpal Compression Test）

患者前臂旋后，检查者双手握住患者腕关节，拇指用力均匀地在腕管处压迫正中神经达30秒。若再现症状，则为阳性，提示腕管综合征。此试验也可在施加压力前使患者屈腕60°，当诱发症状时，腕关节回到中立位，观察症状是否缓解和消失（一般需几分钟）。增加此操作可提升试验的敏感性（图 3 - 8 - 3）。

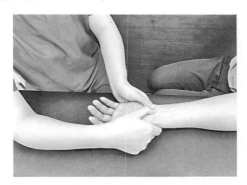

图 3 - 8 - 3　腕管挤压试验

（3）腕部叩击征（Tinel's Sign）

检查者轻敲患者腕管处，若拇指、示指、中指和无名指桡侧半部分（正中神经分布区域）有刺痛或感觉异常，则为阳性，提示腕管综合征。此试验与神经感觉纤维的再生率有关，患者异常感觉的最远端为神经感觉纤维的再生界限（图 3 - 8 - 4）。

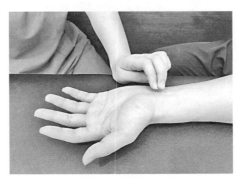

图 3 - 8 - 4　腕部叩击征

3. 血管问题

远端血管流动试验（Digit Blood Flow）

检查者按压患者甲床，解除压力后记录指甲颜色恢复正常所需时间。正常情况下，当压力解除后，颜色应在 3 秒内恢复。若恢复时间较长，则为阳性，提示可能手指动脉供血不足。双侧应对比（图 3-8-5）。

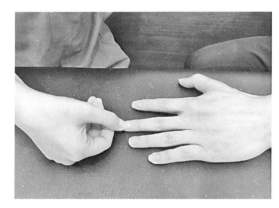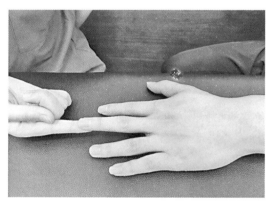

图 3-8-5　远端血管流动试验

4. 三角纤维软骨复合体（TFCC）

（1）沙氏试验（Sharpey's Test）

检查者一手握住患者前臂，另一只手握住患者的手。然后，检查者在旋转前臂或掌屈背伸腕关节的同时，沿轴向加压并尺偏腕部。若诱发 TFCC 区域疼痛、咔嗒声或捻发音，则为阳性，提示 TFCC 损伤（图 3-8-6）。

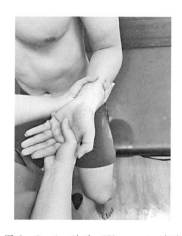

图 3-8-6　沙氏（Sharpey）试验

（2）尺骨嵌入试验（Ulnar Impaction Test）

患者坐位，肘关节屈曲 90°，腕关节尺偏。检查者一只手握住患者的前臂远端，一手通过第四和第五掌骨施加轴向压力。若诱发疼痛，则为阳性，提示 TFCC 损伤或尺骨嵌入综合征（图 3-8-7）。

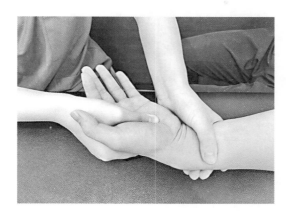

图 3-8-7　尺骨嵌入试验

（3）尺骨半月软骨—三角骨背侧滑动试验（Ulnomeniscotriquetral Dorsal Glide Test）

患者坐位或站立位，前臂旋前。检查者将拇指放在尺骨背侧，并将同手的示指近端指间关节置于豆三角复合体的前侧。在稳定尺骨的同时，示指施加一个后向的力通过豆三角复合体作用于 TFCC。若感到过度松弛或诱发疼痛，则为阳性，提示 TFCC 损伤（图 3-8-8）。

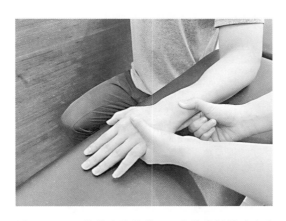

图 3-8-8　尺骨半月软骨—三角骨背侧滑动试验

（4）旋后抬桌试验（Supination Lift Test）

患者坐位，肘关节屈曲 90°，前臂旋后，并将手掌平放在一张桌子下面（或平放在检查者的手下面）。然后嘱患者用力抬起桌子（或向上推动检查者的手）。若诱发患者腕关节尺侧局部疼痛或无法用力，则为阳性，提示背侧 TFCC 撕裂。若强迫患者尺偏时，出现尺骨嵌入，则提示 TFCC 撕裂（图 3-8-9）。

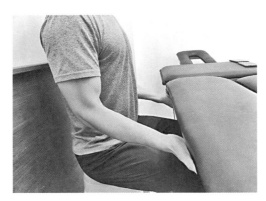

图 3 - 8 - 9　旋后抬桌试验

5. 舟骨不稳定

舟骨移动试验（Scaphoid Shift Test）

患者坐位，肘部置于桌子上，前臂旋前。检查者面向患者，一只手握住患者的掌骨，将患者的腕关节完全尺偏并轻微伸展。检查者另一只手的拇指压在患者舟骨掌侧远端，其余四指于前臂背侧提供反方向压力。在维持对舟骨的压力的同时，检查者第一只手桡偏并轻微屈曲患者的腕关节。若舟骨（和月骨）不稳定，舟骨会向背侧半脱位或移位，且诱发疼痛，则为阳性，提示舟骨（和月骨）不稳定。此时松开压迫舟骨的拇指，舟骨一般会回到正确的位置并伴有弹响。怀疑舟骨骨折时，也可采用此试验，会诱发疼痛但不会有弹响（图 3 - 8 - 10）。

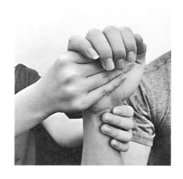

图 3 - 8 - 10　舟骨移动试验

6. 月骨不稳定

（1）里根氏试验（Reagan's Test）

检查者一只手的拇指与示指捏住患者的月骨，另一只手的拇指与示指捏住三角骨，然后使月骨上下（前后）移动。若有松弛、捻发音或诱发疼痛，则为阳性，提示月三角不稳定（图 3 - 8 - 11）。

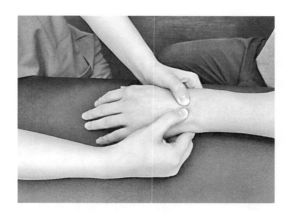

图 3 - 8 - 11 里根氏（Reagan）试验

（2）莫非征（Murphy's Sign）

嘱患者握紧拳头，若第三掌骨头与第二掌骨和第四掌骨齐平，则为阳性，提示月骨脱位。通常，第三掌骨头会超出第二掌骨和第四掌骨（图 3 - 8 - 12）。

7. 头状骨不稳定

头状骨背侧移位恐惧试验（Dorsal Capitate Displacement Apprehension Test）

患者面对检查者坐下，检查者一手握住患者前臂，另一只手的拇指置于头状骨掌侧面，其余四指置于腕关节背侧面，保持腕中立位，提供反方向压力，拇指向后推动头状骨。若再现症状、患者恐惧或诱发疼痛，则为阳性，提示头状骨不稳定。当拇指施加压力时，可能也会听到弹响声（图 3 - 8 - 13）。

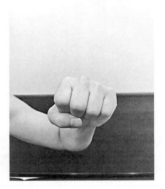

图 3 - 8 - 12 莫非征

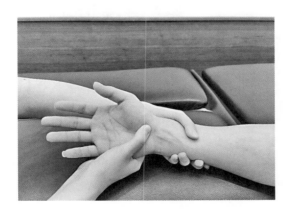

图 3 - 8 - 13 头状骨背侧移位恐惧试验

8. 腕中移位

中腕骨移动试验（Midcarpal Shift Test）

患者前臂旋前，检查者一手固定患者前臂，另一只手握住患者手部尺侧。检查者在腕骨处施加一个轴向的压力于桡骨，将患者腕关节从桡偏到尺偏运动，同时拇指在头状骨处施加一个向下的力。若远列腕骨从掌侧半脱位的位置，出现向背侧弹起回位或症状再现，则为阳性，提示近列腕骨与远列腕骨不稳（图3-8-14）。

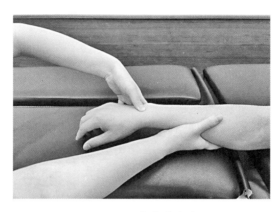

图3-8-14　中腕骨移动试验

9. 桡尺远端关节不稳定

琴键试验（"Piano Keys" Test）

患者坐位，双侧前臂旋前。检查者一手固定患者手部，另一只手的示指、拇指置于尺骨远端的背侧面，向下按压，像按下钢琴键一样，双侧对比。若活动异样、疼痛再现和/或压痛，则为阳性，提示桡尺远端关节不稳定（图3-8-15）。

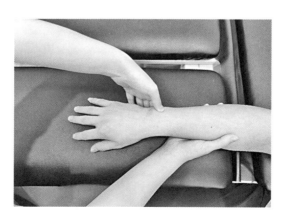

图3-8-15　琴键试验

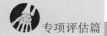

10. 骨折/关节炎

轴向应力试验（Axial Load Test）

患者坐位，检查者一手固定患者的腕关节，另一只手小心地握住患者的拇指并施加轴向压力。若出现疼痛或弹响，则为阳性，提示掌骨或相邻腕骨或关节骨折（图 3-8-16）。

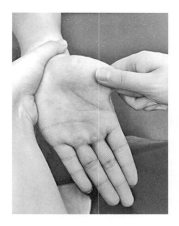

图 3-8-16　轴向应力试验

11. 韧带损伤

（1）尺侧副韧带松弛或不稳定试验（Thumb Ulnar Collateral Ligament Laxity or Instability Test）

患者坐位，检查者一手固定患者的手，另一只手伸展患者的拇指，并对拇指的掌指关节施加外翻应力，力作用于尺侧副韧带和附属副韧带。若外翻活动度大于 $30°\sim35°$，则为阳性，提示拇指尺侧副韧带和附属副韧带完全撕裂；如果小于 $30°\sim35°$，但大于 $15°$，则为阳性，提示韧带仅部分撕裂。若想单独测试拇指尺侧副韧带，可将拇指腕掌关节屈曲 $30°$，然后施加外翻的力（图 3-8-17）。

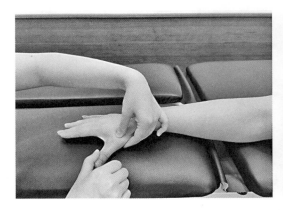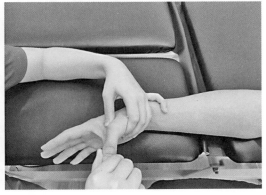

图 3-8-17　尺侧副韧带松弛或不稳定试验

（2）尺骨凹陷征（Ulnar Fovea Sign Test）

患者站立位或坐位。检查者一手固定患者手部，另一手的拇指或示指按压尺骨茎突和尺侧腕屈肌之间的凹陷。若患者疼痛再现或较患侧压痛明显，则为阳性，提示桡尺远端韧带和尺骨三角韧带损伤。尺骨三角韧带撕裂一般不伴有远端桡尺关节不稳，尺骨凹陷的破坏一般伴有远端桡尺关节的不稳（图 3-8-18）。

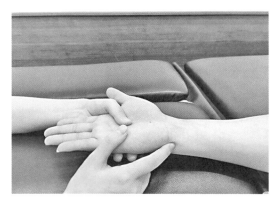

图 3-8-18　尺骨凹陷征

12. 神经张力测试

（1）正中神经张力测试

患者仰卧位，检查者放松下沉患者肩胛带。被动外展肩关节约 10°或 110°，肩关节外旋，前臂旋后，伸腕伸指，逐渐伸展肘关节。若再现症状，则嘱患者向同侧侧屈颈部，观察症状有无缓解，缓解则为阳性，提示正中神经损伤；若未再现症状，嘱患者向对侧侧屈颈部，观察症状是否再现，再现则为阳性，提示正中神经损伤（图 3-8-19）。

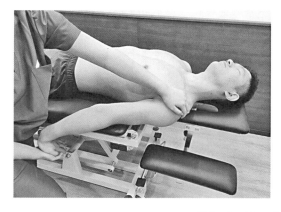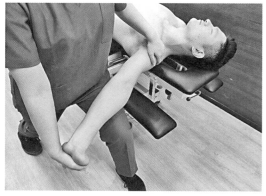

图 3-8-19　正中神经张力测试

（2）尺神经张力测试

患者仰卧位，检查者放松下降肩胛骨，肩关节外展（约100°），前臂旋前，伸腕，伸指（尤其是第4、5指），逐渐屈曲肘关节。若再现症状，则嘱患者向同侧侧屈颈部，观察症状有无缓解，若缓解，则为阳性，提示尺神经损伤；若未再现症状，嘱患者向对侧侧屈颈部，观察症状是否再现，再现则为阳性，提示尺神经损伤（图3-8-20）。

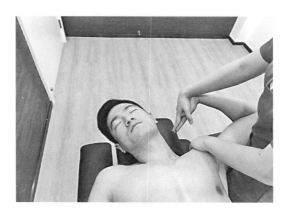

图3-8-20　尺神经张力测试

（3）桡神经张力测试

患者仰卧位，检查者放松下降其肩胛带，肩胛骨外展（约10°）、内旋肩关节，前臂旋前，伸肘、屈腕、屈指（四指包绕大拇指）。若再现症状，则嘱患者向同侧侧屈颈部，观察症状有无缓解，若缓解则为阳性，提示桡神经损伤。若未再现症状，嘱患者向对侧侧屈颈部，观察症状是否再现，若再现则为阳性，提示桡神经损伤（图3-8-21）。

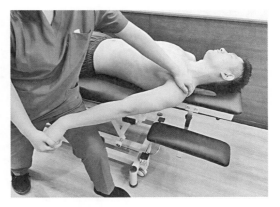

图3-8-21　桡神经张力测试

（九）颈椎及肩部问题鉴别

特殊测试

（1）挤压试验（Spurling's Test）

首先让患者颈椎向健侧侧屈，检查者在患者头部施加一个垂直向下的力；然后患者颈椎向患侧侧屈，检查者再次施加一个垂直向下的力（此试验针对有放射症状病史而在评估当下没有出现症状的患者，用以诱发症状）。

Bradley建议此试验分为三级操作，刺激强度逐渐增大，一旦诱发症状，不必进入下一级。第一级：头颈部正中位下压；第二级：头颈部后伸位下压；第三级：头部后伸向健侧旋转位下压，再头部后伸向患侧旋转位下压。若头侧屈时，同侧肩臂部出现放射痛，则为阳性。神经根炎诱发的疼痛会沿相应神经根支配的区域放射。单纯的颈痛无放射症状，视为阴性。此试验本质是摆位缩小了椎间孔，故以下疾病均可引起阳性反应：椎管狭窄、颈椎病、骨质增生、关节炎、椎间盘突出等。若疼痛出现在头偏向侧的对侧时，称为反Spurling's测试，多为颈部肌肉痉挛（图3-9-1）。

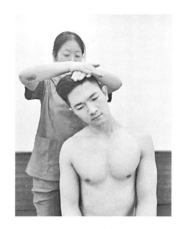

图3-9-1 挤压试验

（2）斜角肌卡压试验（Scalene Cramp Test）

患者坐位，嘱其将头旋转至患侧并缩下巴至锁骨上窝处。若出现局部疼痛增加，则为阳性，提示斜角肌扳机点；若有放射性疼痛，则为阳性，提示胸廓出口综合征、臂丛神经受压或神经根激惹（图3-9-2）。

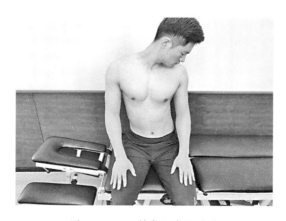

图3-9-2 斜角肌卡压试验

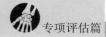

（3）臂丛神经挤压试验（Brachial Plexus Compression Test）

检查者通过压迫手指下方的神经丛对臂丛神经施加压力。局部的疼痛视为阴性；若疼痛放射到肩部或上肢，则为阳性，提示颈椎神经的机械性损伤（图 3-9-3）。

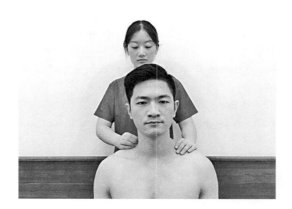

图 3-9-3　臂丛神经挤压试验

参考文献

1. David J Magee. Orthopedic Physical Assessment，sixth edition

2. Rettig AC. Athletic injuries of the wrist and hand. Part I：traumatic injuries of the wrist. Am J Sports Med 31：1038 - 1048，2003.

3. Blair SJ，McCormick E，Bear-Lehman J，et al. Evaluation of impairment of the upper extremity. Clin Orthop 221：42 - 58，1987.

4. Taleisnik J. Carpal instability. J Bone Joint Surg Am 70：1262 - 1268，1988.

5. Brumfield RH，Champoux JA. A biomechanical study of normal functional wrist motion. Clin Orthop 187：23 - 25，1984.

6. Palmer AR，Werner FW. Biomechanics of the distal radioulnar joint. Clin Orthop 187：26 - 35，1984.

7. Sarrafian SK，Melamed JL，Goshgarian GM. Study of wrist motion in flexion and extension. Clin Orthop 126：153 - 159，1977.

8. Neumann DA. Kinesiology of the musculoskeletal system，ed 2，St Louis，2010，CV Mosby.

9. Young D，Papp S，Giachimo A. Physical examination of the wrist. Orthop Clin North Am 38：149 - 165，2007.

10. Gan BS，Richards RS，Roth JH. Arthroscopic treatment of triangular fibrocartilage tears. Orthop Clin North Am 26：721 - 729，1995.

11. Thornburg LE. Ganglions of the hand and wrist. J Am Acad Orthop Surg 7：231 - 238，1999.

12. Shah AS，Bae DS. Management of pediatric trigger thumb and trigger finger. J Am Acad Orthop Surg 20：206 - 213，2012.

13. Prasarn ML，Ouellette EA. Acute compartment syndrome of the upper extremity. J Am Acad Orthop Surg 19：49 - 58，2011.

14. Black EM，Blazar PE. Dupuytren disease：an evolving understanding of an age-old disease. J Am Acad Orthop Surg 19：746 - 757，2011.

15. Chidgey JK. The distal radioulnar joint：problems and solutions. J Am Acad Orthop Surg 3：95 - 109，1995.

16. Halikis MN，Taleisnik J. Soft-tissue injuries of the wrist. Clin Sports Med 15：235 - 259，1996.

17. Tay SC，Tomita K，Berger RA. The "ulnar fovea sign" for defining ulnar wrist pain：an analysis of sensitivity and specificity. J Hand Surg Am 32：438 - 444，2007.

18. Lichtman DM，Bruckner JD，Culp RW，Alexander CE. Palmar midcarpal instability：results of surgical reconstruction. J Hand Surg Am 18：307 - 315，1993.

19. Hume MC，Gellman H，McKellop H，et al. Functional range of motion of the joints of the hand. J Hand Surg Am 15：240 - 243，1990.

20. Palmer AK，Werner FW，Murphy D，et al. Functional wrist motion：a biomechanical study. J Hand Surg Am 10：39 - 46，1985.

21. Watson HK，Ballet FL. The SLAC wrist：scapulolunate advanced collapse pattern of degenerative arthritis. J Hand Surg Am 9：358 - 365，1984.

22. Palmer AD，Werner FW. The triangular fibrocartilage complex of the wrist：Anatomy and function. J Hand Surg Am 6：153 - 162，1981.

23. Berger RA. The anatomy and basic biomechanics of the wrist joint. J Hand Surg 9：84 - 93，1996.

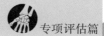

24. Nelson DL. Functional wrist motion. Hand Clin 13：83 – 92，1997.

25. Tubiana R，Thomiene JM，Mackin E. Examination of the hand and wrist，St Louis，1996，CV Mosby.

26. Ono K，Ebara S，Fuji T，et al. Myelopathy hand-new clinical signs of cervical cord damage. J Bone Joint Surg Br 69：215 – 219，1987.

27. Brown JA，Lichtman DM. Midcarpal instability. Hand Clin 3：135 – 140，1987.

28. Johnstone AJ. Tennis elbow and upper limb tendinopathies. Sports Med Arthro Rev 8：69 – 79，2000.

29. Kapandji IA. The physiology of joints，vol. 1：upper limb，New York，1970，Churchill Livingstone.

30. Clarkson HM. Musculoskeletal assessment— joint range of motion and manual muscle strength，Philadelphia，2000，Lippincott Williams & Wilkins.

31. Keith MW，Masear V，Chung K，et al. Diagnosis of carpal tunnel syndrome. J Am Acad Orthop Surg 17：389 – 396，2009.

32. Ryu JY，Cooney WP，Askew JL，et al. Functional range of motion of the wrist joint. J Hand Surg 16：409 – 419，1991.

33. Vanswearingen JM. Measuring wrist muscle strength. J Orthop Sports Phys Ther 4：217 – 228，1983.

34. Booher JM，Thibodeau GA. Athletic injury assessment，St Louis，1989，CV Mosby.

35. Rettig AC：Wrist injuries：avoiding diagnostic pitfalls. Phys Sportsmed 22：33 – 39，1994.

36. Buterbaugh GA，Brown TR，Horn PC. Ulnar-sided wrist pain in athletes. Clin Sports Med 17：567 – 583，1998.

37. LaStayo P，Howell J. Clinical provocation tests used in evaluating wrist pain：a descriptive study. J Hand Ther 8：10 – 17，1995.

四、 颈部

（一）视诊

1. 姿势

（1）颈部姿势异常

斜颈：观察患者颈部是否处于中立位，有无冠状面内偏斜。斜颈多是由于一侧胸锁乳突肌挛缩而引起的头颈歪斜畸形（图4-1-1）。头颈前伸：观察患者颈部是否处于中立位，有无矢状面内前伸（图4-1-2）。

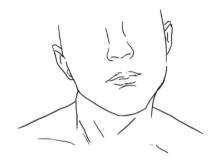 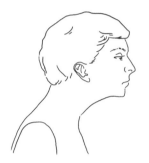

图4-1-1 斜颈 图4-1-2 头颈前伸

患者自然站立或坐位，观察/拍摄患者前方、后方、侧方的照片。前面观：观察患者是否存在斜颈；下颌关节是否对称（图4-1-3）。后面观：观察患者是否存在高低肩、脊柱侧弯等（图4-1-4）。侧面观：观察患者是否存在头颈前伸以及胸椎曲度异常（图4-1-5）。

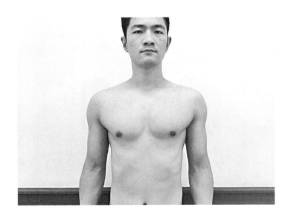 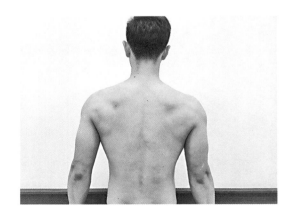

图4-1-3 患者颈椎照片前面观 图4-1-4 患者颈椎照片后面观

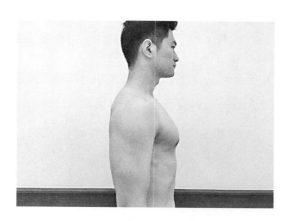

图 4-1-5　患者颈椎照片侧面观

（2）肩部姿势异常

见"一、肩部——（一）视诊"。

（3）习惯坐姿

嘱患者自然坐位，观察患者自然坐姿下的体态，注意颈胸腰椎曲度并结合主诉进行分析。

（4）整体姿势

见"一、肩部——（一）视诊"。

2. 形态

（1）肌肉紧张/突出

观察颈部有无肌肉突出，检查其肌肉是否紧张，尤其注意胸锁乳突肌。

（2）畸形

观察有无脊柱侧弯（可见 C 形或 S 形畸形）（图 4-1-6）。

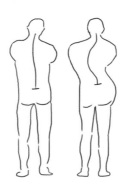

图 4-1-6　脊柱侧弯畸形

（二）触诊

（1）枕外隆突

触诊时在枕部中线触及后颅骨后向下移动，直至触及凹陷处，凹陷上方的圆顶状凸起即为枕外隆突。按压枕外隆突，观察是否有压痛（图4-2-1）。

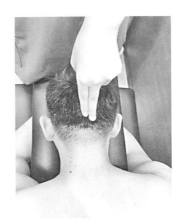

图4-2-1　枕外隆突触诊

（2）颈椎棘突及横突

颈椎棘突位于颈后中线，可用指尖沿中线从上往下触及C2～C7，并有一个向前的生理性弯曲。按压棘突，观察是否有压痛（图4-2-2）。C7棘突较长，在皮下易触及，常作为体表标志物。横突位于棘突左右两侧2～3 cm处，C1横突最容易触诊，检查者触及乳突后向下移动，稍微向前，直到感觉到一个硬的肿块，即为C1横突。如果检查者对肿块施加轻微的压力，患者会感觉不舒服（图4-2-3）。

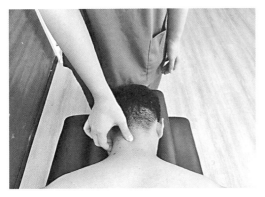

图4-2-2　颈椎棘突触诊

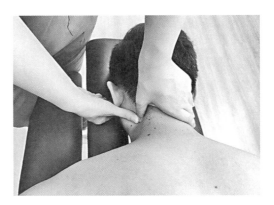

图4-2-3　颈椎横突触诊

（3）项韧带

该触诊一般与颈椎棘突触诊同时进行，该韧带起于头骨底部止于第7颈椎棘突，分布在棘突上及棘突间。该韧带压痛可能与颈椎过度屈曲损伤有关（图4-2-4）。

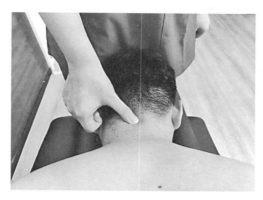

图4-2-4　项韧带触诊

（4）乳突

触诊时沿上项线向外侧触诊，直到在耳后触及圆形凸起，即为乳突。按压乳突，观察是否有压痛（图4-2-5）。

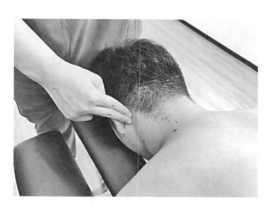

图4-2-5　乳突触诊

（5）淋巴结

淋巴结位于胸锁乳突肌内侧缘，只有在肿胀的时候才能触摸到（图4-2-6）。

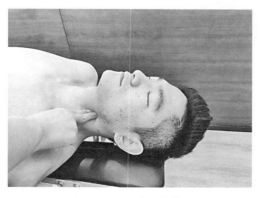

图4-2-6　淋巴结触诊

（6）颈动脉

颈动脉搏动可在颈部中部、胸锁乳突肌和气管之间触诊。检查者在触诊时应确定两侧搏动是否一致。但不能同时触诊双侧，避免晕厥（图 4-2-7）。

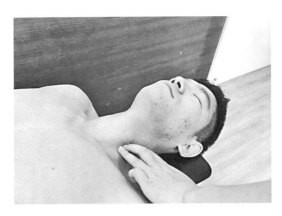

图 4-2-7　颈动脉触诊

（7）前三肋

检查者触诊胸骨柄，手指侧向移动，之后沿前三根肋骨的路径，感受肋骨是否比其他肋骨突出。肋骨从锁骨下通过时很难触碰，所以检查者应小心地单独触碰肋骨，并要求患者深呼吸几次，以便比较呼吸过程中肋骨的运动。通常，第 1 肋比第 2 肋和第 3 肋更容易发生病理学改变，并且疼痛可出现在肩颈部（图 4-2-8）。

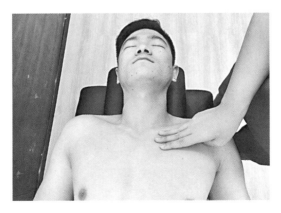

图 4-2-8　前三肋触诊

（8）锁骨上窝

检查者可触摸有无外伤后的肿胀（锁骨骨折）、异常软组织（腺体肿胀）和异常骨组织（颈肋）。锁骨上窝位于锁骨上方，是一个光滑的凹陷。（图 4-2-9）。

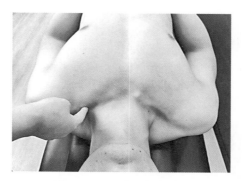

图 4-2-9　锁骨上窝触诊

（9）胸锁乳突肌

触诊胸锁乳突肌时，嘱患者头转向对侧，胸锁关节至乳突之间可见明显肌肉凸起，即为该肌肉。触诊时对比两侧的肌肉的轮廓、大小，是否有痉挛、压痛、肿胀。该肌肉损伤十分常见，多与交通事故产生的挥鞭伤有关（图 4-2-10）。

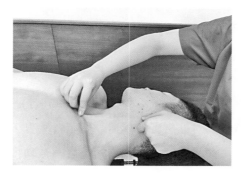

图 4-2-10　胸锁乳突肌触诊

（10）斜角肌

触诊时嘱患者仰卧位，定位胸锁乳突肌的锁骨头，触摸稍后方的锁骨处，即是前斜角肌肌腹。短促吸气和重复做上部胸廓运动可使该肌肉更容易被触摸。后斜角肌与中斜角肌肌腹位于胸锁乳突肌及肩胛提肌肌腹之间，如图所示（图 4-2-11）。

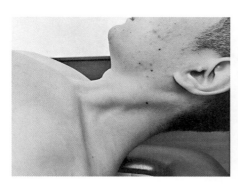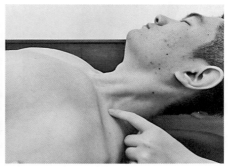

图 4-2-11　斜角肌触诊

（11）斜方肌

上斜方肌的触诊可由枕外隆凸区域开始，沿颈椎棘突旁及肩颈后外侧下行，至锁骨外三分之一区域（图 4-2-12）。中斜方肌的触诊可由胸椎 1~5 节棘突开始，沿肩胛冈上行，至肩峰（图 4-2-13）。

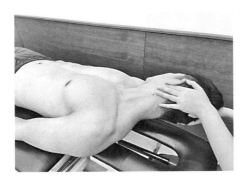

图 4-2-12　上斜方肌触诊

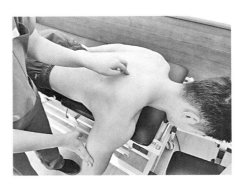

图 4-2-13　中斜方肌触诊

（三）主动/被动活动度

（1）前屈

1）量角器测量

体位：患者站立位或坐位，头部处于中立位（图 4-3-1）。

测量：检查者将量角器轴心对准患者外耳道，固定臂垂直于地面，移动臂与鼻子下端对齐。嘱患者颈部屈曲，测量主动活动度；回到初始位后，被动将患者颈部屈曲，测量被动活动度（图 4-3-2）。

终末感：被动活动末端加压，感受关节活动终末感，正常应为坚韧（Firm）。

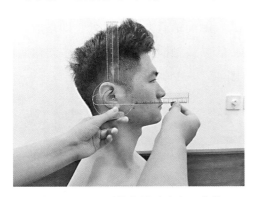

图 4-3-1　颈椎前屈活动度—体位

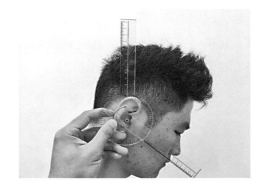

图 4-3-2　颈椎前屈活动度—量角器测量

2）皮尺测量

体位：患者站立位或坐位，头部处于中立位。

测量：检查者用记号笔分别在患者的下巴尖和胸骨柄上缘做标记，使用皮尺测量两点间距离并记录，嘱患者完全屈曲颈部，再次测量两点间距离并记录，屈曲活动度取两次读数差值（图4-3-3）。

终末感：在患者主动活动末端加压，感受关节活动终末感，正常应为坚韧（Firm）。

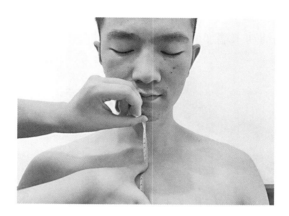

图4-3-3　颈椎前屈活动度—皮尺测量

（2）后伸

1）量角器测量

体位：患者站立位或坐位，头部处于中立位（图4-3-4）。

测量：检查者将量角器轴心对准患者外耳道，固定臂垂直于地面，移动臂与鼻子下端对齐。嘱患者颈部伸直，测量主动活动度；回到初始位后，被动将患者颈部伸直，测量被动活动度（图4-3-5）。

终末感：被动活动末端加压，感受关节活动终末感，正常应为坚韧（Firm）。

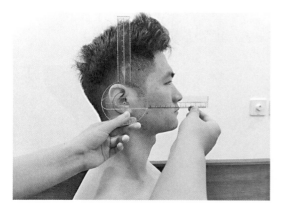

图4-3-4　颈椎后伸活动度—体位

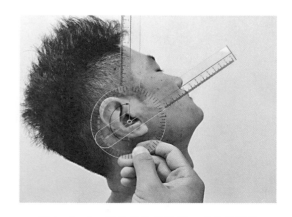

图4-3-5　颈椎后伸活动度—量角器测量

2）皮尺测量

体位：患者站立位或坐位，头部处于中立位。

测量：检查者用记号笔分别在患者的下巴尖和胸骨柄上缘做标记，使用皮尺测量两点间距离并记录，嘱患者完全伸直颈部，再次测量两点间距离并记录，伸直活动度取两次读数差值（图4-3-6）。

终末感：在患者主动活动末端加压，感受关节活动终末感，正常应为坚韧（Firm）。

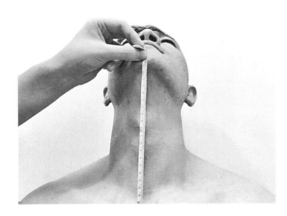

图4-3-6　颈椎后伸活动度—皮尺测量

（3）侧屈

1）量角器测量

体位：患者站立位或坐位，头部处于中立位（图4-3-7）。

测量：检查者将量角器轴心对准第7颈椎棘突，固定臂垂直于地面，移动臂平行于头部中线。嘱患者颈部侧屈，测量主动活动度；回到初始位后，被动将患者颈部侧屈，测量被动活动度（图4-3-8）。

终末感：被动活动末端加压，感受关节活动终末感，正常应为坚韧（Firm）。

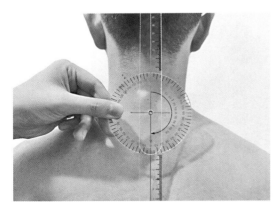
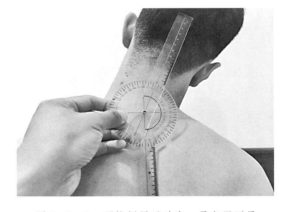

图4-3-7　颈椎侧屈活动度—体位　　　　图4-3-8　颈椎侧屈活动度—量角器测量

2）皮尺测量

体位：患者站立位或坐位，头部处于中立位。

测量：检查者用记号笔分别在患者的乳突和肩峰上做标记，使用皮尺测量两点间距离并记录，嘱患者完全侧屈颈部，再次测量两点间距离并记录，侧屈活动度取两次读数差值（图4-3-9）。

终末感：在患者主动活动末端加压，感受关节活动终末感，正常应为坚韧（Firm）。

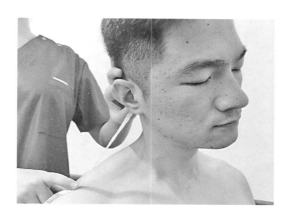

图4-3-9 颈椎侧屈活动度—皮尺测量

（4）旋转

1）量角器测量

体位：患者仰卧位，头部处于中立位（图4-3-10）。

测量：检查者站在其头侧，将量角器轴心对准患者头部颅骨的中心，固定臂平行于两肩峰之间的连线，移动臂与鼻尖对齐。嘱患者颈部旋转，测量主动活动度；回到初始位后，被动将患者颈部旋转，测量被动活动度（图4-3-11）。

终末感：被动活动末端加压，感受关节活动终末感，正常应为坚韧（Firm）。

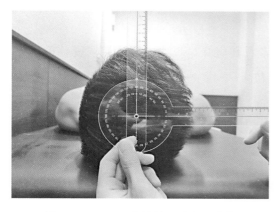

图4-3-10 颈椎旋转活动度—体位

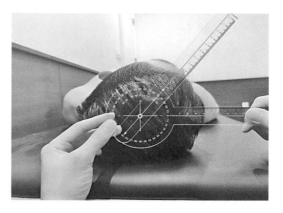

图4-3-11 颈椎旋转活动度—量角器测量

2）皮尺测量

体位：患者坐位，头部处于中立位。

测量：检查者用记号笔分别在患者的下巴尖和肩峰上做标记，使用皮尺测量两点间距离并记录，嘱患者在不转动躯干的情况下尽可能旋转颈部，再次测量两点间距离并记录，旋转活动度取两次读数差值（图4-3-12）。

终末感：在患者主动活动末端加压，感受关节活动终末感，正常应为坚韧（Firm）。

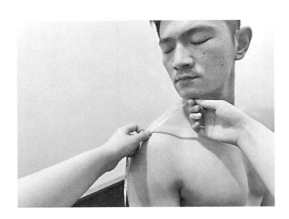

图4-3-12 颈椎旋转活动度—皮尺测量

（四）功能性活动测试

（1）抬头看天花板

嘱患者做一个头后伸的动作，尽量让患者抬头看天花板，观察颈后伸的幅度、运动模式以及有无代偿现象。

（2）低头看皮带扣/鞋带

嘱患者做一个头前屈的动作，尽量让患者低头看脚尖，观察颈前屈的幅度、运动模式以及有无代偿现象。

（3）转头看肩峰

嘱患者做一个向左/右旋转的动作，尽量让患者看其肩峰，观察颈旋转的幅度、运动模式以及有无代偿现象，要注意全程保持头部的中立位。

（4）后缩/前伸颈部

嘱患者在保持躯干不动、头部中立位的情况下，做一个头部前伸/后缩的动作，观察颈前伸/后缩的幅度、运动模式以及有无代偿现象。

（5）运动相关动作

嘱患者做一些常用动作（结合患者职业、运动习惯，重现或模拟相关运动动作），注意可能诱发的问题并记录运动表现。

（五）肌肉灵活度测试

（1）上斜方肌

体位：患者仰卧位。

操作：检查者将患者头部屈曲、向同侧旋转、对侧侧屈。当上抬肩胛骨来降低肌肉负荷时，活动范围不增加，提示灵活度正常。两侧对比（图4-5-1）。

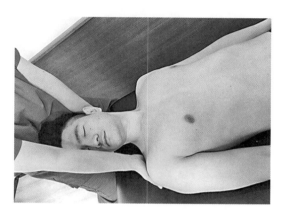

图4-5-1 上斜方肌灵活度测试

（2）胸锁乳突肌

体位：患者坐位，背部与枕部贴于墙壁，向同侧旋转头部1/2范围，缩下巴（图4-5-2）。

操作：检查者嘱患者向对侧侧屈，直到发生肌肉抵抗使活动停止，或肌肉张力导致近端肩关节移位，或导致下巴前伸。两侧对比（图4-5-3）。

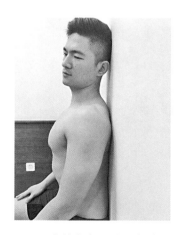 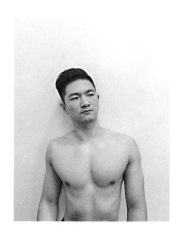

图4-5-2 胸锁乳突肌灵活度测试—体位　　图4-5-3 胸锁乳突肌灵活度测试—操作

（六）抗阻肌力测试

1. 方向

（1）前屈

患者坐位或站立位。检查者嘱患者前屈颈部，前屈的同时检查者在患者前额施加一个向后的力。嘱患者尽可能对抗阻力，记录肌力等级（图4-6-1）。

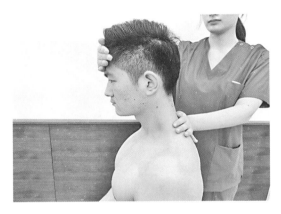

图4-6-1 颈前屈抗阻肌力测试

（2）后伸

患者坐位或站立位。检查者嘱患者后伸颈部，后伸的同时检查者在患者枕后施加一个向前的力。嘱患者尽可能对抗阻力，记录肌力等级（图4-6-2）。

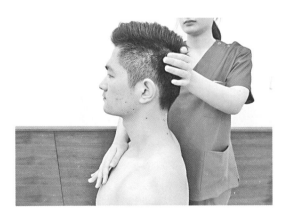

图4-6-2 颈后伸抗阻肌力测试

（3）前伸

患者坐位或站立位。检查者嘱患者前伸颈部，前伸的同时检查者在患者下巴处施加一个向后的力。嘱患者尽可能对抗阻力，记录肌力等级（图4-6-3）。

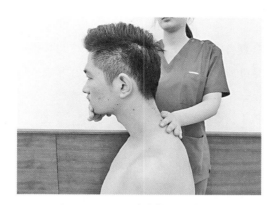

图 4 - 6 - 3   颈前伸抗阻肌力测试

（4）后缩

患者坐位或站立位。检查者嘱患者后缩颈部并收下巴，后缩的同时检查者在患者枕后施加一个向前的力。嘱患者尽可能对抗阻力，记录肌力等级（图 4 - 6 - 4）。

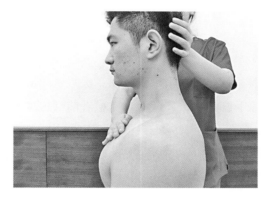

图 4 - 6 - 4   颈后缩抗阻肌力测试

（5）侧屈

患者坐位或站立位。检查者嘱患者侧屈颈部，侧屈的同时检查者在患者颞部施加一个向对侧的力。嘱患者尽可能对抗阻力，记录双侧肌力等级（图 4 - 6 - 5）。

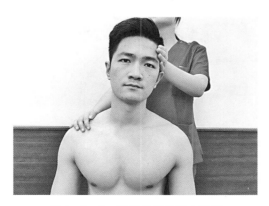

图 4 - 6 - 5   颈侧屈抗阻肌力测试

（6）旋转

患者坐位或站立位。检查者嘱患者旋转颈部，旋转的同时检查者在患者颞部施加一个向对侧前外侧的力。嘱患者尽可能对抗阻力，记录双侧肌力等级（图4-6-6）。

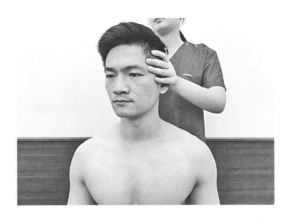

图4-6-6　颈旋转抗阻肌力测试

2. 肌肉

（1）颈前屈肌

体位：患者仰卧位，肘关节屈曲，手举过头顶，头置于床面上。

操作：检查者嘱患者缩下巴将头抬离床面，在患者前额施加一个向后的力。患者抵抗维持（图4-6-7）。

备注：在患者用力抬头之前，患者需有较强的腹肌给以胸腔至骨盆的稳定。对于腹肌较弱或年龄低于5岁的患者，检查者可固定胸腔，给以向下的力稳定胸腔至骨盆。

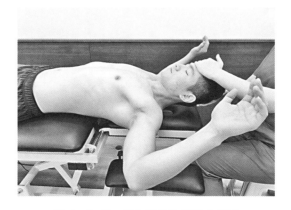

图4-6-7　颈前屈肌抗阻肌力测试

（2）前外侧屈颈肌（胸锁乳突肌，斜角肌）

体位：患者仰卧位，肘关节屈曲，手置于头两侧的床面上。患者轻微向对侧旋转颈部，将头抬离床面。

操作：检查者在患者颞部施加一个斜向后的力，嘱患者抵抗维持，记录双侧肌力等级（图 4 - 6 - 8）。

备注：在患者用力抬头之前，患者需有较强的腹肌给以胸腔至骨盆的稳定。对于腹肌较弱或年龄小于 5 岁的患者，检查者可固定胸腔，给以向下的力稳定胸腔至骨盆。

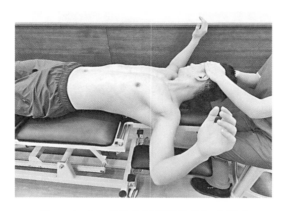

图 4 - 6 - 8　颈前外侧屈肌抗阻肌力测试

（3）后外侧伸颈肌（头夹肌、颈夹肌、头半棘肌、颈半棘肌、颈竖脊肌）

体位：患者俯卧位，肘关节屈曲，手举过头顶置于床面上。患者头向测试侧旋转，将头抬离床面。

操作：检查者在患者头部的后外侧施加一个前外侧方向的力。嘱患者抵抗维持，记录双侧肌力等级（图 4 - 6 - 9）。

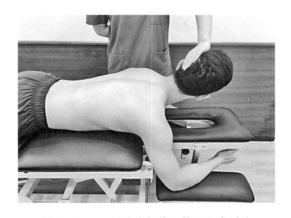

图 4 - 6 - 9　颈后外侧伸肌抗阻肌力测试

（4）上斜方肌

体位：患者坐位，抬高被测试侧肩峰，头往同侧后外侧伸展，枕骨朝向同侧肩峰，面朝对侧。

操作：检查者一手置于抬高的肩膀上，施加一个向下的压力；一手置于患者头后，施加一个向对侧前外侧的压力。嘱患者抵抗维持，记录双侧肌力等级（图 4 - 6 - 10）。

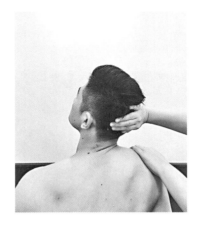

图 4 - 6 - 10　上斜方肌抗阻肌力测试

（七）附属运动

（1）椎体中央后前向

患者俯卧位，检查者站在患者头侧，使用拇指指尖定位到各颈椎棘突，并施加向下的力，感受椎体活动程度（图 4 - 7 - 1）。

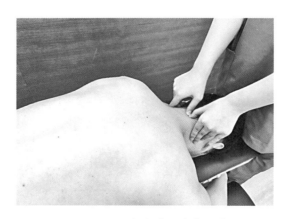

图 4 - 7 - 1　颈椎椎体—中央后前向

（2）椎体单侧后前向

患者俯卧位，检查者站在患者头侧，定位到各颈椎棘突，稍向侧方移动。在对应位置上施加向下的力，使椎体产生轻微旋转，感受椎体旋转程度，单个椎体双侧对比（图 4 - 7 - 2）。

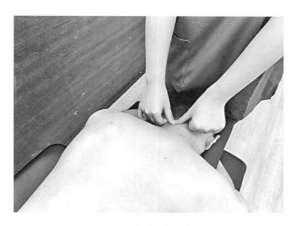

图 4 - 7 - 2　颈椎椎体—单侧后前向

（3）椎体横向加压

患者俯卧位，检查者站在患者体侧，定位到各颈椎棘突，在单个椎体棘突侧面施加横向压力，感受椎体活动程度，单个椎体双侧对比（图 4 - 7 - 3）。

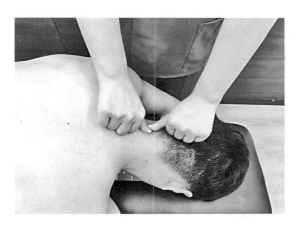

图 4 - 7 - 3　颈椎椎体—横向加压

（八）特殊测试

1. 颈椎活动障碍

（1）屈曲—旋转试验（Cervical Flexion Rotation Test）

患者仰卧位，检查者站在患者的头侧，充分前屈颈椎，并左右旋转颈椎至末端。在颈椎屈曲位置下正常旋转角度为 45°左右，并且此位置下的旋转主要由 C1～C2 参与。若旋转角度过多或过少，则为阳性，提示 C1～C2 功能障碍（图 4 - 8 - 1）。

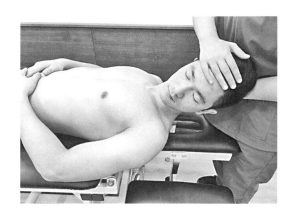

图 4-8-1　屈曲—旋转试验

（2）坐位寰枢关节半脱位试验（Sharp-Purser Test）

检查者一手置于患者的前额上，另一只手的拇指置于枢椎棘突以保持稳定。嘱患者慢慢地前屈颈椎，检查者将置于患者前额的手向后推动。如果用来维持齿状突与 C1 之间稳定的横韧带撕裂，在颈椎前屈时，C1 会相对 C2 前移（半脱位）。若检查者感觉患者头部在运动过程中向后滑动伴或不伴弹响，则为阳性，提示寰枢关节半脱位。临床中会发现横韧带撕裂的患者在颈椎屈曲的时候会很谨慎小心。操作此试验时，检查者需格外的小心（图 4-8-2）。

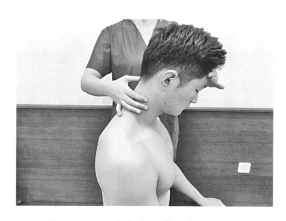

图 4-8-2　坐位寰枢关节半脱位试验

（3）仰卧位寰枢关节半脱位试验（Aspinall's Transverse Ligament Test）

患者仰卧位，检查者一手稳定寰枕关节保持颈椎屈曲，另一只手于下颌处维持稳定。检查者对寰椎施加一个向前的力，正常情况下不会产生运动及诱发症状。若患者感到喉咙有肿块/异物感，则为阳性，提示寰枢关节运动过大，此因寰椎前移刺激食管。Sharp-Purser 试验为阴性时操作此试验（图 4-8-3）。

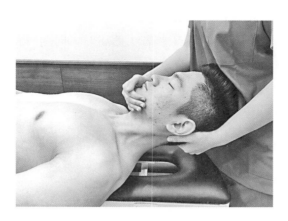

图 4-8-3　仰卧位寰枢关节半脱位试验

2. 神经根型颈椎病

（1）牵引试验（Distraction Test）

检查者一手置于患者下巴处，另一只手置于枕骨处，然后缓慢向上抬起患者的头部，对颈椎施加向上的牵引力。若头部抬起时疼痛/症状减轻或消失，则为阳性，提示神经根受压。此试验针对有放射症状病史并且评估时存在放射症状的患者，用以减轻症状。此试验也可用于检查肩关节前方和后方的放射性症状。在患者头部抬起时，外展肩关节。若症状缓解或消失，则为阳性，提示放射性症状源于颈椎神经根受压，尤其是 C4，C5。若头部抬起时，症状加重，则可能是肌肉韧带拉伤、肌肉痉挛、硬膜囊的激惹或椎间盘突出（图 4-8-4）。

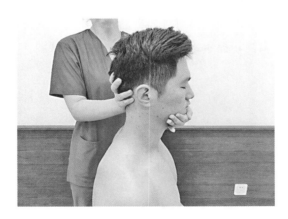

图 4-8-4　牵引试验

（2）挤压试验（Spurling's Test）

首先患者颈椎向健侧侧屈，检查者在患者头部施加一个垂直向下的力；然后患者颈椎向患侧侧屈，检查者再次施加一个垂直向下的力。

布莱德利建议此试验分为三级操作，刺激强度逐渐增大，一旦诱发症状，不必进入下一级。第一级：头颈部正中位下压；第二级：头颈部后伸位下压；第三级：头部后伸向健侧旋转位下压，再头部后伸向患侧旋转位下压。若头侧屈时，同侧肩臂部出现放射痛，则为阳性。神经根炎诱发的疼痛会沿相应神经根支配的区域放射。单纯的颈痛无放射症状，视为阴性。此试验针对有放射症状病史而在评估当下没有出现症状的患者，用以诱发症状。此试验本质是摆位缩小了椎间孔，故以下疾病均可引起阳性反应：椎管狭窄、颈椎病、骨质增生、关节炎、椎间盘突出等。若疼痛出现在头偏向侧的对侧时，称为反 Spurling's 测试，多为颈部肌肉痉挛（图 4-8-5）。

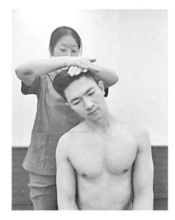

图 4-8-5　挤压试验

（3）臂丛神经挤压试验（Brachial Plexus Compression Test）

检查者通过压迫手指下方的神经丛对臂丛神经施加压力。局部的疼痛视为阴性；若疼痛放射到肩部或上肢，则为阳性，提示颈椎神经的机械性损伤（图 4-8-6）。

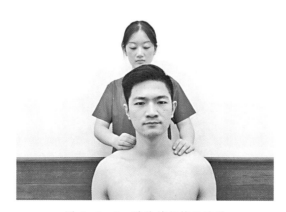

图 4-8-6　臂丛神经挤压试验

（4）肩外展放松试验（Shoulder Abduction Test）

患者坐位或仰卧位，被动或主动外展肩关节，手举过头顶。若症状缓解，则为阳性，提示颈椎硬膜囊外受压迫，以 C4～C5，C5～C6 常见。引起颈椎硬膜囊外受压的原因有：椎间盘突出，硬膜囊外静脉压迫，神经根受压。肩关节外展缩短了神经走行的距离，减少了下段神经根的压力。如果此位置下疼痛增加，提示斜角肌间隙压力增大。此试验针对有放射性症状，尤其是 C4，C5 神经根受压的患者（图 4-8-7）。

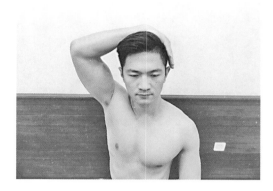

图 4-8-7　肩外展放松试验

（5）神经张力测试

1）正中神经张力测试

患者仰卧位，检查者放松下沉患者肩胛带。被动外展肩关节约 10°或 110°，肩关节外旋，前臂旋后，伸腕伸指，逐渐伸展肘关节。若再现症状，则嘱患者向同侧侧屈颈部，观察症状有无缓解，缓解则为阳性，提示正中神经损伤；若未再现症状，嘱患者向对侧侧屈颈部，观察症状是否再现，再现则为阳性，提示正中神经损伤（图 4-8-8）。

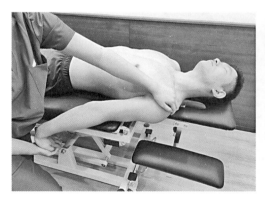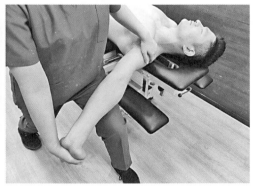

图 4-8-8　正中神经张力测试

2）尺神经张力测试

患者仰卧位，检查者放松下降肩胛骨，肩关节外展（约 100°），前臂旋前，伸腕，伸指（尤其是第 4、5 指），逐渐屈曲肘关节。若再现症状，则嘱患者向同侧侧屈颈部，观察症状有无缓解。若缓解，则为阳性，提示尺神经损伤；若未再现症状，嘱患者向对侧侧屈颈部，观察症状是否再现，再现则为阳性，提示尺神经损伤（图4-8-9）。

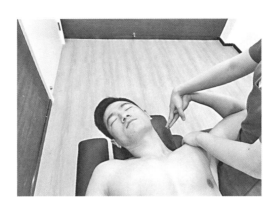

图4-8-9　尺神经张力测试

3）桡神经张力测试

患者仰卧位，检查者放松下降其肩胛带，肩胛骨外展（约10°）、内旋肩关节，前臂旋前，伸肘、屈腕、屈指（四指包绕大拇指）。若再现症状，则嘱患者向同侧侧屈颈部，观察症状有无缓解，若缓解则为阳性，提示桡神经损伤。若未再现症状，嘱患者向对侧侧屈颈部，观察症状是否再现，若再现则为阳性，提示桡神经损伤（图4-8-10）。

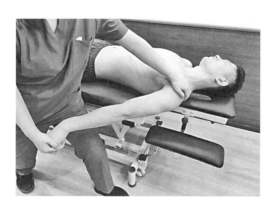

图4-8-10　桡神经张力测试

3. 眩晕

（1）眩晕试验（Dizziness Test）

第一步：患者坐位，检查者固定患者头部，将患者头部向右旋转至最大，再向左旋转至最大，在每个末端位置保持10～30 s，同时保持患者肩部固定不动。第二步：患者头部保持中立位，肩部主动向右旋转至最大，保持10～30 s，再主动向左旋转至最大，保持10～30 s。若两种情况下患者都感到头晕，则为阳性，提示椎动脉问题。因为在两种摆位下，椎动脉都被牵拉扭转，降低大脑供血。若患者仅在旋转头部时感到头晕，则为阳性，提示内耳的半规管问题。

改良版：① 检查者固定患者肩部，患者应在闭眼的情况下快速左右旋转头部。若诱发眩晕，则为阳性，提示前庭核或颈椎的肌肉和关节的问题。此时患者可能会出现失去平衡、突然向一侧倾倒、恶心等情况。② 闭眼，其余同上。若诱发眩晕，则为阳性，提示颈椎的问题，因为此时前庭器官未发生移动。

（2）耳石症试验（Dix-Hallpike Test）

患者长坐位，头颈旋转 30°～45°。检查者立于患者身后，一手支撑患者头部，一手支撑患者躯干。检查者辅助患者后仰至仰卧位，头悬于床外，后伸 30°左右，保持 30～60 s。两侧均需操作，向左旋转检查右侧，向右旋转检查左侧。若诱发眩晕或眼球震颤，则为阳性，提示耳石症（图 4-8-11）。

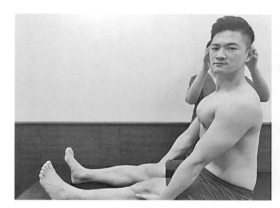
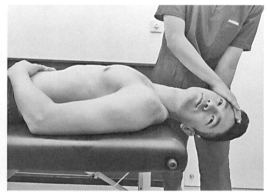

图 4-8-11　耳石症（Dix-Hallpike）试验

改良版操作：在患者躺下时肩膀下的位置提前放置一个厚 10 cm 的枕头，患者躺下时头落于床面。其余操作同上。文献显示此操作患者会更舒适放松，且试验的敏感性和特异性会更高（图 4-8-12）。

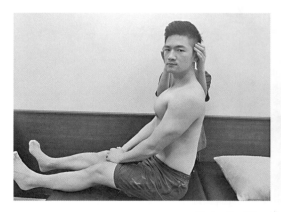
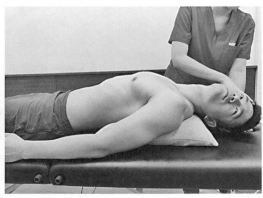

图 4-8-12　改良版耳石症试验

4. 椎-基底动脉检查

（1）巴利试验（Barre's Test）

患者站立位，双侧肩关节前屈 90°，肘关节伸直，前臂旋后，掌心向上，闭眼，保持姿势 10～20 s。若一只手臂缓慢下降伴有前臂旋前，则为阳性。此时，脑干血流减少（图 4 - 8 - 13）。

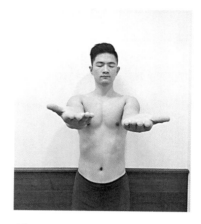

图 4 - 8 - 13　巴利（Barre）试验

（2）安德伯格试验（Underburg's Test）

患者站立位，双侧肩关节前屈 90°，肘关节伸直，前臂旋后。患者闭眼，将头部后伸并旋转至一侧。然后，头部朝反方向旋转，重复测试。若手臂下落，失去平衡或前臂旋前，则为阳性，提示大脑供血不足（图 4 - 8 - 14）。

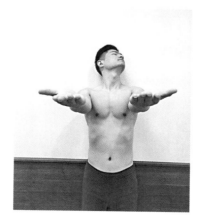

图 4 - 8 - 14　安德伯格（Underburg）试验

（3）纳夫齐格试验（Naffziger's Test）

患者坐位，检查者站在患者身后，将手指放在患者的颈静脉。检查者按压两侧静脉

30 s,然后让患者咳嗽。若诱发疼痛，则为阳性，提示可能存在神经根问题或占位性病变（肿瘤）。若按压静脉过程中出现头晕或其他类似症状，立刻终止试验（图 4-8-15）。

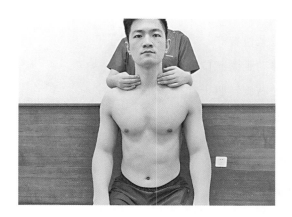

图 4-8-15　纳夫齐格（Naffziger）试验

（4）颈椎四字试验（Cervical Quadrant Test）

患者仰卧位，检查者将患者的头颈后伸并侧屈，向同侧旋转，保持姿势大约 30 s。若出现头晕或眼球震颤，则为阳性，提示对侧椎动脉受到压迫。这个测试必须小心进行。此试验也可用来检查下颈段神经根的受压情况；若想测试上颈段神经根的受压情况，可嘱患者先抬下巴，再进行以上操作（图 4-8-16）。

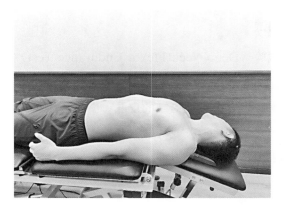

图 4-8-16　颈椎四字试验

（5）静态椎动脉试验（Static Vertebral Artery Tests）

患者仰卧位或坐位，测试以下被动动作，观察患者是否出现眼球震颤、头晕或视觉障碍的症状。以下动作刺激强度逐渐增大，一旦诱发症状，不必进入下一项。

1）坐位

● 持续后伸头颈部至最大。

- 持续左右旋转头颈部至最大（如果这种运动引起症状，称为 Barre-Lieou 阳性征）。

- 持续左右旋转至最大伴后伸头颈部至最大（德克林试验）。

- 重现激惹症状的姿势。

- 头部快速移动到激惹位置。

- 头部快速来回地移动到激惹位置。

- 头部固定，持续左右旋转躯干（10～30 s）。

- 头部固定，重复左右旋转躯干。

2）仰卧位

- 持续后伸头颈部至最大。

- 持续左右旋转头颈部至最大。

- 持续左右旋转头颈部至最大伴后伸头颈部至最大。颈部后伸结合旋转的复合动作最易引起椎动脉堵塞大脑供血不足。

- 俯卧位，头颈部置于向左或向右的位置，对 C1～C2 小关节做单侧后前向振动（麦特兰德 4 级手法）。

- 按第四步摆位做松动。

除非引起症状，否则每个位置应保持至少 10～30 s。旋转和侧屈或特别是旋转和伸展更可能测试椎动脉。

（九）核心相关测试

（1）颈深屈肌耐力试验（Deep Neck Flexor Endurance Test）

患者钩状卧位，主动缩下巴至最大并维持。检查者将患者头颈抬离床面 2～5 cm，一手置于患者头下的床面，观察患者下颌处褶皱的皮肤。嘱患者维持，并开始计时。当患者无法维持姿势，下颌处的褶皱皮肤开始消失或头触碰到检查者的手，计时结束。正常人参考值为 39±26 s，颈痛患者一般为 24 s（图 4-9-1）。

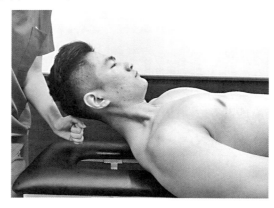

图 4-9-1 颈深屈肌耐力试验

（2）腹部核心测试

见"六、腰腹部——（九）核心相关测试"。

（十）呼吸模式评估

见"五、胸背部——（十）呼吸模式评估"。

（十一）下肢生物力学评估

见"十、下肢生物力学评估"。

参考文献

1. Rao RD，Currier BL，Albert TJ，et al. Degenerative cervical spondylosis：cervical syndromes，pathogenesis and management. J Bone Joint Surg Am 89：1360 – 1378，2007.

2. Schneider R，Gosch H，Norrell H，et al. Vascular insufficiency and differential distortion of brain and cord caused by cervicomedullary football injuries. J Neurosurg 33：363 – 375，1970.

3. Youdas JW，Garrett TR，Suman VJ，et al. Normal range of motion of the cervical spine：an initial goniometric study. Phys Ther 72：770 – 780，1992.

4. Bolton JE. Sensitivity and specificity of outcome measures in patients with neck pain：detecting clinically significant improvement. Spine 29：2410 – 2417，2004.

5. Farmer JC，Wisneski RJ. Cervical spine nerve root compression：an analysis of neuroforaminal pressure with varying head and arm positions. Spine 19：1850 – 1855，1994.

6. Watkins RG. Neck injuries in football. In Watkins RG，editor：The spine in sports，St Louis，1996，MosbyYear Book.

7. Buitenhuis J，de Jong PJ，Jaspers JP，et al. Catastrophizing and causal beliefs in whiplash. Spine 33：2427 – 2433，2008.

8. Spitzer WO，Skovron ML，Salmi LR，et al. Scientific monograph of the Quebec Task Force on Whiplash Associated Disorders：redefining "whiplash" and its management. Spine 20（8 Suppl）：S1 – S73，1995.

9. Siegmund GP，Davis MB，Quinn KP，et al. Headturned postures increase the risk of cervical facet capsule injury during whiplash. Spine 33：1643 – 1649，2008.

10. Kitigawa T，Fujiwara A，Kobayashi N，et al. Morphologic changes in the cervical neural foramen due to flexion and extension – in vivo imaging study. Spine 29：2821 – 2825，2004.

11. Mendel T，Wink CS，Zimny ML. Neural elements in human cervical intervertebral discs. Spine 17：132 – 135，1992.

12. Dvorak J，Antinnes JA，Panjabi M，et al. Age and gender related normal motion of the cervical spine. Spine 17：S393 – S398，1992.

13. Davidson RI，Dunn EJ，Metzmaker JN. The shoulder abduction test in the diagnosis of radicular pain in cervical extradural compressive monoradiculopathies. Spine 6：441 – 446，1981.

14. Levangie PK，Norkin CC. Joint structure and function：a comprehensive analysis，Philadelphia，2005，FA Davis.

15. Pinfold M，Niere KR，O'Leary EF，et al. Validity and internal consistency of a whiplash-specific disability measure. Spine 29（3）：263 – 268，2004

16. Wells P. Cervical dysfunction and shoulder problems. Physiotherapy 68：66 – 73，1982.

17. Hall T，Robinson K. The flexion-rotation test and active cervical mobility—a comparative measurement study in cervicogenic headache. Man Ther 9：147 – 202，2004.

18. Grant R. Vertebral artery testing—the Australian Physiotherapy Association Protocol after 6years. Man Ther 1：149 – 153，1996.

19. Bolton JE，Humphreys BK. The Bournemouth Questionnaire：a short-form comprehensive outcome measure. II Psychometric properties in neck pain patients. J Manip Physiol Ther 25：141 – 148，2002.

20. Hall T，Briffa K，Hopper D，et al. Long-term stability and minimal detectable change of the cervical flexion-rotation test. J Orthop Sports Phys Ther 40：225 – 229，2010.

21. Bolton PS, Stick PE, Lord RS. Failure of clinical tests to predict cerebral ischemia before neck manipulation. J Manip Physiol Ther 12: 304 - 307, 1989.

22. Neumann DA. Kinesiology of the musculoskeletal system—foundations for physical rehabilitation, St Louis, 2002, CV Mosby.

23. Davis DS, Anderson IB, Carson MG, et al. Upper limb neural tension and seated slump tests: the false positive rate among healthy young adults without cervical or lumbar symptoms. J Man Manip Ther 16: 136 - 141, 2008.

24. Magarey ME. Examination of the cervical spine. In Grieve GP, editor: Modern manual therapy of the vertebral column, Edinburgh, 1986, Churchill Livingstone.

25. Dutton M. Orthopedic examination, evaluation and intervention, New York, 2004, McGraw Hill.

26. Cyriax J. Textbook of orthopaedic medicine: diagnosis of soft tissue lesions, vol. 1, London, 1982, Bailliere Tindall.

27. Bradley JP, Tibone JE, Watkins RG. History, physical examination, and diagnostic tests for neck and upper extremity problems. In Watkins RG, editor: The spine in sports, St Louis, 1996, Mosby-Year Book.

28. Spurling RG, Scoville WB. Lateral rupture of the cervical intervertebral disc. Surg Gynec Obstet 78: 350 - 358, 1944

29. Foreman SM, Croft AC. Whiplash injuries: the cervical acceleration/deceleration syndrome, Baltimore, 1988, Williams & Wilkins.

30. Travell TG, Simons DG. Myofascial pain and dysfunction: the trigger point manual, vol. 1, Baltimore, 1983, Williams & Wilkins.

31. Evans RC. Illustrated essentials in orthopedic physical assessment, St Louis, 1994, Mosby-Year Books.

32. Butler DS. Mobilisation of the nervous system, Melbourne, 1991, Churchill Livingstone.

33. Kunnasmaa KT, Thiel HW. Vertebral artery syndrome: a review of the literature. J Orthop Med 16: 17 - 20, 1994.

五、 胸背部

（一）视诊

1．姿势

（1）胸背部姿势异常

在此部位，我们需注意患者是否存在驼背（图5-1-1）、脊柱侧弯（图5-1-2）的问题。驼背：是由胸椎后凸所引起的形态改变（多见于年老脊椎变形、坐立姿势不正或佝偻病、强直性脊柱炎等疾病）。平背：是指在脊柱胸椎节段丧失了原本向后凸的曲度，从而会导致患者无法直立以及异常的姿势代偿。脊柱侧弯：是一种脊柱的三维畸形，也就是在三维面上的序列异常，常见S形。

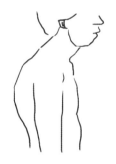 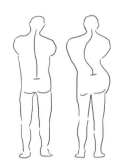

图5-1-1　驼背　　　　图5-1-2　脊柱侧弯

患者正常站立，观察/拍摄患者从前方、后方、侧方的照片。前面观（图5-1-3）：观察患者是否有漏斗胸、鸡胸、桶状胸畸形。后面观（图5-1-4）：观察患者是否存在脊柱侧弯以及肌肉形态异常。侧面观（图5-1-5）：观察患者是否存在驼背、平背、翼状肩以及骨盆、下肢代偿。

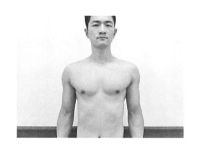 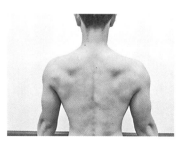 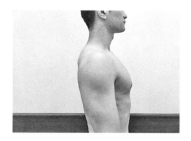

图5-1-3　患者胸背部姿势前面观　图5-1-4　患者胸背部姿势后面观　图5-1-5　患者胸背部姿势侧面观

（2）整体姿势

见"一、肩部——（一）视诊"。

2. 形态

（1）肌肉萎缩

观察背部两侧肌肉轮廓是否存在明显差异，检查是否存在肌肉萎缩，注意冈上肌、冈下肌。

（2）畸形

观察患者有无漏斗胸、鸡胸、桶状胸畸形、严重翼状肩胛骨畸形。漏斗胸（图5-1-6）：以前胸凹陷，肩膀前伸，略带驼背以及上腹突出为外在特征，是一种先天性疾病。鸡胸（图5-1-7）：是指胸骨向前隆起形成畸形，多与遗传和佝偻病有关。桶状胸（图5-1-8）：胸廓前后径增加，呈圆桶状，多与胸廓、胸膜、呼吸疾病以及肥胖、大量吸烟有关。翼状肩胛骨畸形（图5-1-9）：多是由于前锯肌和下斜方肌麻痹/无力引起的。

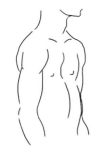 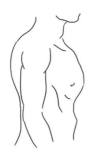 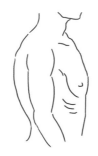 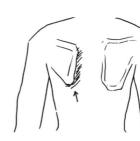

图5-1-6　漏斗胸　　　图5-1-7　鸡胸　　　图5-1-8　桶状胸　　　图5-1-9　翼状肩胛骨畸形

（二）触诊

（1）胸椎

患者俯卧位，可在躯干后中线上触及胸椎棘突，从棘突上稍外移2～3 cm可触及其小面关节，沿棘突两旁触压肌肉以触诊竖脊肌，注意是否有肌肉痉挛及压痛。注意鉴别内脏牵涉痛（图5-2-1）。

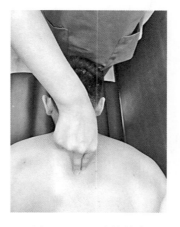

图5-2-1　胸椎触诊

（2）肩胛骨

患者俯卧位，触压其肩胛骨上缘、内侧缘、外侧缘、肩胛冈及上面附着的肌肉，注意是否有肌肉痉挛、肿胀或压痛（图5-2-2）。

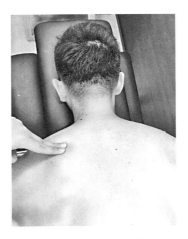

图5-2-2　肩胛骨触诊

（3）胸骨

患者仰卧位，可在前胸上部中线触及胸骨，注意各部分（胸骨柄、胸骨体、剑突）是否有异常或压痛（图5-2-3）。

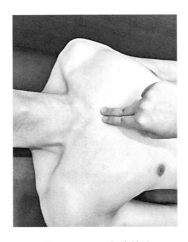

图5-2-3　胸骨触诊

（4）肋骨及肋软骨

患者仰卧位，定位胸骨后可沿其边缘触及胸肋关节和肋软骨关节，往外沿凸起触压即可触诊其肋骨及肋软骨，注意是否有肿胀、压痛或脱位（图5-2-4）。

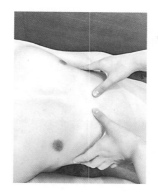

图 5 - 2 - 4　肋骨及肋软骨触诊

（5）锁骨

患者仰卧位，检查者沿其锁骨触压，注意是否有不正常凸起及压痛（图 5 - 2 - 5）。

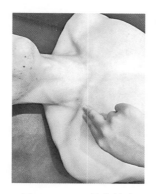

图 5 - 2 - 5　锁骨触诊

（6）斜角肌

患者仰卧位，检查者定位胸锁乳突肌的锁骨肌头，触摸稍向后方的锁骨处，即是前斜角肌肌腹。短促吸气和重复做上部胸廓扩张、上抬运动可使该肌肉更容易被触摸。后斜角肌与中斜角肌肌腹位于胸锁乳突肌及肩胛提肌肌腹之间，如图所示（图 5 - 2 - 6）。

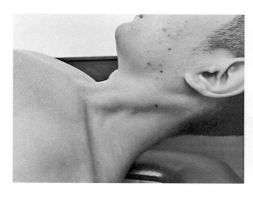
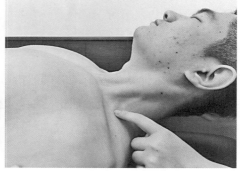

图 5 - 2 - 6　斜角肌触诊

（7）大圆肌

患者俯卧位，检查侧的手背和前臂的后面都朝向骶骨，检查者在上臂内侧向前推，嘱患者对抗，并在冈下窝外侧下四分之一处触摸，即可触摸到明显肌肉凸起，即是大圆肌（图5-2-7）。

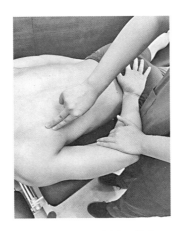

图5-2-7　大圆肌触诊

（8）背阔肌

患者仰卧位，外旋肩关节，可在其结节间沟基底部触及背阔肌肌腱（图5-2-8）。

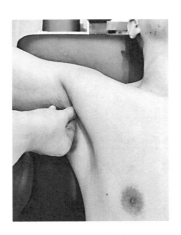

图5-2-8　背阔肌触诊（仰卧位）

患者俯卧位，后伸其肩关节使背阔肌沿腋窝侧皱襞突出更明显，检查者拇指放入腋窝作为基底，其他四指呈地毯式触诊肌肉后面，继续向尾部触诊，直到肌肉界限模糊（图5-2-9）。注意是否有肌肉痉挛或压痛，双侧对比。当肩关节外展90°位作内收等长抗阻时，肌肉轮廓更明显易于触诊。

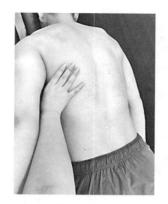

图 5-2-9　背阔肌触诊（俯卧位）

（9）前锯肌

患者仰卧位，检查者触压患者内侧壁，沿肋部按压，即可触诊前锯肌（图 5-2-10）。患者做短促呼气和吸气动作，可使前锯肌更易于触诊。

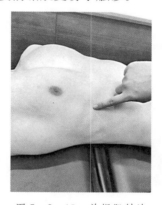

图 5-2-10　前锯肌触诊

（10）竖脊肌

患者俯卧位，检查者触压脊柱沟内的肌肉，感受是否有肌肉痉挛或压痛，对比两侧肌肉轮廓大小（图 5-2-11）。

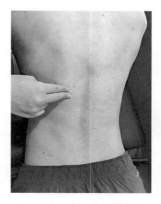

图 5-2-11　竖脊肌触诊

（11）斜方肌

上斜方肌的触诊（图5-2-12）可由枕外隆凸区域开始，沿颈椎棘突旁及肩颈后外侧下行，至锁骨外三分之一区域。抗阻收缩时可使上斜方肌更易触诊，上斜方肌损伤常与交通事故造成的挥鞭伤有关，可引起血肿。

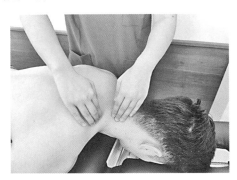

图5-2-12　上斜方肌触诊

中斜方肌的触诊（图5-2-13）可由胸椎1~5节棘突开始，沿肩胛冈上行，至肩峰。嘱患者在俯卧位下，肩关节前屈90°，并作水平外展抗阻，此动作下更易于触诊中斜方肌。

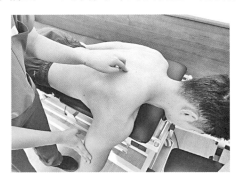

图5-2-13　中斜方肌触诊

下斜方肌触诊（图5-2-14）可由胸椎6到12节棘突开始，触摸至肩胛冈内侧。嘱患者在俯卧位下，肩关节前屈至约120°，并作水平外展抗阻，此动作下更易于触诊下斜方肌。触诊时感受肌肉的轮廓、大小，是否有痉挛、压痛。

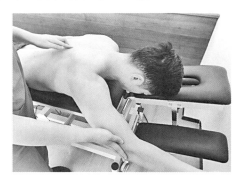

图5-2-14　下斜方肌触诊

（12）菱形肌

菱形肌的触诊（图 5-2-15）可由颈 7～胸 5 的棘突起，沿背部斜向下往同侧肩胛骨内侧缘触摸。感受肌肉轮廓、大小，是否有痉挛、压痛。为了鉴别斜方肌触诊，嘱患者将触诊侧手往后放，手背触及后腰，远离背部方向做等长抗阻，再作触诊。

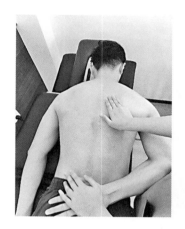

图 5-2-15　菱形肌触诊

（13）肩袖肌群

冈上肌的肌腹触诊（图 5-2-16）可由肩胛骨上角及肩胛冈以上内侧缘起，沿冈上窝肌束触摸。

冈下肌的肌腹触诊（图 5-2-17）可由冈下窝内侧四分之三起，沿冈下窝肌束往肱骨大结节方向触摸，亦可让患者摆到肩关节外展 90°，屈肘 90°位置，并作肩关节外旋抗阻，此时冈下肌收缩能在冈下窝触及。

小圆肌的触诊（图 5-2-18）可由冈下窝外侧缘下五分之四起，沿外侧缘往上触摸，亦可让患者摆到肩关节外展 90°，屈肘 90°位置，并作肩关节外旋抗阻，触摸三角肌后部肌束与肩胛骨外侧缘之间区域，即可触及小圆肌收缩。

冈下肌与小圆肌不易区分，可将其及邻近肌群作为整体进行触诊，结合抗阻测试进行鉴别。肩胛下肌肌腹因其解剖位置不易触诊。

冈上肌、冈下肌、小圆肌的肌腱从前往后分别连接在肱骨大结节上，触诊时将患者受试测肩关节后伸，从肱骨头顶端起可依次触摸到冈上肌、冈下肌、小圆肌的肌腱（图 5-2-19）。

作肩胛下肌肌腱触诊时，可先嘱患者外旋肩关节，再触摸肱骨小结节处肩胛下肌止点。肩胛下肌是肩袖中最易损伤肌肉，多见于止点处。

肩袖肌群退行性病变及肌腱撕裂相当常见，会引起肩关节活动受限，尤其是外展。

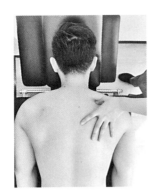

图 5 - 2 - 16　冈上肌触诊

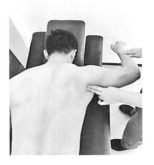

图 5 - 2 - 17　冈下肌触诊

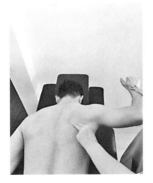

图 5 - 2 - 18　小圆肌触诊

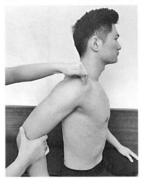

图 5 - 2 - 19　肩胛下肌触诊

（三）主动/被动活动度

（1）前屈

体位：患者站立位，躯干保持直立（图 5 - 3 - 1）。

测量：检查者用记号笔分别在患者颈 7 及骶 2 棘突上做标记，使用皮尺测量两点间距离并记录，嘱患者完全前屈躯干，下肢保持伸直、脚踩平，再次测量两点间距离并记录，前屈活动度取两次读数差值（图 5 - 3 - 2）。

终末感：在患者主动活动末端加压，感受关节活动终末感，正常应为坚韧（Firm）。

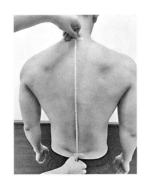

图 5 - 3 - 1　胸背部前屈活动度—体位

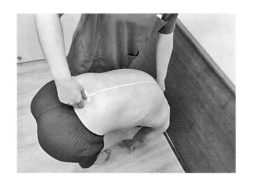

图 5 - 3 - 2　胸背部前屈活动度—测量

（2）后伸

体位：摆位、标记及站立时测量同前屈（图 5-3-3）。

测量：嘱患者完全后仰躯干，下肢保持伸直、脚踩平，使用皮尺测量两点间距离并记录，后伸活动度取两次读数差值（图 5-3-4）。

终末感：在患者主动活动末端加压，感受关节活动终末感，正常应为坚韧（Firm）。

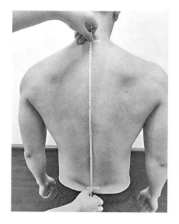 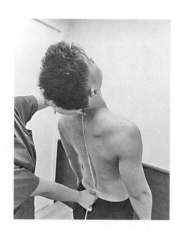

图 5-3-3 胸背部后伸活动度—体位　　　　图 5-3-4 胸背部后伸活动度—测量

（3）侧屈

体位：患者站立位，躯干保持直立（图 5-3-5）。

测量：检查者将量角器轴心对准骶 2 棘突，固定臂垂直于地面，移动臂指向颈 7。嘱患者往一侧侧屈至最大，下降侧手臂保持放松，下肢保持伸直、脚踩平，测量活动度（图 5-3-6）。

终末感：在患者主动活动末端加压，感受关节活动终末感，正常应为坚韧（Firm）。

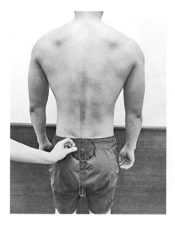 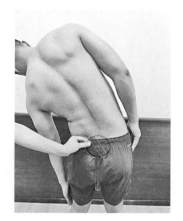

图 5-3-5 胸背部侧屈活动度—体位　　　　图 5-3-6 胸背部侧屈活动度—测量

（4）旋转

体位：患者站立位，躯干保持直立（图5-3-7）。

测量：检查者将量角器轴心对准头顶中心，固定臂平行于两侧髂嵴顶端连线，移动臂平行于两侧肩峰顶端连线。嘱患者躯干往一侧旋转至最大，保持背部直立，下肢伸直、脚踩平，测量活动度（图5-3-8）。

终末感：在患者主动活动末端加压，感受关节活动终末感，正常应为坚韧（Firm）。

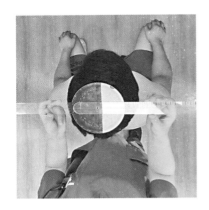 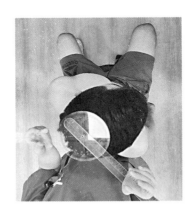

图5-3-7　胸背部旋转活动度—体位　　图5-3-8　胸背部旋转活动度—测量

（5）胸廓扩张

体位：患者坐位。

测量：嘱患者完全呼气，用皮尺沿第四肋间测量呼气末胸廓维度，再嘱患者完全吸气，再次测量胸廓维度，胸廓扩张测试结果取两次读数差值（图5-3-9）。

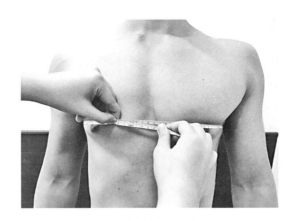

图5-3-9　胸背部胸廓扩张活动度

（6）背部肋骨向前旋转

体位：患者坐位。

测量：检查者一侧大拇指放置于胸椎横突上，另一大拇指放置于同侧稍外侧的肋骨上，嘱患者前屈颈部以感受上部肋骨活动；嘱患者前屈颈部及含胸，以感受下部肋骨活动（图 5 - 3 - 10）。

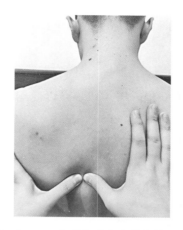

图 5 - 3 - 10　胸背部肋骨向前旋转活动度

（四）功能性活动测试

（1）负重伸展测试

嘱患者侧向墙边站立，检查者于肩膀高度墙面贴一量尺，嘱患者肩关节负重沿量尺前伸并前弯躯干，上臂保持与地面平行，双脚踩平，尽可能远地伸展，记录患者伸展距离（负重不应超过患者体重 5% 或 4.5 kg）。注意是否出现异常以及其运动表现（图 5 - 4 - 1）。

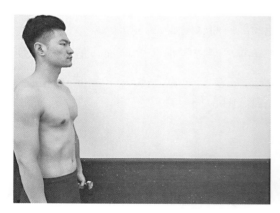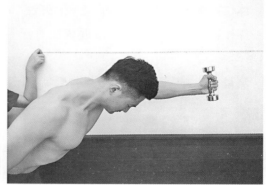

图 5 - 4 - 1　负重伸展测试

（2）运动相关动作

嘱患者做一些常用动作（结合患者职业、运动习惯，重现或模拟相关运动动作）也可结合胸椎活动，注意可能诱发的问题并记录运动表现。

（五）肌肉灵活度测试

（1）背阔肌

体位：患者仰卧位，屈肩、伸肘，腰部紧贴床面（可采取钩状卧位）。

操作：检查者将患者手臂屈曲过头，肩外旋并将其手臂贴近头部，嘱患者腰部紧贴床面。

测量：检查者将量角器轴心对准肩峰外侧，固定臂平行于外侧躯干中线，移动臂对齐肱骨外上髁，记录肩关节屈曲数值（图5-5-1）。亦可使用皮尺测量肱骨外侧髁到床面距离（图5-5-2）。

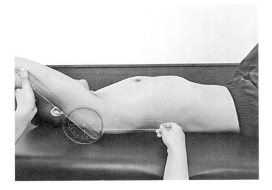

图5-5-1 背阔肌灵活度测试—量角器测量

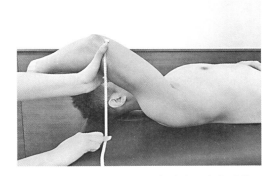

图5-5-2 背阔肌灵活度测试—皮尺测量

（2）胸大肌

① 总体测试

体位：患者仰卧位，双手交叉于头后，避免颈部屈曲（图5-5-3）。

操作：嘱患者主动将肘靠近床面直至最大范围，保持腰部紧贴床面，避免颈椎屈曲代偿。

测量：检查者用皮尺测量尺骨鹰嘴到床面距离（图5-5-4）。

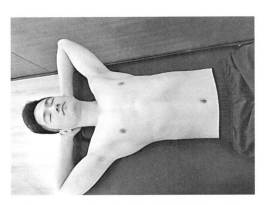

图5-5-3 胸大肌整体灵活度测试—体位

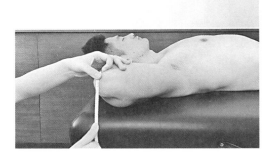

图5-5-4 胸大肌整体灵活度测试—测量

② 锁骨部分（上束）

体位：患者仰卧位，肩外展 90°，外旋，肘完全伸直，前臂旋后，腰部紧贴床面（图 5 - 5 - 5）。

操作：嘱患者主动将上肢尽可能大地水平外展。

测量：量角器轴心对准肩峰外侧尖端，固定臂平行于床面，移动臂平行于轴心与肱骨外上髁的连线，记录肩关节水平外展数值（图 5 - 5 - 6）。亦可使用皮尺测量肱骨外上髁到床面距离(图 5 - 5 - 7)。

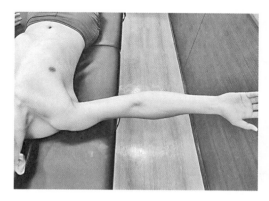

图 5 - 5 - 5　胸大肌锁骨部分灵活度测试—体位

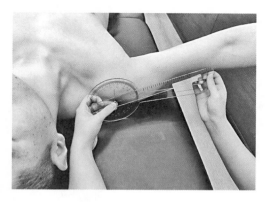

图 5 - 5 - 6　胸大肌锁骨部分灵活度测试—量角器测量

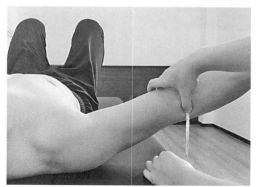

图 5 - 5 - 7　胸大肌锁骨部分灵活度测试—量角器测量

③ 胸骨部分（中束）

体位：患者仰卧位，肩外展 135°，外旋，肘完全伸直，前臂旋后，腰部紧贴床面（图 5 - 5 - 8）。

操作：嘱患者主动将上肢尽可能大地水平外展。

测量：量角器轴心对准肩峰外侧尖端，固定臂平行于床面，移动臂平行于轴心与肱骨外上髁的连线，记录肩关节水平外展数值（图 5 - 5 - 9）。亦可使用皮尺测量肱骨外上髁到床面距离(图 5 - 5 - 10)。

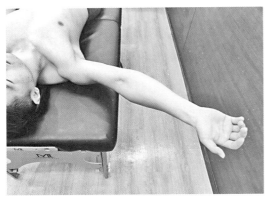

图 5-5-8　胸大肌胸骨部分灵活度测试—体位

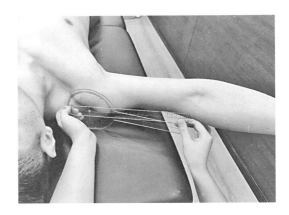

图 5-5-9　胸大肌胸骨部分灵活度测试—量角器测量

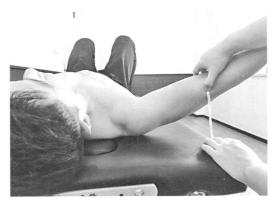

图 5-5-10　胸大肌胸骨部分灵活度测试—皮尺测量

（3）胸小肌

体位：患者仰卧位，双手置于体侧，肩外旋，前臂旋后，腰部紧贴床面（图5-5-11）。

操作：嘱患者主动使肩峰后缘向床面移动。

测量：检查者用皮尺测量肩峰后缘到床面距离（图5-5-12）。

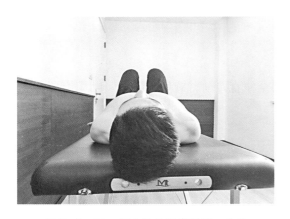

图 5-5-11　胸小肌灵活度测试—体位

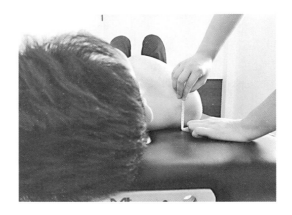

图 5-5-12　胸小肌灵活度测试—测量

（4）肩胛提肌

体位：患者仰卧位。

操作：检查者将患者头部屈曲、向对侧旋转、侧屈（图5-5-13）。检查者将患者肩胛骨上抬以降低肌肉负荷时，观察并记录颈部的被动活动范围是否增加或无变化。两侧对比。

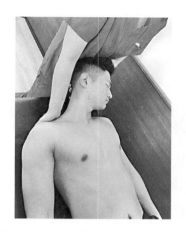

图5-5-13　肩胛提肌灵活度测试

（5）上斜方肌

体位：患者仰卧位。

操作：检查者将患者头部屈曲、向同侧旋转、侧屈（图5-5-14）。检查者将患者肩胛骨上抬以降低肌肉负荷时，观察并记录颈部的被动活动范围是否增加或无变化。两侧对比。

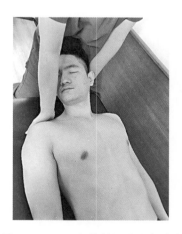

图5-5-14　上斜方肌灵活度测试

（6）斜角肌

体位：患者仰卧位，检查者用手支撑颈部前凸曲度，并且握住颈椎中下段，另一只手稳定受试侧第一肋。

操作：前斜角肌的测试操作为检查者将患者头部向同侧 $\frac{1}{2}$ 旋转，并作对侧侧屈，正常时则其颈部可被动侧屈 $10\sim15°$；中斜角肌的测试操作为将患者头部在中立位作对侧侧屈，正常时可被动侧屈 $15\sim20°$；后斜角肌的测试操作为将患者头部向对侧 $\frac{1}{3}$ 旋转并作对侧侧屈，正常时可被动侧屈 $20\sim25°$，双侧对比（图 5 - 5 - 15）。

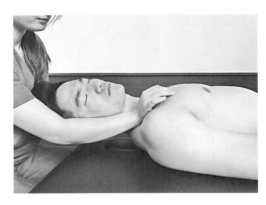

图 5 - 5 - 15　斜角肌灵活度测试

（7）菱形肌

体位：患者坐位。

操作：嘱患者主动将肩胛骨下沉、前伸（图 5 - 5 - 16）。理想状态下，两侧肘关节在体前身体中线交叉，同时肩胛下角到达腋中线。

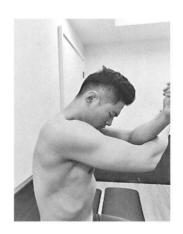

图 5 - 5 - 16　菱形肌灵活度测试

（8）大圆肌

体位：患者仰卧位，屈肩伸肘，腰部紧贴床面（可采取钩状卧位）。

操作：检查者一手固定患者肩胛骨外侧缘，另一手使其肩屈曲过头、外旋，嘱患者腰部紧贴床面，手臂贴近头部（图 5 - 5 - 17）。

测量：量角器轴心对准肩峰外侧，固定臂平行于外侧躯干中线，移动臂对齐肱骨外上髁，记录肩关节屈曲数值（图 5 - 5 - 18）。

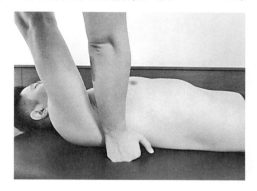

图 5 - 5 - 17　大圆肌灵活度测试—体位

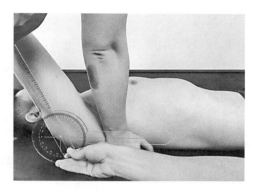

图 5 - 5 - 18　大圆肌灵活度测试—测量

（9）肩袖肌群

体位：患者仰卧位，肩前屈 90°，肘屈曲 90°，手指向身体对侧。

操作：检查者一手固定患者肩胛骨外侧缘，另一手向对侧推患者肘尖。理论上肘尖过身体中线（图 5 - 5 - 19）。

测量：检查者将量角器轴心对准肩峰外侧尖端，固定臂垂直于床面，移动臂与肱骨中线到肱骨外上髁对齐，记录肩关节水平内收数值（图 5 - 5 - 20）。

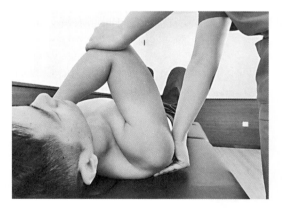

图 5 - 5 - 19　肩袖肌群灵活度测试

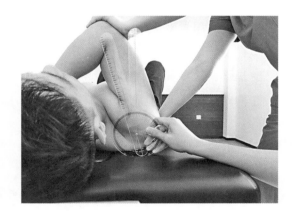

图 5 - 5 - 20　肩袖肌群灵活度测试—测量

（六）抗阻肌力测试

1. 方向

前屈、后伸、侧屈、旋转。

患者坐于床边，检查者绕上胸及上背环抱住患者对侧肩部，在此体位下施加各方向等长收缩阻力，以完成胸椎抗阻活动测试，嘱患者尽可能对抗阻力，记录肌力等级。

该测试方法误差较大，针对胸腰部抗阻测试可参考腰腹部相关测试内容。

2. 肌肉

（1）肩胛提肌

体位：坐位，被测试上肢肘屈，躯干向同侧侧屈，肘关节贴近同侧髂嵴，肱骨内收，轻微后伸。患者上抬肩部，内收肩胛内侧缘上部。这个摆位可以减少菱形肌的参与。

操作：检查者在患者手臂施加外展的力，患者抵抗维持。观察肩胛骨有无下回旋，记录回旋程度（图 5-6-1）。

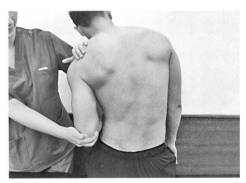

图 5-6-1 肩胛提肌抗阻肌力测试

（2）上斜方肌

体位：患者坐位，抬高被测试肩峰，头往同侧后外侧伸展，枕骨朝向同侧肩峰，面朝对侧。

操作：检查者一手置于抬高的肩膀上，施加一个向下的压力；一手置于患者头后，施加一个向对侧前外侧的压力，患者抵抗维持记录双侧肌力等级（图 5-6-2）。

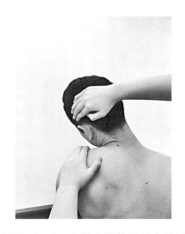

图 5-6-2 上斜方肌抗阻肌力测试

（3）中斜方肌

体位：患者俯卧位，肩外展 90°，肘关节伸直，肩外旋，大拇指朝天花板。

操作：检查者将患者肩胛骨摆在内收，上回旋的位置上，避免肩胛带的抬升。在被测试上肢的远端，施加一个向下的力。患者抵抗维持，观察是否有躯干旋转的代偿，记录双侧肌力等级（图 5 - 6 - 3）。

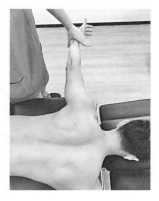

图 5 - 6 - 3　中斜方肌抗阻肌力测试

（4）下斜方肌

体位：患者俯卧位，肩外展 130°左右，肘关节伸直，肩外旋，大拇指朝天花板。

操作：检查者将患者肩胛骨摆在内收，下降的位置。在被测试上肢的远端，施加一个向下的力。患者抵抗维持，观察是否有躯干旋转代偿，记录双侧肌力等级（图 5 - 6 - 4）。

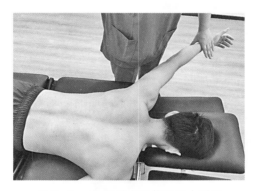

图 5 - 6 - 4　下斜方肌抗阻肌力测试

（5）前锯肌

体位：患者仰卧位，肩前屈 90°，肩胛骨前伸，肘关节伸直，手指向天花板，握拳。

操作：检查者给患者拳头一个向下的力，患者抵抗维持，记录肌力等级（图 5 - 6 - 5）。

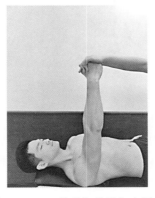

图 5 - 6 - 5　前锯肌抗阻肌力测试

（6）菱形肌

体位：患者俯卧位，肩外展90°，肘关节伸直，肩关节内旋，拇指朝下。

操作：检查者将患者肩胛骨摆在内收、上抬、下回旋的位置。检查者手置于被测试上肢的远端，施加一个向下的力。嘱患者抵抗维持记录双侧肌力等级（图5-6-6）。

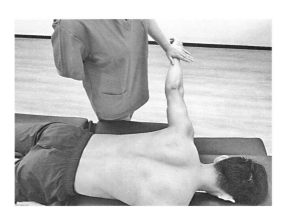

图5-6-6　菱形肌抗阻肌力测试

（7）背阔肌

体位：患者俯卧位，后伸、内收、内旋肱骨。

操作：检查者在患者前臂施加一个外展，轻微屈曲的力。患者抵抗维持，记录双侧肌力等级（图5-6-7）。

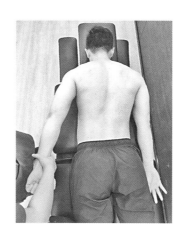

图5-6-7　背阔肌抗阻肌力测试

（8）大圆肌

体位：患者俯卧位，后伸、内收、内旋肱骨，手置于后侧髂嵴。

操作：检查者在患者肘关节处施加一个外展、屈曲肱骨的力。患者抵抗维持，记录双侧肌力等级（图5-6-8）。

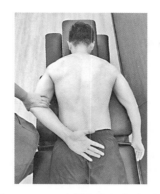

图 5-6-8　大圆肌抗阻肌力测试

（9）小圆肌

体位：患者仰卧位，肘关节屈曲 90°。

操作：检查者一手置于患者肱骨远端，固定肱骨。嘱患者外旋肩关节，检查者另一手施加一个内旋的力于前臂。患者抵抗维持，记录双侧肌力等级（图 5-6-9）。

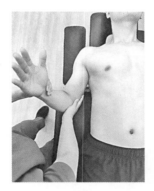

图 5-6-9　小圆肌抗阻肌力测试

（10）冈下肌

体位：患者俯卧位，被测试手臂置于床侧，肩外展 90°，肘关节屈曲。

操作：检查者一手置于患者肘关节下，固定肱骨，避免出现内收和外展。嘱患者外旋肩关节，检查者另一手施加一个向下、使肩关节内旋的力于前臂。患者抵抗维持，记录双侧肌力等级（图 5-6-10）。

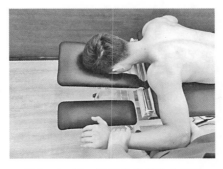

图 5-6-10　冈下肌抗阻肌力测试

（11）冈上肌

体位：患者坐位，颈椎后伸，同侧侧屈，对侧旋转（此体位是为了放松斜方肌）。

操作：肩关节外展90°，肘部与肩部持平，肘关节屈曲，肩关节轻微外旋、水平内收。记录双侧肌力等级（图5-6-11）。

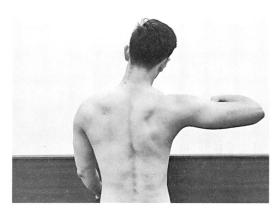

图5-6-11　冈上肌抗阻肌力测试

（12）肩胛下肌

体位：患者坐位，被测试上肢内收、内旋、后伸，置于背部。

操作：检查者嘱患者用力将手离开背部，施加一个外旋的力于手腕处，患者抵抗维持，记录双侧肌力等级（图5-6-12）。

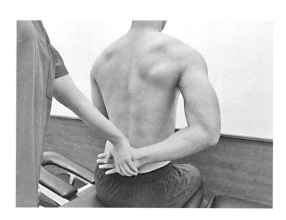

图5-6-12　肩胛下肌抗阻肌力测试

（13）胸大肌（锁骨部分）

体位：患者仰卧位，肘关节伸直，肩关节前屈90°，轻微内旋，肱骨水平内收。

操作：检查者一手固定患者对侧肩膀于床面，另一手在患者前臂施加一个水平外展的力。患者抵抗维持，记录双侧肌力等级（图5-6-13）。

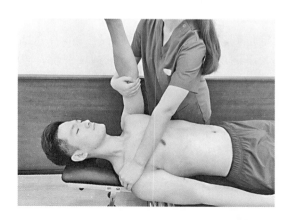

图 5-6-13　胸大肌锁骨部分抗阻肌力测试

（14）胸大肌（胸骨部分）

体位：患者仰卧位，患者肘关节伸直，肩关节屈曲，轻微内旋，上肢朝向对侧髂嵴内收。

操作：检查者一手固定患者对侧骨盆于床面，另一手在患者前臂施加一个向外向头部的斜向力。患者抵抗维持，记录双侧肌力等级（图 5-6-14）。

（七）附属运动

（1）椎体中央后前向

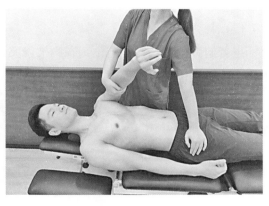

图 5-6-14　胸大肌胸骨部分抗阻肌力测试

患者俯卧位，检查者定位到各胸椎棘突，从胸1～胸12依次在棘突上沿棘突朝向施加向下的力，感受椎体活动程度（图 5-7-1）。

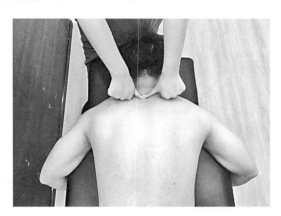

图 5-7-1　胸椎椎体——中央后前向

（2）椎体单侧后前向

患者俯卧位，检查者定位到各胸椎横突或椎弓板位置，在对应位置上施加竖直向下的力，使椎体产生轻微旋转，感受椎体旋转程度，单个椎体进行双侧对比（图5-7-2）。

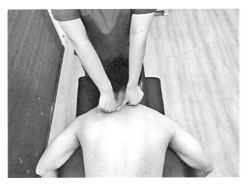

图5-7-2　胸椎椎体—单侧后前向

（3）棘突侧向

患者俯卧位，检查者定位到各胸椎棘突，在单个椎体棘突侧面施加横向压力，使椎体产生旋转，感受椎体活动程度，单个椎体进行双侧对比（图5-7-3）。

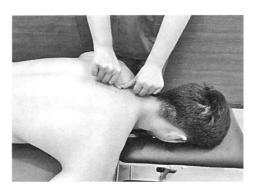

图5-7-3　胸椎棘突—侧向

（4）肋骨挤压

患者俯卧位，肩关节外展45°，检查者将手掌放置于后外侧肋骨上，从上至下快速挤压其肋骨，感受活动程度（图5-7-4）。

（八）特殊测试

（1）Slump试验（Slump Test）

患者坐于床边，双腿悬空，髋关节保持中立（无旋转，无内收外展），双手置于背后。首先，检

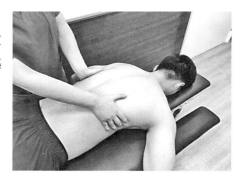

图5-7-4　胸椎—肋骨加压

查者嘱患者将背部拱起，胸腰椎弯曲至最大幅度，并且下巴保持在中立位防止头颈屈曲，在患者肩部施加压力以保持胸腰椎的屈曲。接下来嘱患者头颈部屈曲至最大（下巴碰胸骨），检查者一手在患者头部施加压力，以保持颈椎、胸椎和腰椎三个部分屈曲。然后，检查者另一只手将患者的踝关节保持在最大背屈位置，嘱患者尽可能主动地伸直膝关节。另一条腿重复试验，然后两条腿同时重复试验。若患者因疼痛无法完全伸直膝关节，检查者移除颈椎处的压力并使患者主动后伸颈部。若后伸颈部后，患者症状减轻，膝关节可继续伸展，或者后伸颈部后，症状加重，则为阳性，提示神经脑脊膜束张力增加（图 5 - 8 - 1）。此试验最重要的是再现患者症状，而非诱发症状。此试验的摆位的确会诱发一些不适，以下情况视为阴性：T8～T9 区域附近非病理性的疼痛及不适，膝后因腘绳肌牵拉出现的疼痛及不适，伸膝、踝背屈两侧对称受限，后伸头颈后伸膝、踝背屈两侧对称增加。

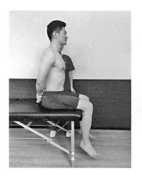 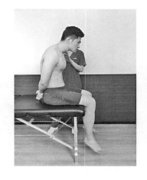 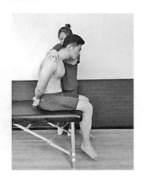

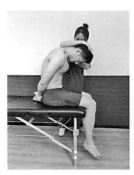 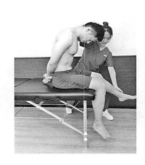 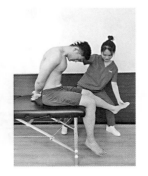

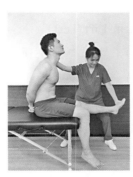

图 5 - 8 - 1 Slump 试验

（2）直腿抬高试验（SLR Test）

患者仰卧位，保持放松（先测健侧腿），检查者被动伸直患者膝关节并使髋关节内收内旋。在此体位下，被动屈曲患者髋关节，直到诱发疼痛或后背、下肢后侧紧张。若主要诱发背部疼痛，提示可能椎间盘突出压迫脊髓前膜或其他病变导致椎管中央区域压力增高。若主要诱发下肢疼痛，提示外周神经组织压力增高。若在两处均诱发疼痛，提示在脊髓和外周神经之间存在椎间盘突出或病变。若70°后疼痛，则提示腰部或骶髂关节的关节问题。诱发症状后，检查者减少患者屈髋角度直至症状消失，嘱患者屈曲头颈部（下巴碰胸骨）或检查者被动的背屈患者踝关节，或两者同时进行。若诱发疼痛或再现症状，则为阳性，提示神经组织问题（图5-8-2）。

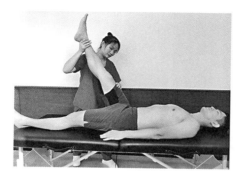
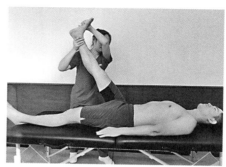
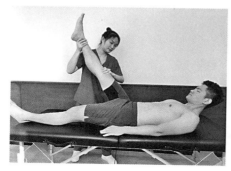
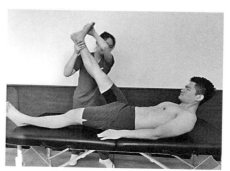

图5-8-2　直腿抬高试验

（3）俯卧抬上臂试验（Prone Arm Lift Test）

患者俯卧位，肩关节屈曲约140°，上肢举过头顶，落于床面。嘱患者将上肢抬离床面2 cm，然后放下（图5-8-3）。在另一侧重复此步骤。若患者感觉一只手臂比另一只手臂重，则为阳性，提示可能存在胸椎不稳定。此试验是Sitting Arm Lift的改良版，用来检查患者在肩关节前屈较大角度下的负重能力。此试验针对需上肢举过头顶、举起重物或上肢快速活动困难的患者。检查者继续操作Sitting Arm Lift试验的第二部分，触诊肋骨有无异常移动，观察肩胛骨有无异常动力学，确认肱骨头是否在关节盂的中立位，触诊颈椎有无异常

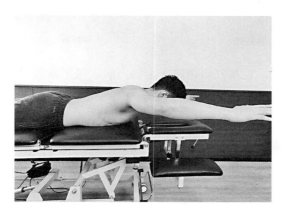

图 5 - 8 - 3　俯卧抬上臂试验

移动。

（4）T1 神经根牵拉试验（First Thoracic Nerve Root Stretch）

患者肩关节外展 90°，肘关节屈曲 90°，前臂旋前，此时不应出现任何症状。然后嘱患者完全屈曲肘关节，并把手置于颈后（图 5 - 8 - 4）。此动作会牵拉到尺神经及 T1 神经根。若诱发肩胛区或手臂的疼痛，则为阳性，提示 T1 神经根受压；若在诱发出胸部症状的同时，患者的上肢症状更加明显，需做上肢神经张力测试排除胸椎神经的放射痛。

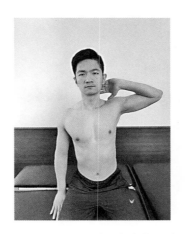

图 5 - 8 - 4　T1 神经根牵拉试验

（5）神经张力测试

见"四、颈部——（八）特殊测试"。

（九）核心相关测试

见"六、腰腹部——（九）核心相关测试"。

（十）呼吸模式评估

（1）呼吸肌检查

嘱患者坐位正常呼吸，观察其斜角肌、上斜方肌、腋下前锯肌区域是否有较大起伏，记录呼吸肌异常代偿模式。

（2）呼吸模式检查

患者仰卧位，在患者胸部及上腹部各放一张 A4 纸，嘱患者正常呼吸，观察两张纸的活动情况，记录其呼吸模式（胸式、腹式、胸式及腹式）。

（十一）颈椎问题鉴别

1．主动/被动活动度

（1）颈椎

见"四、颈部——（三）主动/被动活动度"。

2．附属运动

见"四、颈部——（七）附属运动"。

3．特殊测试

（1）挤压试验（Spurling's Test）

见"四、颈部——（八）特殊测试"。

（2）神经张力测试

见"四、颈部——（八）特殊测试"。

（十二）下肢生物力学评估

见"十、下肢生物力学评估"。

参考文献

1. David J Magee：Orthopedic Physical Assessment，sixth edition

2. Pearsall DJ，Reid JG，Hedden DM. Comparison of three noninvasive methods for measuring scoliosis. Phys Ther 72：648 – 657，1992.

3. Adam CJ，Izatt MT，Harvey JR，et al. Variability in Cobb angle measurements using reformatted computerized tomography scans. Spine 50：1664 – 1669，2005.

4. Loder RT，Spiegel D，Gutknecht S，et al. The assessment of intraobserver and interobserver error in measurement of noncongenital scoliosis in children = 10 years of age. Spine 29：2548 – 2553，2004.

5. Feise RJ，Menke JM. Functional rating index：A new valid and reliable instrument to measure the magnitude of clinical change in spinal conditions. Spine 26：78 – 87，2001.

6. Roland M，Fairbank J：The Roland-Morris disability questionnaire and the Oswestry disability questionnaire. Spine 25：3115 – 3124，2000.

7. Pun WK，Luk KD，Lee W，et al. A simple method to estimate the rib hump in scoliosis. Spine 12：342 – 345，1987.

8. Fairbank JC，Couper J，Davies JB，et al. The Oswestry low back pain disability questionnaire. Physiotherapy 66：271 – 273，1980.

9. Fairbank JC，Pynsent PD. The Oswestry disability index. Spine 25：2940 – 2953，2000.

10. Cyriax J. Textbook of orthopaedic medicine，vol. 1：diagnosis of soft tissue lesions，London，1982，Bailliere Tindall.

11. Wilke A，Wolf U，Lageard P，et al. Thoracic disc herniation：a diagnostic challenge. Man Ther 5：181 – 184，2000.

12. Edmondston SJ，Allison GT，Althorpe BM，et al. Comparison of rib cage and posteroanterior thoracic spine stiffness：an investigation of the normal response. Man Ther 4：157 – 162，1999.

13. Maitland GD. The slump test：examination and treatment. Aust J Physiother 31：215 – 219，1985.

14. Butler DS：Mobilization of the nervous system，Melbourne，1991，Churchill Livingstone.

15. Lee L-J，Lee D. The thoracic spine and ribs. In Magee DJ，Zachazewski J，Quillen W，editors：Musculoskeletal rehabilitation—pathology and intervention，St Louis，2009，Elsevier

16. Wood KB，Blair JM，Aepple DM，et al. The natural history of asymptomatic thoracic disc herniations. Spine 22：525 – 530，1997.

17. Philip K，Lwe P，Matyas TA. The inter-therapist reliability of the slump test. Austr J Phys Ther 35(2)：89 – 94，1989.

18. Williams P，Warwick R，editors：Gray's anatomy，ed 36，British，Edinburgh，1980，Churchill Livingstone.

19. Katzman WB，Wanek L，Shepherd JA，et al. Agerelated hyperkyphosis：its causes，consequences and management.

20. Wiles P，Sweetnam R. Essentials of orthopaedics，London，1965，JA Churchill.

21. Wood KB，Melikian R，Villamil F：Adult Scheuermann kyphosis：evaluation，management and new developments. J Am Acad Orthop Surg 20：113 – 121，2012.

22. Maitland GD. Vertebral manipulation，London，1973，Butterworths.

23. Wood KB，Garvey TA，Gundry C，et al. Magnetic resonance imaging of the thoracic spine. J Bone Joint Surg Am 77：1631 – 1638，1995.

六、 腰腹部

（一）视诊

1. 姿势

（1）腰腹部姿势异常

在此部位，我们需注意患者是否存在腰椎过度前凸、后凸或上半身侧偏的问题。腰椎过度前凸：常伴骨盆前倾，可能是由于腹肌力量弱，竖脊肌、腰大肌过强造成的不正常体态。腰椎后凸：正常腰椎曲度呈现前凸体态，若患者呈现后凸体态，则为异常，结合骨性和肌肉（可能是由于腹肌、腘绳肌过强造成）进行诊断。上半身侧偏：是指脊柱与身体中线产生偏移，多伴有下肢生物力线的异常（图 6-1-1）。

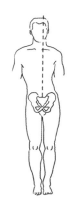

图 6-1-1　上半身侧偏

患者正常站立，观察/拍摄患者从前方、后方、侧方的照片。前面观：观察患者脊柱中线是否发生偏移以及骨盆是否发生倾斜（图 6-1-2）。后面观：观察患者是否存在侧弯畸形以及骨盆是否发生倾斜（图 6-1-3）。侧面观：观察患者腰椎曲度是否存在异常以及骨盆是否发生倾斜（图 6-1-4）。

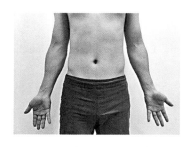 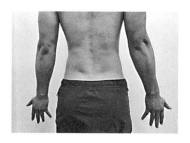 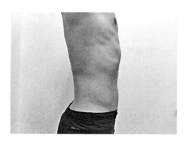

图 6-1-2　患者腰腹部照片前面观　图 6-1-3　患者腰腹部照片后面观　图 6-1-4　患者腰腹部照片侧面观

（2）整体姿势

见"一、肩部——（一）视诊"。

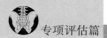

2. 形态

（1）肌肉萎缩

观察腰腹部区域肌肉轮廓的对称性，检查是否存在肌肉萎缩。

（2）畸形

观察有无脊柱侧弯、阶梯畸形。脊柱侧弯：脊柱椎体在三维平面上产生的序列异常畸形（图6－1－5）。阶梯畸形：一种由腰椎滑脱造成的异常凸起现象（图6－1－6）。

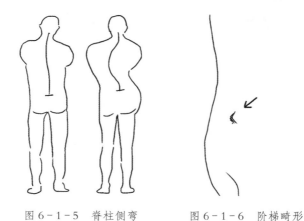

图6－1－5　脊柱侧弯　　　　图6－1－6　阶梯畸形

（二）触诊

（1）腹股沟区

患者仰卧位，检查者在位于髂前上棘与耻骨联合之间区域进行触摸，检查者在该区域触诊时注意是否有疝、淋巴肿大以及压痛（图6－2－1）。

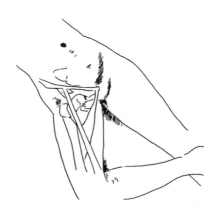

图6－2－1　腹股沟区

（2）髂前上棘及髂嵴

患者仰卧位，检查者从腹股沟上外侧定位到骨性凸起即为髂前上棘（图6－2－2），由髂前上棘开始向上沿着弧形骨性结构触摸即为髂嵴，触诊时注意是否有压痛（图6－2－3）。

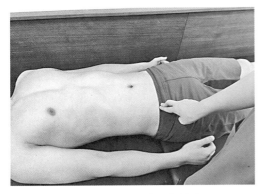

图 6 - 2 - 2　髂前上棘触诊

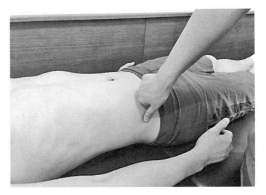

图 6 - 2 - 3　髂嵴触诊

（3）腰椎棘突

患者俯卧位，检查者以双侧髂嵴最高处连线与后中线交点开始触压患者腰椎，该点为 L4 与 L5 间隙，往尾端为腰 5 棘突，再往头端依次触压各腰椎棘突及棘突间隙，注意是否有压痛（图 6 - 2 - 4）。

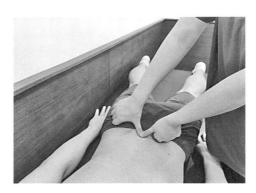

图 6 - 2 - 4　腰椎棘突触诊

（4）腰椎横突

患者俯卧位，定位到棘突后，稍外移触压到对应椎体的椎弓板，再往外移动即可触压到对应椎体横突，一直触压至横突外侧段，注意是否有压痛（图 6 - 2 - 5）。

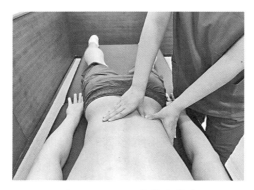

图 6 - 2 - 5　腰椎横突触诊

（5）骶骨

患者俯卧位，使用上述腰椎棘突定位方法定位到 L5，往尾端移动触诊到腰骶关节区域，腰骶关节不可触，触压其上面的软组织时注意是否有压痛；再往远端移动即可触摸到骶骨，髂后上棘两点连线中间为 S2 棘突，继续朝尾端移动触摸到骶管裂孔，触诊时注意是否有压痛（图 6-2-6）。

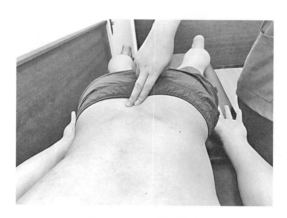

图 6-2-6　骶骨触诊

（6）髂后上棘及骶髂关节

患者俯卧位，先定位到髂嵴顶端，沿髂嵴往后移动触摸到臀裂外侧上方凹陷处即为髂后上棘（图 6-2-7），该点稍往下即为骶骨与髂骨连接处，再稍往内及尾端移动触摸即是骶髂关节（图 6-2-8），该关节本身不可触及，可触诊其表面软组织，注意是否有压痛。

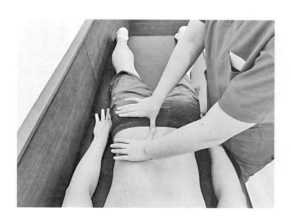

图 6-2-7　髂后上嵴触诊

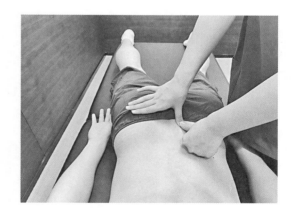

图 6-2-8　骶髂关节触诊

（7）坐骨结节

患者俯卧位，在臀中部近臀纹位置触压，该位置较深，需按压至深层才能定位，注意是否有压痛（图 6-2-9）。

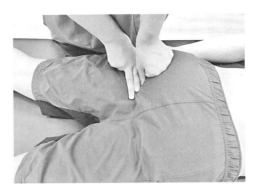

图 6-2-9　坐骨结节触诊

（8）腰部竖脊肌

患者俯卧位，定位到腰椎棘突后，稍往外移沿下背脊柱隆起肌肉触压，注意是否有肌肉痉挛或压痛，对比两侧肌肉轮廓大小（图 6-2-10）。

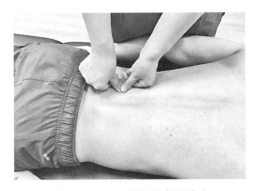

图 6-2-10　腰部竖脊肌触诊

（9）臀中肌

患者俯卧位，定位髂嵴后，紧贴髂嵴下方即可触及其臀中肌起点，在股骨大转子前外侧止点处触及其肌腱，沿肌肉起始位置作线性触诊，注意是否有压痛。做外展抗阻时可以使该肌肉更容易触诊（图 6-2-11）。

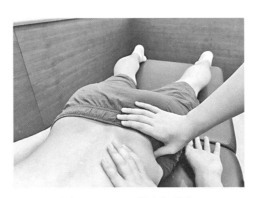

图 6-2-11　臀中肌触诊

（10）臀大肌

患者俯卧位，定位到髂后上棘、尾骨、股骨大转子稍上方，该三点连线构成臀大肌轮廓，触压该区域，注意是否有肌肉痉挛、压痛，对比两侧肌肉轮廓大小（图6-2-12）。

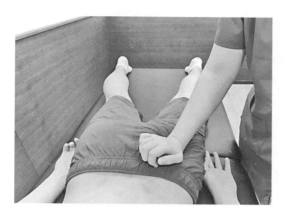

图6-2-12　臀大肌触诊

（11）坐骨神经

患者侧卧位，检查者将受测髋部屈曲至90°，用力按压大转子与坐骨结节连线中点，注意是否有压痛。该方法亦可触诊梨状肌（图6-2-13）。

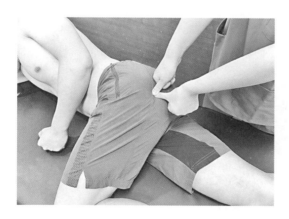

图6-2-13　坐骨神经触诊

（三）主动/被动活动度

（1）前屈

体位：患者站立位，保持躯干直立（图6-3-1）。

测量：检查者用记号笔在髂后上棘连线中点和该点上方15 cm处做标记，嘱患者往前屈曲躯干，在活动末端用皮尺测量两点间距离，前屈活动度取测量读数与15 cm的差值（图6-3-2）。

终末感：检查者在主动活动末端加压，感受关节活动终末感，正常应为坚韧（Firm）。

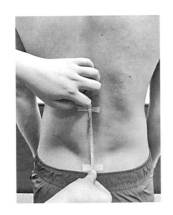 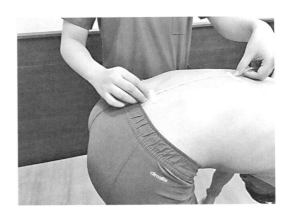

图6-3-1　腰部前屈活动度测试—体位　　　　图6-3-2　腰椎前屈活动度测试—测量

（2）后伸

体位：摆位及标记同前屈（图6-3-3）。

测量：嘱患者后仰躯干，在活动末端用皮尺测量两点间距离，后伸活动度取测量读数与15 cm 的差值（图6-3-4）。

终末感：检查者在主动活动末端加压，感受关节终末活动感，正常应为坚韧（Firm）。

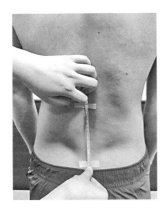 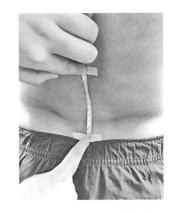

图6-3-3　腰部后伸活动度测试—体位　　　图6-3-4　腰部后伸活动度测试—测量

（3）侧屈

体位：患者站立位，躯干保持直立（图6-3-5）。

测量：检查者将量角器轴心对准 S2 棘突，固定臂垂直于地面，移动臂指向第七节颈椎。嘱患者往一侧侧屈至最大，下降侧手臂保持放松，下肢保持伸直、脚踩平，测量其活动度（图6-3-6）。采用同样方法测量对侧。

终末感：检查者在患者主动活动末端加压，感受关节活动终末感，正常应为坚韧（Firm）。

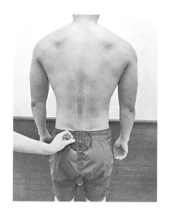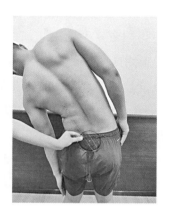

图6-3-5　腰部侧屈活动度测试—体位　　图6-3-6　腰部侧屈活动度测试—测量

（4）旋转

体位：患者站立位，躯干保持直立（图6-3-7）。

测量：检查者将量角器轴心对准头顶中心，固定臂平行于两侧髂嵴顶端连线，移动臂平行于两侧肩峰顶端连线。嘱患者躯干往一侧旋转至最大，保持背部直立、下肢伸直、脚踩平，测量其活动度（图6-3-8）。采用同样方法测量对侧。

终末感：检查者在患者主动活动末端加压，感受关节活动终末感，正常应为坚韧（Firm）。

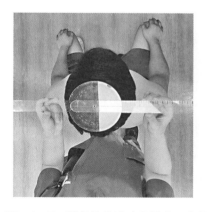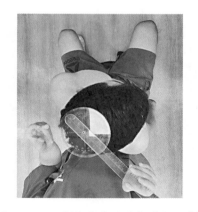

图6-3-7　腰部旋转活动度测试—体位　　图6-3-8　腰部旋转活动度测试—测量

（四）功能性活动测试

（1）重复坐站测试

嘱患者从椅子上完全站起，再坐下，尽可能快地在30 s内重复该活动，检查者记录30 s内从坐到站的次数，该测试需做两次，测试结果取两次记数的平均值（若患者在测试中感觉不适，应停止测试）。注意测试过程中患者是否出现扶腰或撑腿等辅助姿势、是否出现疼痛以及记录患者主诉的劳累程度。

（2）重复弯腰测试

嘱患者从站立位往前弯腰再回到直立位置，双手不可进行帮助，下肢保持伸直，尽可能快地重复 10 次，若患者出现不适，应停止测试。注意患者是否有症状变化或异常活动模式。

（3）运动相关测试

嘱患者做一些常用动作（结合患者职业、运动习惯，重现或模拟相关运动动作），亦可嘱患者做一些与腰椎相关的运动动作，注意可能诱发的问题并记录活动表现。

（五）肌肉灵活度测试

（1）髂腰肌（Thomas Test）

体位：患者仰卧位，将被测试下肢主动伸髋，臀部置于床面的边缘。

操作：患者将对侧下肢膝盖抱至胸前使其屈髋屈膝至最大，保持腰部紧贴床面（图 6-5-1）。

测量：检查者将量角器轴心对准股骨大转子，固定臂对齐躯干外侧中线，移动臂对齐股骨外侧髁，记录被测试侧屈髋角度（图 6-5-2）。

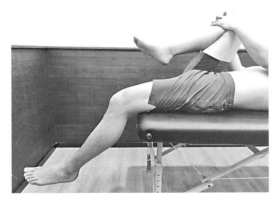

图 6-5-1　髂腰肌灵活度测试—操作

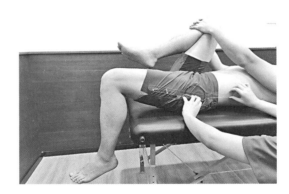

图 6-5-2　髂腰肌灵活度测试—测量

（2）股直肌（Thomas Test）

体位：患者仰卧位，将被测试下肢主动伸髋，臀部置于床面的边缘。

操作：患者将对侧下肢膝盖抱至胸前使其屈髋屈膝至最大，保持腰部紧贴床面（图 6-5-3）。

测量：检查者将量角器轴心对准股骨外侧髁，固定臂对齐股骨大转子，移动臂对齐外踝，记录被测试侧屈膝角度（图 6-5-4）。

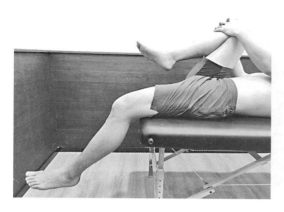

图 6-5-3　股直肌灵活度测试—操作

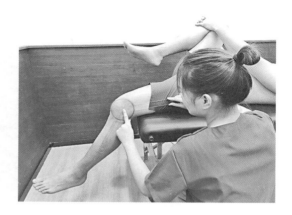

图 6-5-4　股直肌灵活度测试—测量

（3）腘绳肌（直腿抬高测试）

体位：患者仰卧位，伸髋伸膝，手放在床面上。

操作：检查者在伸膝的情况下被动屈髋至最大。检查者一手置于膝关节上方保持伸膝，一手稳定踝关节（图 6-5-5）。

测量：检查者将量角器轴心对准股骨大转子，固定臂对齐躯干外侧中线，移动臂对齐股骨外侧髁，记录被测试侧屈髋角度（图 6-5-6）。

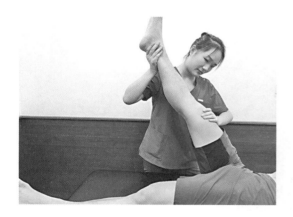

图 6-5-5　腘绳肌灵活度测试—操作

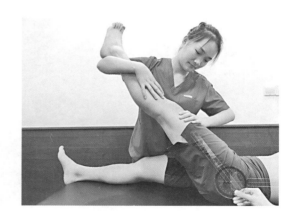

图 6-5-6　腘绳肌灵活度测试—测量

（4）阔筋膜张肌/髂胫束（Ober's Test）

体位：患者侧卧位，将受试侧对侧下肢屈髋屈膝 45°以维持骨盆稳定。

操作：检查者一手置于骨盆，一手托住被检查下肢，先外展髋关节，再后伸髋关节。然后让被测试下肢自然下落，低于水平面 10°视为正常。应避免出现髋关节屈曲及内旋（图 6-5-7）。

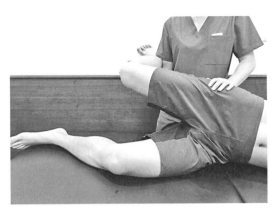

图 6 - 5 - 7　阔筋膜张肌＆髂胫束摆位—操作

（六）抗阻肌力测试

（1）屈腰肌群

患者钩状卧位，在两边离同侧手指远端 12 cm 处做标记（40 岁以下）/8 cm 处做标记（40 岁以上），嘱患者肩部抬离床面，双手指尖触碰标记并尽可能久地保持该姿势。记录患者保持时间（图 6 - 6 - 1）。

5 级：20～30 s。

4 级：15～20 s。

3 级：10～15 s。

2 级：1～10 s。

1 级：＜1 s。

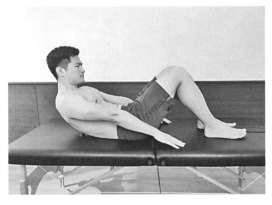

图 6 - 6 - 1　屈腰肌群抗阻肌力测试

（2）伸腰肌群

患者俯卧位，嘱患者双手抱头，胸部抬离床面，且肋骨不可触碰床面，尽可能久地保持后伸姿势，记录时间。若患者无法执行该动作，可改变上肢摆放位置及降低高度以降低难度

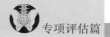

（图 6 - 6 - 2）。

5 级：姿势标准且保持 20～30 s。

4 级：上肢摆放于两侧，胸部抬离床面肋骨无接触且保持 15～20 s。

3 级：上肢摆放于两侧，胸骨抬离床面且保持 10～15 s。

2 级：上肢摆放于两侧，头部抬离床面且保持 1～10 s。

1 级：背部肌肉收缩但无动作产生。

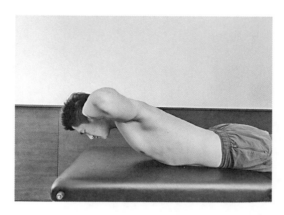

图 6 - 6 - 2　伸腰肌群抗阻肌力测试

（3）旋转肌群

患者仰卧位，嘱患者双手抱头，抬起一边肩部及头部，向对侧旋转上半身至最大，保持该姿势，记录时间。若患者无法执行该动作，可改变上肢摆放位置以降低难度（图 6 - 6 - 3）。

5 级：姿势标准且保持 20～30 s。

4 级：可以维持上半身姿势但双手交叉抱胸且保持 15～20 s。

3 级：可以维持上半身姿势但双手置于两侧且保持 10～15 s。

2 级：无法维持上半身姿势。

1 级：肌肉收缩但无动作产生。

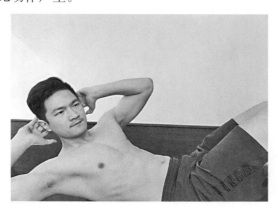

图 6 - 6 - 3　旋转肌群抗阻肌力测试

（4）侧屈肌群

患者侧卧位且膝关节屈曲 90°，髋关节 0°，嘱患者用肘部支撑上半身并使髋部抬离床面，脊柱呈一直线，保持该姿势，记录时间。注意患者躯干不可旋转，髋关节保持 0°（图 6 - 6 - 4）。

5 级：姿势标准且保持 10～20 s。

4 级：骨盆可抬离床面但难以维持脊柱呈直线且保持 5～10 s。

3 级：骨盆可抬离床面但无法维持脊柱呈直线且保持＜5 s。

2 级：无法使骨盆抬离床面。

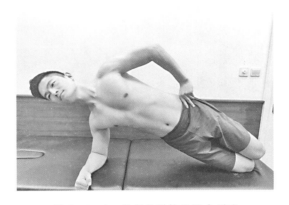

图 6 - 6 - 4　侧屈肌群抗阻肌力测试

（七）附属运动

（1）椎体中央后前向

患者俯卧位，检查者定位到各腰椎棘突，从腰 5 至腰 1 依次在棘突上施加竖直向下的力，感受椎体活动程度，单个椎体与整体作对比，记录相对异常的情况（图 6 - 7 - 1）。

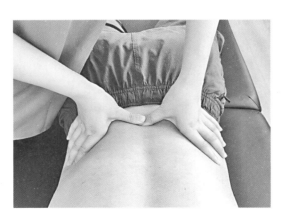

图 6 - 7 - 1　腰椎椎体—中央后前向

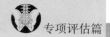

（2）椎体单侧后前向

患者俯卧位，检查者定位到各腰椎横突或椎弓板位置，在对应位置上施加竖直向下的力，使椎体产生轻微旋转，感受椎体旋转程度，单个椎体需进行双侧对比（图6-7-2）。

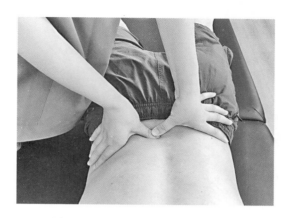

图6-7-2　腰椎椎体——单侧后前向

（3）棘突侧向

患者俯卧位，检查者定位到各腰椎棘突，在单个椎体棘突侧面施加横向压力，使椎体产生旋转，感受椎体旋转程度，单个椎体双侧对比（图6-7-3）。

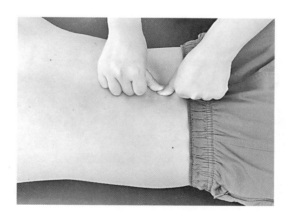

图6-7-3　腰椎棘突——侧向

（八）特殊测试

1. 腰椎稳定度测试

（1）俯卧位节段失稳试验（Prone Segmental Instability Test）

患者俯卧位，上身落于床面，双腿支撑在地面上。检查者在腰椎后方施加压力，观察是否诱发疼痛（图6-8-1）。然后，嘱患者将双腿抬离地板，检查者在腰椎后方再次施加压力，观察是否诱发疼痛（图6-8-2）。若仅在静止位置诱发疼痛，则为阳性，提示腰椎失稳

（第二次试验肌肉的参与掩盖了腰椎失稳的情况）。

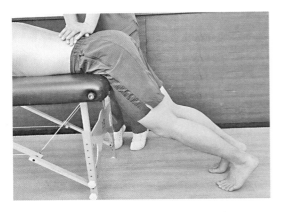
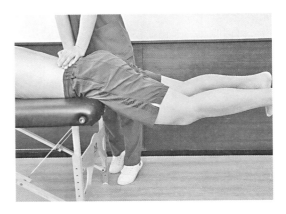

图 6-8-1　俯卧位节段失稳试验　　　　　　　　图 6-8-2　俯卧位节段失稳试验

（2）被动腰椎伸展试验（Passive Lumbar Extension Test）

患者俯卧位，检查者被动伸展患者双下肢，并抬离床面约 30 cm；同时，检查者轻柔地拉动腿部。若患者在伸展姿势时，腰部出现剧烈疼痛，腰腹部感觉很重，或者腰腹部出现"脱落"感，但双腿下降到起始位置时疼痛消失，则为阳性，提示腰椎失稳。麻木或刺痛等感觉异常视为阴性（图 6-8-3）。

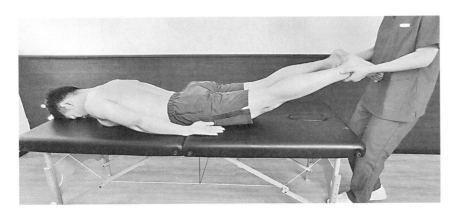

图 6-8-3　被动腰椎伸展试验

（3）腰椎前向不稳定试验（Test of Anterior Lumbar Spine Instability）

患者侧卧位，屈髋 70°并屈膝。检查者触诊所需检查的棘突（例如 L4～L5），用身体沿着患者股骨长轴向后推动患者的膝盖，此时检查者可以感觉到 L5 棘突在 L4 上的相对运动（图 6-8-4）。正常情况下没有活动或者活动很小。其他节段同理。若活动明显，则为阳性，提示腰椎前侧失稳。操作时检查者需确保腰椎后方韧带处于放松位，可通过调节患者的屈髋角度来改变。

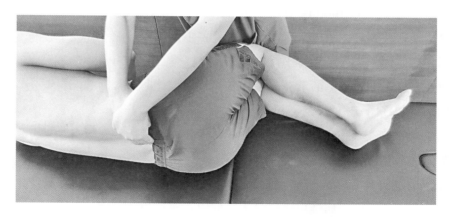

图 6 - 8 - 4　腰椎前向不稳定试验

（4）腰椎后向不稳定试验（Test of Posterior Lumbar Spine Instability）

患者坐在床边，检查者立在患者前方。患者肘关节屈曲，前臂旋前，置于检查者肩膀的前侧。检查者双手环绕患者并将手指放在其腰椎上，使腰椎完全前凸（图 6 - 8 - 5）。以L5～S1为例，检查者用双手的手指稳定骶骨，嘱患者在保持腰椎前凸姿势的同时推动前臂。此动作产生了 L5 在 S1 上的后向剪切力。正常情况下没有活动或者活动很小。其他节段同理。若活动明显，则为阳性，提示腰椎后侧失稳。

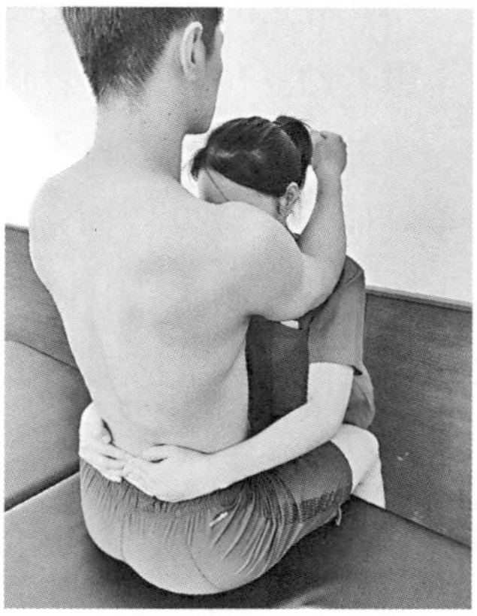

2. 骨盆相关评估

（1）火烈鸟试验（Flamingo Test）

嘱患者单脚站立，此时躯干的重力会使得负重侧的骶骨前移、下降、向前旋转，髂骨向相反方向运动。非负重侧运动相

图 6 - 8 - 5　腰椎后向不稳定试验

反。若耻骨联合或骶髂关节疼痛，则为阳性，提示疼痛部位损伤（图 6 - 8 - 6）。

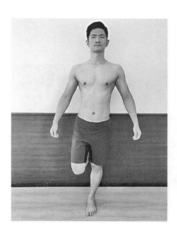

图 6 - 8 - 6　火烈鸟试验

（2）同侧后旋试验（Gillet Test/Ipsilateral Posterior Rotation Test）

患者站立位，检查者位于患者后方。检查者一手拇指触诊一侧的髂后上棘，另一手拇指平行于对侧拇指置于骶骨处。嘱患者单腿站立，同时非负重侧的下肢屈髋屈膝至最大，此时该侧的髂骨向后旋转（图6-8-7）。重复操作，检查另一侧。若膝关节屈曲一侧的骶髂关节活动幅度小或向上移动，则为阳性，提示骶髂关节活动不足。杰克逊（Jackson）提出的改良试验是在完成前述操作后，检查者触诊一侧的髂后上棘和骶骨，嘱患者抬起对侧下肢，屈髋屈膝至最大，此时，对侧髂骨后旋。腰椎屈曲时，骶骨后旋、同侧髂骨前旋。若负重侧的骶髂关节活动幅度小，则为阳性，提示骶髂关节活动不足。

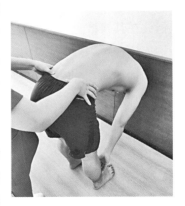

图6-8-7　同侧后旋试验

（3）站立位髂后上棘活动性测试

患者站立位，检查者位于患者后方。检查者一手拇指触诊一侧的髂后上棘，另一手拇指置于对侧髂后上棘。嘱患者伸手触地，下肢保持伸直，此时骨盆向前旋转，双侧髂后上棘上移。若一侧髂后上棘先上移或上移幅度更大，则为阳性，提示该侧骶髂关节活动不足(图6-8-8)。

（4）坐位髂后上棘活动性测试

患者坐位，检查者位于患者后方。检查者一手拇指触诊一侧的髂后上棘，另一手拇指置于对侧髂后上棘。嘱患者朝地板伸手，此时双侧髂后上棘上移。若一侧髂后上棘先上移或上移幅度更大，则为阳性，提示该侧腰部肌肉紧张或该侧骶髂关节活动不足（图6-8-9）。

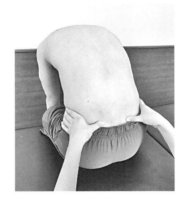

图6-8-8　站立位体前屈触诊 PSIS

图6-8-9　坐位体前屈触诊 PSIS

（5）长短腿测试

患者钩状卧位，嘱患者抬髋，在下落时握住患者两侧小腿使其下肢伸直，通过两侧内踝尖位置对比长度，再嘱患者坐起，再比较两腿长度。若一侧腿长在坐立时变长，则为阳性，提示该侧骨盆存在相对后倾（图6-8-10）。

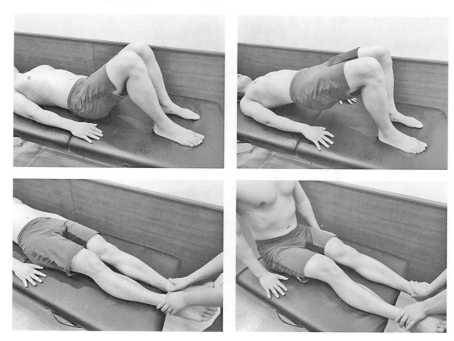

图6-8-10　长短腿测试

（6）骨盆挤压试验

患者仰卧位，检查者两手分别放于髂骨翼两侧，两手同时向中线挤压（图6-8-11）。或嘱患者侧卧位，检查者双手放于上侧髂骨部，向下按压。后法多用于检查骶髂关节病变（图6-8-12）。若诱发疼痛，则为阳性，提示骨盆可能有骨折；若出现骶髂关节处疼痛，则为骶髂关节病变。

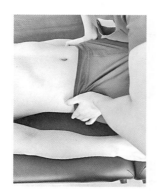 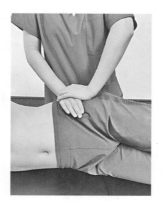

图6-8-11　骨盆挤压试验　　　图6-8-12　骨盆挤压试验

（7）骨盆分离测试

患者仰卧位，检查者两手分别置于两侧髂前上棘处，两手同时向外推按髂骨翼，使之向两侧分开（图6-8-13）。若诱发局部疼痛，则为阳性，提示可能有骨盆骨折；若出现骶髂关节处疼痛，则为骶髂关节病变。

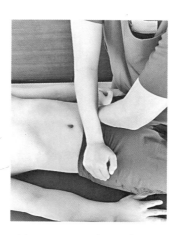

图6-8-13　骨盆分离试验

（8）四字试验（FABER Test）

患者仰卧位，检查者将患者的被测试下肢的脚置于对侧下肢的膝关节上。然后检查者慢慢地下压测试侧下肢的膝关节使其接近床面（图6-8-14）。若患腿的膝盖保持在对侧腿之上或伴有疼痛，则为阳性。若髋关节疼痛或不适，则提示可能髋关节损伤、伴有髂腰肌痉挛；若骶髂关节处疼痛，则提示骶髂关节问题。

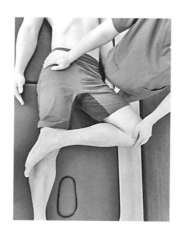

图6-8-14　四字试验

（9）前上盂唇撕裂试验（Anterior Labral Tear Test/FADDIR Test）

患者仰卧位，检查者被动地屈曲患者髋关节至末端，外展外旋髋关节至末端（起始位）。

然后，检查者伸展髋关节，同时内旋内收髋关节（图6-8-15）。若诱发疼痛、再现症状（伴或不伴弹响）或患者恐惧，则为阳性，提示可能是前上盂唇撞击综合征、前侧盂唇撕裂、髂腰肌肌腱炎的问题。

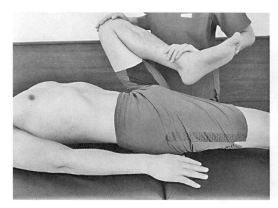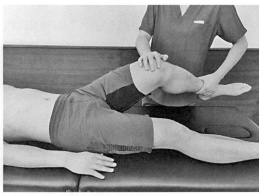

图6-8-15　前上盂唇撕裂试验

（10）根斯伦试验（Gaenslen's Test）

患者健侧卧位，患侧髋关节过伸位；健侧下肢屈髋屈膝贴近胸部。检查者一手固定患者骨盆，一手伸展髋关节（图6-8-16）。若诱发疼痛，则为阳性，提示可能是同侧骶髂关节损伤、髋关节损伤或L4神经根损伤。

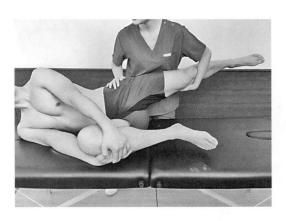

图6-8-16　根斯伦（Gaenslen）试验

3. 神经学检查

（1）Slump试验（Slump Test）

患者坐于床边，双腿悬空，髋关节保持中立（无旋转，无内收外展），双手置于背后。首先，检查者嘱患者将背部拱起，胸腰椎弯曲至最大幅度，并且下巴保持在中立位防止头颈屈曲，在患者肩部施加压力以保持胸腰椎的屈曲。接下来嘱患者头颈部屈曲至最大（下巴碰胸骨），检查者一手在患者头部施加压力，以保持颈椎、胸椎和腰椎三个部分屈曲。然后，检查者另一只手将患者的踝关节保持在最大背屈位置，嘱患者尽可能主动地伸直膝关节。另一条腿重复试验，然后两条腿同时重复试验。若患者因疼痛无法完全伸直膝关节，检查者移除颈椎处的压力并使患者主动后伸颈部。若后伸颈部后，患者症状减轻，膝关节可继续伸展，或者后伸颈部后，症状加重，则为阳性，提示神经脑脊膜束张力增加（图 6 - 8 - 17）。此试验最重要的是再现患者症状，而非诱发症状。此试验的摆位的确会诱发一些不适，以下情况视为阴性：T8～T9 区域附近非病理性的疼痛及不适，膝后因腘绳肌牵拉出现的疼痛及不适，伸膝、踝背屈两侧对称受限，后伸头颈后伸膝、踝背屈两侧对称增加。

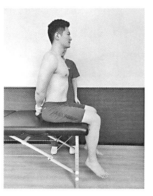
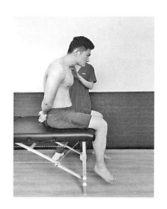
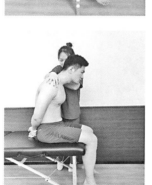
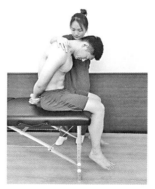
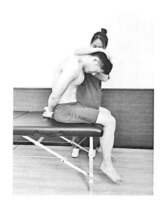
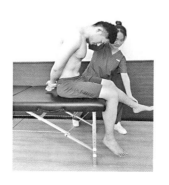

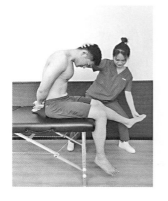
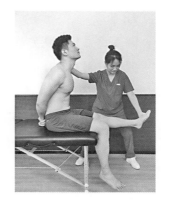

图 6-8-17　Slump 试验

（2）直腿抬高试验（SLR Test）

　　患者仰卧位，保持放松（先测健侧腿），检查者被动伸直患者膝关节并使髋关节内收内旋（图 6-8-18）。在此体位下，被动屈曲患者髋关节，直到诱发疼痛或后背、下肢后侧紧张。若主要诱发背部疼痛，提示可能椎间盘突出压迫脊髓前膜或其他病变导致椎管中央区域压力增高。若主要诱发下肢疼痛，提示外周神经组织压力增高。若在两处均诱发疼痛，提示在脊髓和外周神经之间存在椎间盘突出或病变。若 70° 后疼痛，则提示腰部或骶髂关节的关节问题。诱发症状后，检查者减少患者屈髋角度直至症状消失，嘱患者屈曲头颈部（下巴碰胸骨）或检查者被动的背屈患者踝关节，或两者同时进行。若诱发疼痛或再现症状，则为阳性，提示神经组织问题。

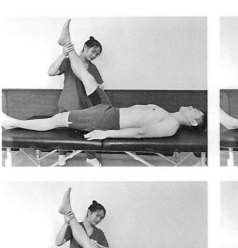
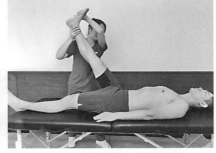
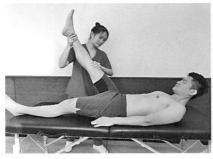
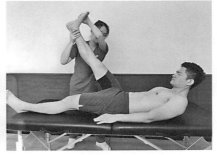

图 6-8-18　直腿抬高试验

（3）股神经牵拉测试

患者健侧卧位，健侧髋关节和膝关节略微屈曲，保持背部伸直，不要过度伸展，头部轻微前屈。检查者一手握住患侧下肢，伸膝，伸髋约 15°，然后被动屈曲膝关节（图 6-8-19）。若诱发大腿前部放射痛，则为阳性，提示股神经张力增高；若是腹股沟、髋关节处疼痛，放射至大腿前内侧，提示 L3 神经根问题；若是疼痛延伸至胫骨中段，提示 L4 神经根问题。

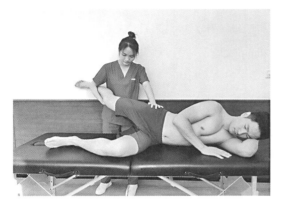
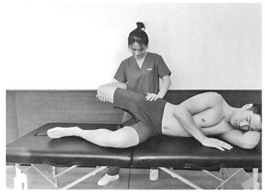

图 6-8-19　股神经牵拉测试

（4）闭孔神经动态试验（Obturator Nerve Dynamic Test）

患者健侧卧位，环抱健腿使其尽量贴近躯干，检查者一手固定骨盆，一手被动屈膝并外展髋关节，若诱发腹股沟和大腿内侧疼痛或再现症状，再嘱患者颈后伸，若症状减轻，则为阳性，提示闭孔神经问题；若未诱发症状，嘱患者颈前屈，若症状再现或诱发腹股沟和大腿内侧疼痛，则为阳性，提示闭孔神经问题（图 6-8-20）。

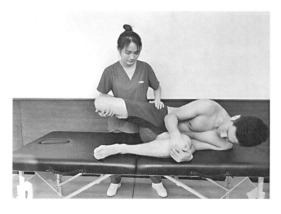
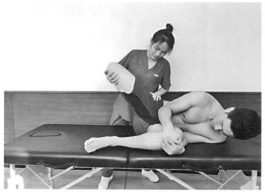

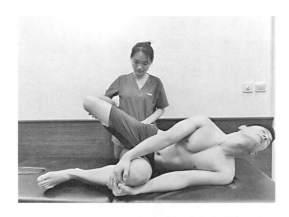

图 6-8-20　闭孔神经动态试验

（5）腰椎关节象限试验（Quadrant Test）

患者站立位，检查者立于其身后。检查者握住患者的肩膀控制运动，患者后伸脊柱，向患侧侧屈并旋转，直至活动末端或诱发症状为止。检查者施加脊柱伸展的力于患者肩部（图6-8-21）。若诱发症状，则为阳性，提示椎体关节功能障碍。此位置最大程度上缩小了椎间孔，增加了患侧小面关节的压力。

（九）核心相关测试

（1）单腿臀桥测试（Unilateral Hip Bridge Test）

患者仰卧位，屈髋屈膝。将臀部抬离床面，骨盆保持中立位，膝、骨盆、躯干成一条直线。然后抬起一侧下肢伸膝，骨盆保持中立位，再换另一条腿，记录动作的完成情况（图6-9-1）。

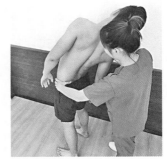

图 6-8-21　腰椎关节象限试验

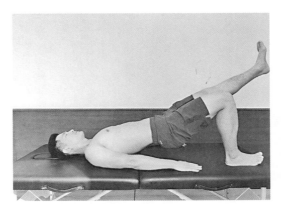

图 6-9-1　单腿臀桥测试

（2）跪姿对角支撑（Bird Dog）

四点跪位，双手在肩关节下，双膝在髋关节下，保持头、颈、背成一条直线。抬起右手，向前延伸，直至与躯干成一条直线。抬起左腿，向后延伸，直至与躯干成一条直线。保持数秒，回归原位，对侧肢体重复，记录动作的完成情况（图6-9-2）。

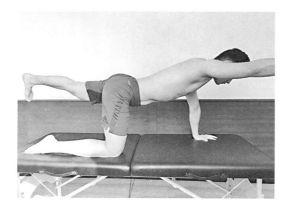

图6-9-2　跪姿对角支撑

（十）呼吸模式评估

见"五、胸背部——（十一）呼吸模式评估"。

（十一）下肢生物力学评估

见"十、下肢生物力学评估"。

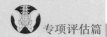

参考文献

1. Goddard BS，JD Reid. Movements induced by straight-leg-raising in the lumbosacral roots，nerves，and plexus and in the intrapelvic section of the sciatic nerve. J Neurol Neurosurg Psychiatry 28：12 - 18，1965.

2. Shiqing X，Quanzhi Z，Dehao F. Significance of the straight-leg-raising test in the diagnosis and clinical evaluation of lower lumbar intervertebral disc protrusion. J Bone Joint Surg Am 69：517 - 522，1987.

3. Woodhall R，Hayes GJ. The well-leg-raising test of Fajersztajn in the diagnosis of ruptured lumbar intervertebral disc. J Bone Joint Surg Am 32：786 - 792，1950.

4. Thurston A. Assessment of fixed flexion deformity of the hip. Clin Orthop 169：186 - 189，1982.

5. Urban LM. The straight-leg-raising test：a review. J Orthop Sports Phys Ther 2：117 - 133，1981. Johnson EK，Chiarello CM：The slump test：the effects of head and lower extremity position on knee extension. J Orthop Sports Phys Ther 26：310 - 317，1997.

6. Kasai Y，Morishita K，Kawakita E，et al. A new evaluation method for lumbar spinal instability：passive lumbar extension test. Phys Ther 86：1661 - 1667，2006.

7. Alqarni AM，Schneiders AG，Hendrick PA. Clinical tests to diagnose lumbar segmental instability：a systematic review. J Orthop Sports Phys Ther 41：130 - 140，2011.

8. Strauss EJ，Kim S，Calcei JG，et al. Iliotibial band syndrome：evaluation and management. J Am Acad Orthop Surg 19：728 - 736，2011.

9. Corrigan B，Maitland GD. Practical orthopedic medicine，London，1985，Butterworths.

10. Fahrni WH. Observations on straight-leg-raising with special reference to nerve root adhesions. Can J Surg 9：44 - 48，1966.

11. Ober FB. The role of the iliotibial and fascia lata as a factor in the causation of low-back disabilities and sciatica. J Bone Joint Surg 18：105 - 110，1936.

12. Meadows JT. Orthopedic differential diagnosis in physical therapy：a case study approach，New York，1999，McGraw-Hill.

13. Maitland GD. The slump test：examination and treatment. Aust J Physiother 31：215 - 219，1985.

14. Philip K，Lew P，Matyas TA. The inter-therapist reliability of the slump test. Aust J Physiother 35：89 - 94，1989.

15. Maitland GD. Negative disc exploration：positive canal signs. Aust J Physiother 25：129 - 134，1979.

16. Fidel C，Martin E，Dankaerts W，et al. Cervical spine sensitizing maneuvers during the slump test. J Man Manip Ther 4：16 - 21，1996.

17. Butler DA. Mobilisation of the nervous system，Melbourne，1991，Churchill Livingstone.

18. Breig A，Troup JDG. Biomechanical considerations in straight-leg-raising test：cadaveric and clinical studies of the effects of medical hip rotation. Spine 4：242 - 250，1979.

19. Charnley J. Orthopedic signs in the diagnosis of disc protrusion with special reference to the straight-leg-raising test. Lancet 1：186 - 192，1951.

20. Edgar MA，Park WM. Induced pain patterns on passive straight-leg-raising in lower lumbar disc protrusion. J Bone Joint Surg Br 56：658 - 667，1974.

21. Scham SM，Taylor TKF. Tension signs in lumbar disc prolapse. Clin Orthop 75：195 - 204，1971.

22. Wilkins RH，Brody IA. Lasègue's sign. Arch Neurol 21：219 - 220，1969.

23. Summers B，Malhan K，Cassar-Pullicino V. Low back pain on passive straight leg raising：the anterior

theca as a source of pain. Spine 30：342－345，2005．

24. Spengler DM. Low back pain：assessment and management，Orlando，FL，1982，Grune & Stratton．

25. Dobbs AC. Evaluation of instabilities of the lumbar spine. Orthop Phys Ther Clin North Am 8：387－400，1999．

26. Lyle MA，Manes S，McGuinness M，et al. Relationship of physical examination findings and selfreported symptoms severity and physical function in patients with degenerative lumbar conditions. Phys Ther 85：120－133，2005．

27. Cipriano JJ. Photographic manual of regional orthopedic tests，Baltimore，1985，Williams & Wilkins．

七、 髋部

（一）视诊

1. 姿势

（1）髋部姿势异常

在此部位，我们需注意患者是否存在髋内翻/外翻，骨盆是否出现前倾/后倾。颈干角是指股骨颈轴线和股骨干轴线之间形成一个内倾角（图 7-1-1），正常值在 110°～140°。颈干角大于正常值则为髋外翻（图 7-1-2），颈干角小于正常值则为髋内翻（图 7-1-3）。从侧面观察患者小腹有无前凸、后腰是否凹陷、臀部是否异常后翘来判定骨盆是否前倾（图 7-1-4）；观察整个脊柱在侧面是否呈现一个 C 形，腰椎是否过度后凸，来判断是否出现后倾。

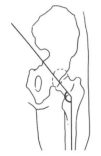 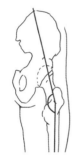 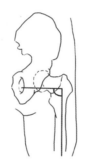 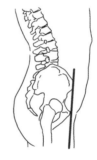

图 7-1-1　颈干角　　　图 7-1-2　髋外翻　　　图 7-1-3　髋内翻　　　　图 7-1-4　骨盆前倾

患者自然站立，观察/拍摄患者从前方、后方、侧方的照片。前面观（图 7-1-5）：观察骨与软组织轮廓是否异常（是否有肿胀存在）；侧面观（图 7-1-6）：观察臀部轮廓有无异常（臀大肌）；后面观（图 7-1-7）：观察髋关节姿态以及其对脊柱的影响。

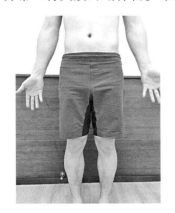 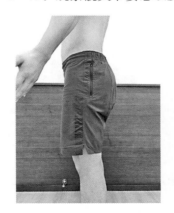 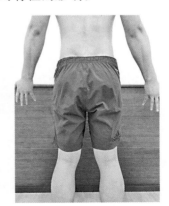

图7-1-5　患者髋部姿势前面观　　　图7-1-6　患者髋部姿势侧面观　　　图7-1-7　患者髋部姿势后面观

（2）整体姿势

见"一、肩部——（一）视诊"。

2. 形态

（1）肌肉萎缩

观察肌肉轮廓的对称性，检查是否存在肌肉萎缩，尤其注意臀大肌、臀中肌、臀小肌、髂腰肌、内收肌。

（2）关节脱位

观察有无髋关节后脱位、髋关节前脱位。髋关节后脱位：股骨头从髂股韧带与坐股韧带之间的薄弱区穿出，易造成后关节囊及圆韧带撕裂。髋关节前脱位：多因髋关节极度外展外旋导致，股骨头从髂股韧带与耻股韧带之间的薄弱区穿出。

（3）畸形

观察有无髋臼的继发性发育不良畸形、股骨近端畸形、患肢短缩畸形、髋关节僵硬或强直。继发性发育不良畸形：髋臼的前壁薄而后壁较厚，小而浅。股骨近端畸形：包括股骨头的发育畸形，股骨颈干角和前倾角过大或过小等。

（二）触诊

（1）髂嵴

患者仰卧位，足跟齐平，检查者双手触及两侧骨盆最高点（图 7-2-1），两侧髂嵴的连线应在同一水平线上，若有倾斜，则提示骨盆倾斜。

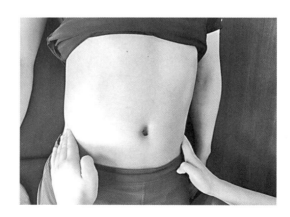

图 7-2-1 髂嵴触诊

（2）髂前上棘

患者仰卧位，检查者将手放在患者腰两侧，拇指放在两侧骨盆最前端（髂前上棘）上（图 7-2-2），两侧髂前上棘连线应在同一水平线上，若有倾斜，提示骨盆倾斜；与两侧髂后上棘相连，观察是否有骨盆前倾/后倾。

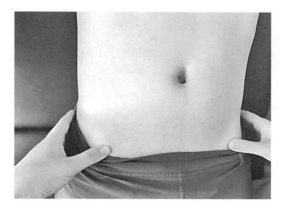

图7-2-2　髂前上棘触诊

（3）髂后上棘

患者俯卧位，检查者拇指放在臀部上方凹陷处，触及骨性凸起物（图7-2-3），观察两拇指是否在同一水平线上（平对第二骶椎），若有倾斜，则提示骨盆倾斜，与两侧髂前上棘相连，观察是否有骨盆前倾/后倾。

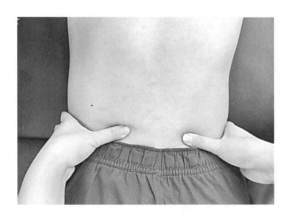

图7-2-3　髂后上棘触诊

（4）股骨大转子

患者站立位，检查者拇指置于髂前上棘上，其余四指从髂结节处向下移至大转子后缘（前侧、外侧被阔筋膜张肌和臀中肌覆盖，难以触及），嘱患者作髋部内外旋活动，检查者可感受股骨大转子滑动（图7-2-4）。连接两侧大转子成一直线，若该直线不与水平面平行，则提示可能髋关节先天性脱位或髋部骨折愈合畸形；患者侧卧位，检查者一只手托住患者小腿远端，另一只手触摸股骨大转子，此时大转子凸向髋部外侧面，便于触诊。嘱患者作髋部内外旋活动，检查者可感受股骨大转子滑动（图7-2-5）。

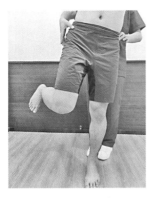

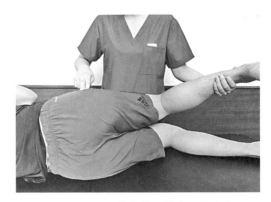

图7-2-4　股骨大转子触诊（站立位）　　　　图7-2-5　股骨大转子触诊（侧卧位）

（5）骶髂关节

患者俯卧位，检查者先找到髂嵴，然后顺着髂骨后缘触及骶髂关节，两侧髂后上棘连线穿过两侧骶髂关节的中心，平对第二骶椎（图7-2-6）。骶髂关节是由骶骨耳状面和髂骨耳状面形成的平面关节。

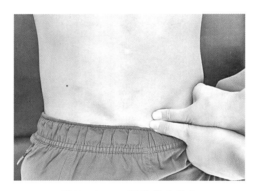

图7-2-6　骶髂关节触诊

（6）腰椎

患者俯卧位，检查者触诊各腰椎与腰椎问题进行鉴别（图7-2-7）。

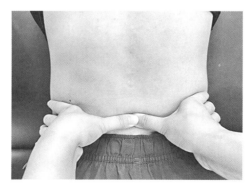

图7-2-7　腰椎触诊

（7）坐骨结节

患者侧卧屈髋位，在臀部最下端可触及（图7-2-8）。患者俯卧位时，在臀襞中点处可触及。坐骨结节呈椭圆形，其后上端粗大，下端狭小。

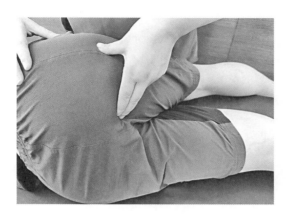

图7-2-8　坐骨结节触诊

（8）内收肌结节

位于股骨内上髁后内侧，可触到锋利的边缘，此为内收肌结节（图7-2-9）。

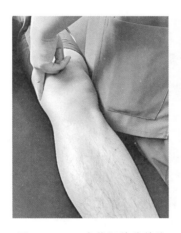

图7-2-9　内收肌结节触诊

（9）内收肌

从内收肌结节向近端移动，包括耻骨肌、股薄肌、长收肌、短收肌、大收肌。

耻骨肌：起点为耻骨上支，止点为股骨粗线内侧唇上部，沿肌纤维走形可触及（图7-2-10）。

股薄肌：起点为耻骨下支，止点为胫骨粗隆内侧，沿肌纤维走形可触及（图7-2-11）。

长收肌和短收肌：长收肌起点为耻骨上支外面，止点为股骨粗线内侧唇中部，沿肌纤维走形可触及；短收肌起点为耻骨下支外面，止点为股骨粗线上部，沿肌纤维走形可触及（图

7－2－12）。

大收肌：起点为坐骨结节、坐骨支和耻骨下支，止点为股骨粗线内侧唇上 2/3 及股骨内上髁，沿肌纤维走形可触及（图 7－2－13）。

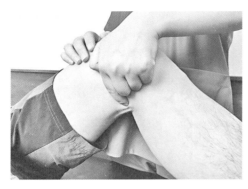

图 7－2－10　耻骨肌触诊

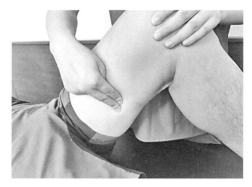

图 7－2－11　股薄肌触诊

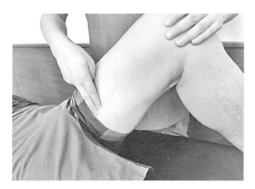

图 7－2－12　长收肌和短收肌触诊

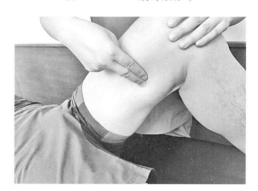

图 7－2－13　大收肌触诊

（10）臀中肌

臀中肌：起点为髂骨翼外面，止点为股骨大转子，沿肌纤维走形可触及，如图（图 7－2－14）检查者中指、示指提示臀中肌。当患者髋部稍外展并做抗阻时更易触及收缩的臀中肌。

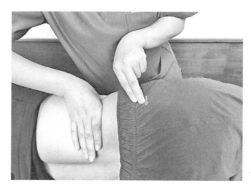

图 7－2－14　臀中肌触诊

（11）臀小肌

患者侧卧位，患侧在上，屈髋屈膝 90°，检查者右手中指、示指放在大转子上缘和髂前上棘之间，左手用于支撑患者膝与小腿的内侧面。然后施加使髋内旋的力，感受臀中肌和臀小肌的收缩（臀小肌被臀中肌前部肌纤维所覆盖，与其同时收缩）（图 7-2-15）。

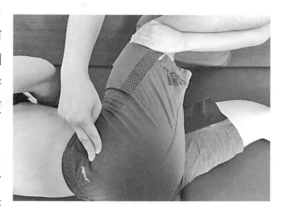

图 7-2-15　臀小肌触诊

（12）腰大肌

患者屈髋屈膝双脚平放在治疗床上，首先，检查者拇指放在髂前上棘、示指放在肚脐处；其次，取其连线的中点，此时正好位于腹直肌的外侧缘，向下按压就能触及腰大肌（图 7-2-16）。腰大肌起于第 12 胸椎体、第 1～5 腰椎体和椎间盘的侧面和全部腰椎横突的前面和下缘，止于股骨小转子。

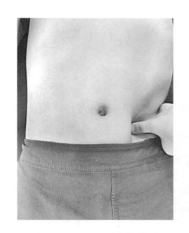

图 7-2-16　腰大肌触诊

（13）腘绳肌

患者俯卧位，屈曲膝关节，可在大腿后侧触及收缩的腘绳肌（图 7-2-17），包括半腱肌、半膜肌、股二头肌。

1）半腱肌

检查者一手放在患者足内侧握住其跟骨，嘱患者屈膝和内旋髋关节并抗阻，另一手可在大腿后面中部触及其收缩（图 7-2-18）。半腱肌起

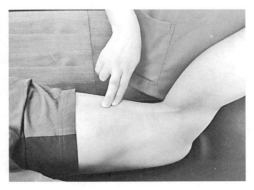

图 7-2-17　腘绳肌触诊

于坐骨结节，止于胫骨内侧髁。

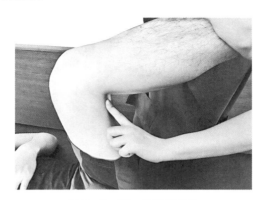

图 7 - 2 - 18　半腱肌触诊

2）半膜肌

患者俯卧位，患侧稍屈膝，检查者使小腿外旋，在胫骨内侧髁处摸到大而圆的条索样结构就是半膜肌肌腱远端（图 7 - 2 - 19）。半膜肌起于坐骨结节，止于胫骨内侧髁。

3）股二头肌

患者俯卧位，屈膝 90°，检查者握住患者足跟，抵抗进一步屈膝和外旋，在大腿后部可触及股二头肌长头和短头（图 7 - 2 - 20）。股二头肌起于坐骨结节和股骨粗线，止于腓骨头。

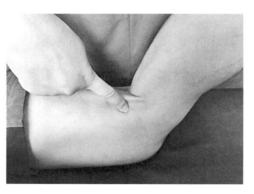

图 7 - 2 - 19　半膜肌触诊

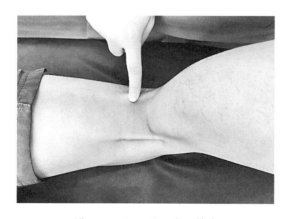

图 7 - 2 - 20　股二头肌触诊

（14）腰方肌

患者侧卧，患侧在上，检查者面对患者站立，右手放在第 12 肋，左手置于该侧髂嵴，在其中间叠指向深面按压，可触及腰方肌（图7-2-21）。腰方肌起于第12肋骨下缘内侧和第1～4腰椎横突，止于髂嵴上缘及髂腰韧带。

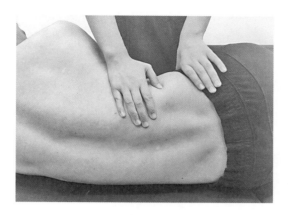

图7-2-21　腰方肌触诊

（15）梨状肌

患者侧卧，患侧在上，检查者左手放在膝关节下使其朝检查者的肩或胸部方向，嘱患者抗阻外展，此时凸起的肌肉是臀中肌，凹陷处底部为梨状肌（图7-2-22）。梨状肌起于骶2～4椎体前面，止于股骨大转子。

（16）腹肌

包括腹直肌、腹外斜肌，腹内斜肌和腹横肌。

1）腹直肌

位于腹前壁正中线两侧，腹直肌鞘内，极易触

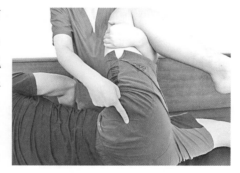

图7-2-22　梨状肌触诊

摸（图7-2-23）。起于耻骨嵴和耻骨联合，止于第5～7肋弓、肋软骨和胸骨剑突。

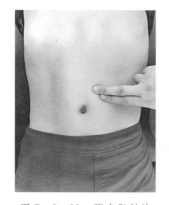

图7-2-23　腹直肌触诊

2）腹外斜肌

位于腹前外侧部的浅层，起于下位 8 个肋骨的外面，止于髂嵴前部及腹正中线，如图（图 7－2－24）中指所指为前锯肌，示指所指为腹外斜肌。

3）腹内斜肌

起于胸腰筋膜、髂嵴及腹股沟韧带外侧半，止于下 3 对肋及白线。不易触及。

4）腹横肌

起于第 7～12 肋软骨内面（与膈肌肌齿相互交错）、胸腰筋膜前层、髂嵴前部、腹股沟韧带外侧 1/3，止于白线。不易触及。

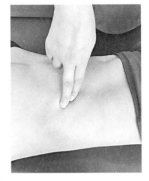

图 7－2－24　腹外斜肌触诊

（三）主动/被动活动度

（1）屈曲

体位：患者仰卧位，保持腰部紧贴床面（图 7－3－1）。

测量：检查者将量角器轴心对准股骨大转子，固定臂平行于治疗床面，移动臂平行于股骨外侧中线。嘱患者髋关节屈曲，测量主动活动度；回到初始位后，被动将患者髋关节屈曲，测量被动活动度（图 7－3－2）。

终末感：检查者在被动活动末端加压，感受关节活动终末感，通常应为柔软（Soft）；由于韧带和肌肉的张力，末端感觉也可能为坚韧（Firm）。

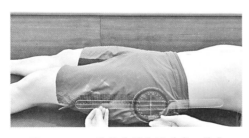

图 7－3－1　髋关节屈曲活动度—体位

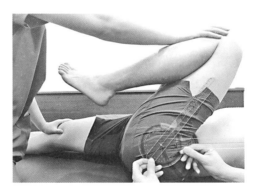

图 7－3－2　髋关节屈曲活动度—测量

（2）伸直

体位：患者俯卧位，保持膝盖伸直（图 7－3－3）。

测量：检查者将量角器轴心对准股骨大转子，固定臂平行于治疗床面，移动臂平行于股骨外侧中线。嘱患者髋关节后伸，测量主动活动度；回到初始位后，被动将患者髋关节后

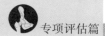

伸，测量被动活动度（图7-3-4）。

终末感：检查者在被动活动末端加压，感受关节活动终末感，正常应为坚韧（Firm）。

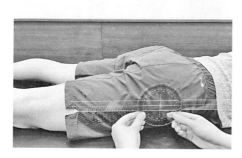
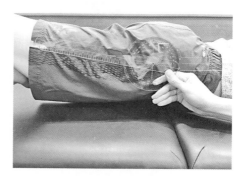

图7-3-3　髋关节伸直活动度—体位1　　　　图7-3-4　髋关节伸直活动度—测量

（3）外展

体位：患者仰卧位，膝盖伸直，腰部紧贴床面（图7-3-5）。

测量：检查者将量角器轴心对准髂前上棘，固定臂平行于两侧髂前上棘的连线，移动臂平行于股骨中线。嘱患者髋关节外展，测量主动活动度；回到初始位后，被动将患者髋关节外展，测量被动活动度（图7-3-6）。

终末感：检查者在被动活动末端加压，感受关节活动终末感，正常应为坚韧（Firm）。

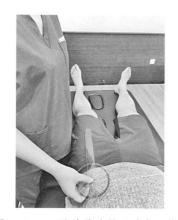
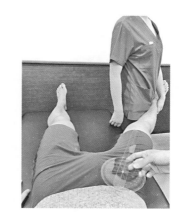

图7-3-5　髋关节外展活动度—体位　　　　图7-3-6　髋关节外展活动度—测量

（4）内收

体位：患者仰卧位，膝盖伸直，腰部紧贴床面（图7-3-7）。

测量：检查者将量角器轴心对准髂前上棘，固定臂平行于两侧髂前上棘的连线，移动臂平行于股骨中线。嘱患者髋关节内收，测量主动活动度；回到初始位后，被动将患者髋关节内收，测量被动活动度（图7-3-8）。

终末感：检查者在被动活动末端加压，感受关节活动终末感，正常应为坚韧（Firm）。

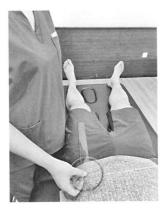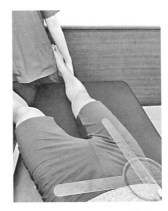

图7-3-7　髋关节内收活动度—体位　　图7-3-8　髋关节内收活动度—测量

（5）外旋

体位：患者坐在治疗床边缘，髋关节屈曲90°，膝关节屈曲90°，并在股骨远端下方垫一毛巾，保持股骨水平（图7-3-9）。

测量：检查者将量角器轴心对准髌骨正前方，固定臂垂直于地面，移动臂平行于小腿中线。嘱患者髋关节外旋，测量主动活动度；回到初始位后，被动将患者髋关节外旋，测量被动活动度（图7-3-10）。

终末感：检查者在被动活动末端加压，感受关节活动终末感，感受关节活动终末感，正常应为坚韧（Firm）。

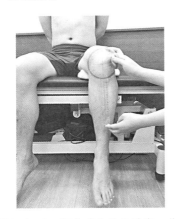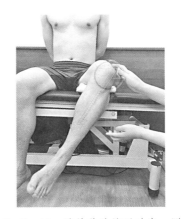

图7-3-9　髋关节外旋活动度—体位　　图7-3-10　髋关节外旋活动度—测量

（6）内旋

体位：患者坐在治疗床边缘，髋关节屈曲90°，膝关节屈曲90°，并在股骨远端下方垫一毛巾，保持股骨水平（图7-3-11）。

测量：检查者将量角器轴心对准髌骨正前方，固定臂垂直于地面，移动臂平行于小腿中线。嘱患者髋关节内旋，测量主动活动度；回到初始位后，被动将患者髋关节内旋，测量被动活动度（图7-3-12）。

终末感：检查者在被动活动末端加压，感受关节活动终末感，正常应为坚韧（Firm）。

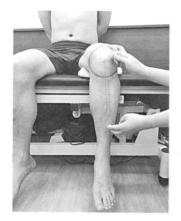 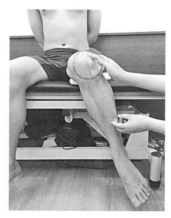

图7-3-11　髋关节内旋活动度—体位　　　图7-3-12　髋关节内旋活动度—测量

（四）功能性活动测试

（1）二郎腿

嘱患者在坐位做一个跷二郎腿的动作，注意屈髋—外展—内收—内旋动作是否连贯以及是否存在身体代偿和活动障碍。

（2）过顶深蹲

嘱患者做一个过顶深蹲的动作，注意其足（第二、三脚趾）、踝、膝是否存在在同一直线上，是否存在膝内扣/外移，是否出现塌腰/弓腰，是否出现足跟离地，动作是否连贯、是否出现活动障碍或疼痛（图7-4-1）。

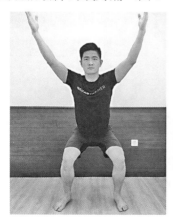 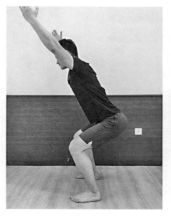 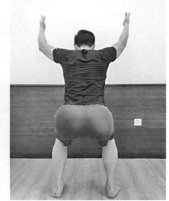

图7-4-1　过顶深蹲

（3）上下台阶

嘱患者单脚上下台阶（双侧对比，先测健侧），注意动作是否连贯、是否存在膝内翻/外翻、是否发生不稳、是否诱发疼痛或活动障碍以及是否存在身体代偿等不良姿势的发生。

（4）单腿跳

嘱患者单脚跳跃，注意起跳姿势和落地姿势是否存在不稳、双侧距离是否一致及异常、是否诱发疼痛、动作是否连贯以及是否存在身体代偿和活动障碍。

（5）双腿跳

嘱患者在矮箱上（30 cm）跳下再跳回原来位置，注意是否达到规定距离、是否诱发疼痛、身体是否前倾、是否发生不稳、脚尖朝内/外以及是否存在身体代偿。

（6）运动相关动作

嘱患者做一些常用动作（结合患者职业、运动习惯，重现或模拟相关运动动作），亦可嘱患者做一些与下肢相关的运动动作，注意可能诱发的问题并记录活动表现。

（五）肌肉灵活度测试

（1）内收肌群

体位：患者仰卧位，主动屈髋屈膝，将臀部置于床面边缘并保持腰部平贴床面（图7-5-1）。

操作：患者主动伸展被测试下肢，屈膝80°左右。检查者观察大腿是否下落在矢状面，若伴有内收，则需考虑长收肌、大收肌等的短缩（图7-5-2）。

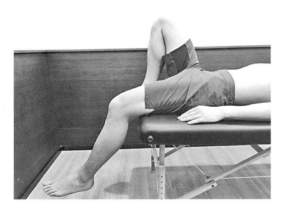

图7-5-1　内收肌群灵活度测试—体位

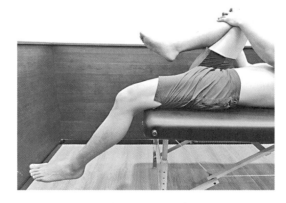

图7-5-2　内收肌群灵活度测试—操作

（2）缝匠肌

体位：患者仰卧位，主动屈髋屈膝，将臀部置于床面边缘并保持腰部平贴床面（图7-5-3）。

操作：患者主动伸展被测试下肢，屈膝 80°左右。检查者观察大腿是否下落在矢状面，若伴有外旋外展，则需考虑缝匠肌的短缩（图 7-5-4）。

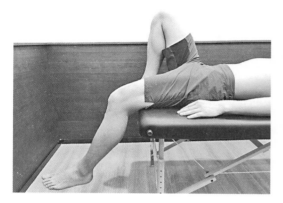

图 7-5-3　缝匠肌灵活度测试—体位

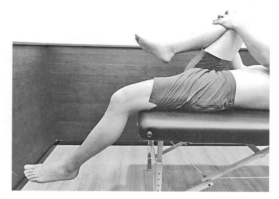

图 7-5-4　缝匠肌灵活度测试—操作

（3）髂腰肌（Thomas Test）

体位：患者仰卧位，将被测试下肢伸髋，臀部置于床面的边缘。

操作：患者将对侧下肢膝盖抱至胸前使其屈髋屈膝至最大，保持腰部紧贴床面（图 7-5-5）。

测量：检查者将量角器轴心对准股骨大转子，固定臂对齐躯干外侧中线，移动臂对齐股骨外侧髁，记录被测试侧屈髋角度（图 7-5-6）。

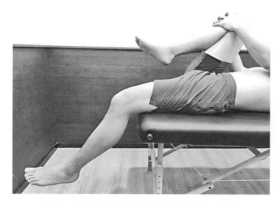

图 7-5-5　髂腰肌灵活度测试—操作

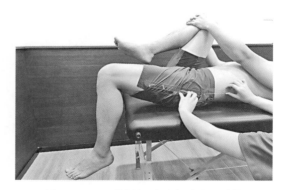

图 7-5-6　髂腰肌灵活度测试—测量

（4）股直肌（Thomas Test）

体位：患者仰卧位，将被测试下肢伸髋，臀部置于床面的边缘。

操作：患者将对侧下肢膝盖抱至胸前使其屈髋屈膝至最大，保持腰部紧贴床面（图 7-5-7）。

测量：检查者将量角器轴心对准股骨外侧髁，固定臂对齐股骨大转子，移动臂对齐外踝，记录被测试侧屈膝角度（图 7 - 5 - 8）。

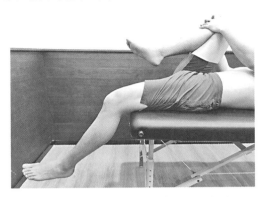
图 7 - 5 - 7　股直肌灵活度测试—操作

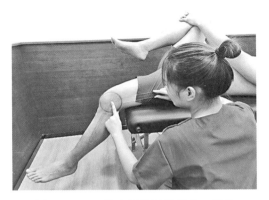
图 7 - 5 - 8　股直肌灵活度测试—测量

（5）腘绳肌（直腿抬高测试）

体位：患者仰卧位，主动伸髋伸膝，平放于床面上。

操作：检查者在伸膝的情况下被动屈髋至最大。检查者一手置于膝关节上方保持伸膝（图 7 - 5 - 9）。

测量：检查者将量角器轴心对准股骨大转子，固定臂对齐躯干外侧中线，移动臂对齐股骨外侧髁（图 7 - 5 - 10）。

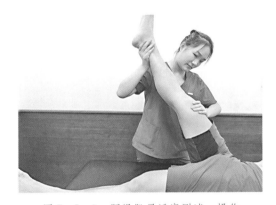
图 7 - 5 - 9　腘绳肌灵活度测试—操作

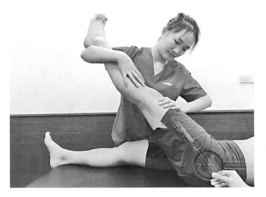
图 7 - 5 - 10　腘绳肌灵活度测试—测量

（六）抗阻肌力测试

1. 方向

（1）髋屈曲

患者仰卧位，屈髋 $75°$，屈膝 $90°$，检查者双手在膝关节上方施加伸直的阻力，并用靠近患者躯干的手臂稳定小腿，防止内收、内旋等代偿姿势的产生。嘱患者尽可能对抗阻力，记录双侧肌力等级（图 7 - 6 - 1）。

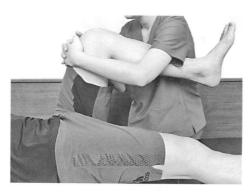

图 7 - 6 - 1　髋屈曲抗阻肌力测试

（2）髋伸直

患者俯卧位，检查者一手放在大腿后部施加向下的阻力，一手放在小腿远端外侧防止代偿姿势的产生。嘱患者尽可能对抗阻力，记录双侧肌力等级（图 7 - 6 - 2）。

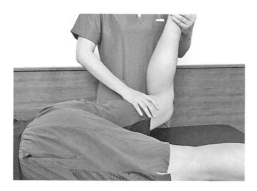

图 7 - 6 - 2　髋伸直抗阻肌力测试

（3）髋外展

患者侧卧位，下肢伸直，嘱受试侧大腿主动外展，检查者一手放在大腿外侧面施加向内的力，一手放在小腿远端外侧防止代偿姿势的产生。嘱患者尽可能对抗阻力，记录双侧肌力等级（图 7 - 6 - 3）。

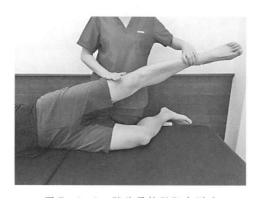

图 7 - 6 - 3　髋外展抗阻肌力测试

（4）髋内收

患者侧卧位，下肢伸直，嘱受试侧大腿主动内收，检查者一手放在大腿内侧面施加向外的力，一手放在小腿远端内侧防止代偿姿势的产生。嘱患者尽可能对抗阻力，记录双侧肌力等级（图 7 - 6 - 4）。

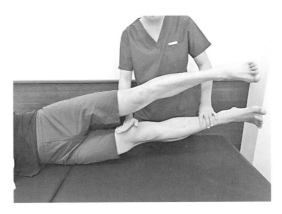

图 7 - 6 - 4   髋内收抗组肌力测试

（5）髋外旋

患者仰卧位，屈髋屈膝 90°，检查者一手放在大腿内侧膝关节处，尽量靠近身体以维持稳定，一手放在踝关节内侧施加向外的阻力。嘱患者尽可能对抗阻力，记录双侧肌力等级（图 7 - 6 - 5）。

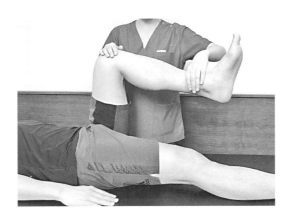

图 7 - 6 - 5   髋外旋抗阻肌力测试

（6）髋内旋

患者仰卧位，屈髋屈膝 90°，检查者一手放在大腿内侧膝关节处，尽量靠近身体以维持稳定，一手放在踝关节外侧施加向内的阻力。嘱患者尽可能对抗阻力，记录双侧肌力等级（图 7 - 6 - 6）。

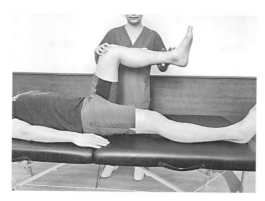

图 7-6-6 髋内旋抗阻肌力测试

（7）膝屈曲

患者俯卧位，检查者一手放在靠近膝关节大腿后部，一手放在足跟部施加向下的力。嘱患者尽可能对抗阻力，记录双侧肌力等级（图 7-6-7）。

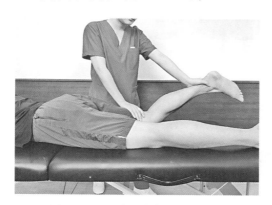

图 7-6-7 膝屈曲抗阻肌力测试

（8）膝伸直

患者仰卧位，稍屈髋，检查者一手从患侧膝关节后部穿过置于对侧大腿远端，一手放在足背部施加向下的力。嘱患者尽可能对抗阻力，记录双侧肌力等级（图 7-6-8）。

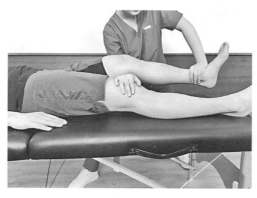

图 7-6-8 膝伸直抗阻肌力测试

2. 肌肉

（1）臀中肌

体位：患者侧卧位，被测试下肢在上，另一侧下肢屈髋屈膝保持稳定，骨盆轻微前倾，外展髋关节，轻微伸展、外旋髋关节，膝关节保持伸直。

操作：检查者在下肢远端施加一个内收、轻微前屈的力。嘱患者抵抗维持，记录双侧肌力等级（图 7 - 6 - 9）。

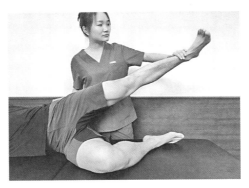

图 7 - 6 - 9　臀中肌抗阻肌力测试

（2）臀小肌

体位：患者侧卧位，被测试下肢在上，检查者一手固定骨盆，外展髋关节，不要有屈伸和旋转，膝关节保持伸直。

操作：检查者在下肢远端施加一个内收—轻微前屈的力。嘱患者抵抗维持，记录双侧肌力等级（图 7 - 6 - 10）。

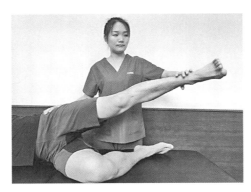

图 7 - 6 - 10　臀小肌抗阻肌力测试

（3）臀大肌

体位：患者俯卧位，膝关节屈曲 90°或更多。患者伸展髋关节。

操作：检查者在大腿后侧下部施加一个向下的力。嘱患者抵抗维持，记录双侧肌力等级（图 7 - 6 - 11）。

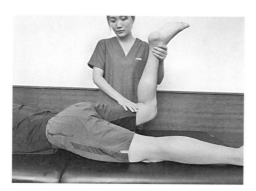

图 7-6-11 臀大肌抗阻肌力测试

（4）股四头肌

体位：患者坐位，膝关节落于床缘前方，小腿自然下垂。

操作：检查者一手置于患者腘窝处，一手置于小腿远端。患者完全伸膝，检查者施加一个向下的力。嘱患者抵抗维持，记录双侧肌力等级（图 7-6-12）。

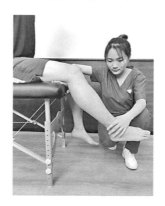

图 7-6-12 股四头肌抗阻肌力测试

（5）股二头肌

体位：患者俯卧，屈膝 50°～70°，大腿外旋，小腿外旋。

操作：检查者在踝关节处施加一个伸展膝关节的力。嘱患者抵抗维持，记录双侧肌力等级（图 7-6-13）。

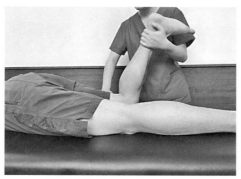

图 7-6-13 股二头肌抗阻肌力测试

（6）半腱肌/半膜肌

体位：患者俯卧，屈膝 50°～70°，大腿内旋，小腿内旋。

操作：检查者在踝关节处施加一个伸展膝关节的力。嘱患者抵抗维持，记录双侧肌力等级（图 7 - 6 - 14）。

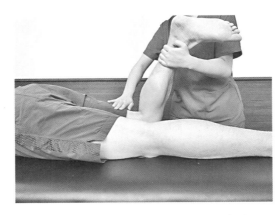

图 7 - 6 - 14　半腱肌 & 半膜肌抗阻肌力测试

（7）缝匠肌

体位：患者仰卧，髋关节外展、外旋、屈曲，膝关节屈曲。

操作：检查者一手握住踝关节，一手置于大腿前外侧下部，在膝关节处施加一个伸展、内收、内旋的力，在踝关节处施加一个伸膝的力量。嘱患者抵抗维持，记录双侧肌力等级（图 7 - 6 - 15）。

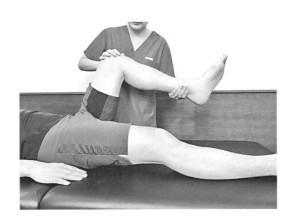

图 7 - 6 - 15　缝匠肌抗阻肌力测试

（七）附属运动

（1）前后向

患者仰卧位，髋部位于床尾端，屈曲健侧髋、膝关节，并用双手环抱健腿，以协助固定骨盆。检查者站在患腿内侧，用一治疗带套住检查者肩部及患者大腿远端。检查者一只手置于大腿远端下方，另一只手置于大腿近端上方，然后，检查者伸直躯干，并通过近端手施加一个向下的力，感受活动程度并双侧对比（图7-7-1）。

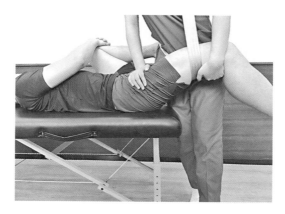

图7-7-1 髋关节—前后向

（2）后前向

患者上半身俯卧在治疗床上，髋部超出床缘，健侧足踩在地面上。检查者站在患者大腿内侧，用一治疗带套住检查者肩部及患者大腿远端。检查者一只手握住患者小腿，另一只手置于大腿近端后面，然后，检查者伸直躯干，并通过近端手施加一个向下的力，感受活动程度并双侧对比（图7-7-2）。

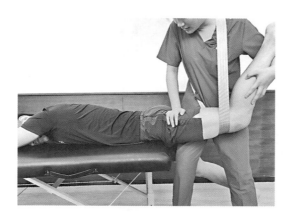

图7-7-2 髋关节—后前向

（3）长轴牵引

患者仰卧位，髋关节处于休息位，膝关节伸直，检查者站于治疗床尾端，双手放在患者大腿远端、膝关节附近，然后身体向后倾斜，施加一个长轴牵引的力，感受活动程度，并双侧对比（图7-7-3）。运动过程中，注意髋部有无伸缩或过度运动，这提示关节可能不稳定。

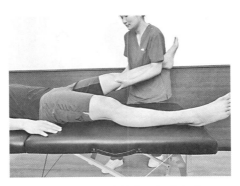

图 7 - 7 - 3　髋关节—长轴牵引

（4）分离

患者仰卧位，髋关节稍外展，膝关节伸直，检查者在患者腹股沟处套上治疗带，另一端缠在检查者身上。检查者身体向后倾，通过身体的力量对患者髋关节施加一个侧向分离的力。检查者一只手放在股骨大转子处感受活动程度，另一只手放在大腿远端防止其外展。感受活动程度并双侧对比（图 7 - 7 - 4）。

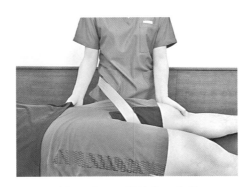

图 7 - 7 - 4　髋关节—分离

（5）挤压

患者仰卧位，膝关节处于休息位，检查者双手放在患者大腿远端、膝关节附近，通过股骨长轴对髋关节施加一个轴向压力，感受活动程度并双侧对比（图 7 - 7 - 5）。

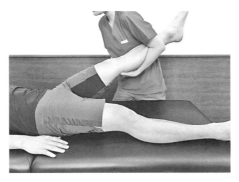

图 7 - 7 - 5　髋关节—挤压

（八）特殊测试

1. 盂唇撞击

（1）髋关节象限试验（Hip Scour Test/Quadrant Test）

仰卧位，检查者屈曲、内收患者的髋关节，使髋关节指向患者对侧的肩部，直至感受到阻力。当维持轻微的阻力时，检查者保持患者髋关节屈曲，并做一个髋关节的外展（图7-8-1）。若活动中诱发任何异常现象，如"撞击"、疼痛或患者的恐惧，则为阳性，提示髋关节的位置可能病变。此动作也会导致股骨颈撞击髋臼边缘，挤压长收肌、耻骨肌、髂腰肌、缝匠肌和/或阔筋膜张肌。因此，应该谨慎操作。

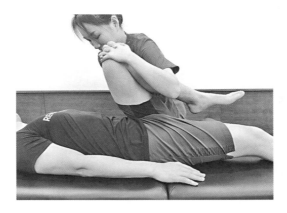

图7-8-1 髋关节象限试验

（2）四字试验（FABER）

患者仰卧位，检查者将患者的被测试下肢的脚置于对侧下肢的膝关节上。然后检查者慢慢地下压测试侧下肢的膝关节使其接近床面（图7-8-2）。若患腿的膝盖保持在对侧腿之上，则为阳性，提示可能髋关节损伤、伴有髂腰肌痉挛或骶髂关节问题。

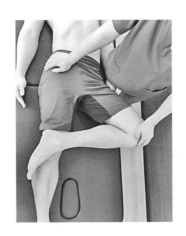

图7-8-2 四字试验

（3）前上盂唇撕裂试验（FADDIR）

患者仰卧位，检查者被动地屈曲患者髋关节至末端，外展外旋髋关节至末端（起始位）。然后，检查者伸展髋关节，同时内旋内收髋关节（图7-8-3）。若诱发疼痛、再现症状（伴或不伴弹响）或患者恐惧，则为阳性，提示可能是前—上盂唇撞击综合征、前侧盂唇撕裂、髂腰肌肌腱炎的问题。

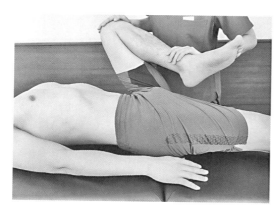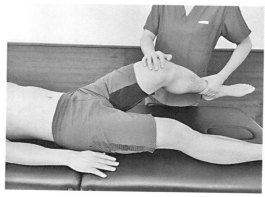

图7-8-3　前上盂唇撕裂试验

2. 关节囊内不稳定

（1）髋关节牵引试验（Foveal Distraction Test）

患者仰卧位，髋关节外展30°。检查者长轴牵引下肢，以减轻关节囊内的压力（图7-8-4）。若患者疼痛减轻，则为阳性，提示疼痛位置是关节囊内。

（2）Beighton量表（Beighton's Scale）

患者可弯腰双手平放在地板上而不屈膝（1分）

膝盖可过伸超过0°（每侧膝1分）

肘关节可过伸超过0°（每侧肘关节1分）

拇指可向后弯曲以接触前臂（每侧大拇指1分）

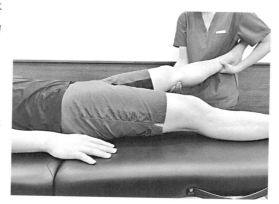

图7-8-4　髋关节牵引试验

小指向后弯曲超过90°（每侧小指1分）

总分9分

如果该指数呈阳性，则表明该个体存在广泛的关节过度活动。一般认为当在Beighton Test中得分为4分或4分以上时，就会出现全身性关节过度活动。

（3）轴滚试验（Log Roll）

患者仰卧位，双下肢伸展。检查者被动地内旋和外旋股骨至末端，双侧对比（图 7 - 8 - 5）。若有弹响声，则为阳性，提示可能盂唇撕裂。此项操作也可用于观察髋关节旋转的活动度，若活动受限或诱发疼痛，则为阳性，提示髋关节病变。

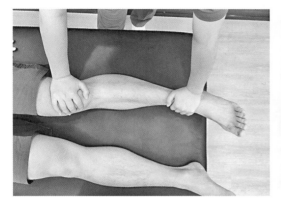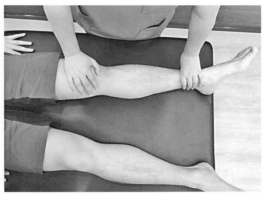

图 7 - 8 - 5　轴滚试验

（4）髋关节恐惧试验（Apprehension Test）

患者侧卧位，检查者被动外展、屈曲、外旋上方髋关节，并向前挤压股骨头，如果患者产生恐惧，提示活动性过大（图 7 - 8 - 6）。

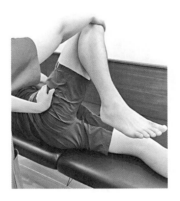

图 7 - 8 - 6　髋关节恐惧试验

3. 关节囊内活动受限

关节囊活动性试验（Flare Test）

检查者坐在患者后方，固定骨盆（不用力，主要提醒患者不要用骨盆旋转代偿）。患者双脚打开与髋同宽，脚尖指向正方。让患者以足跟为中心，分别做髋内/外旋，比较两侧髋内外旋的角度（图 7 - 8 - 7）。

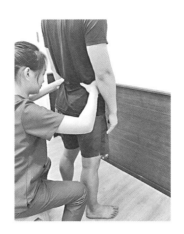

图 7-8-7　关节囊活动性试验

4. 应力性骨折

足跟击打试验（Heel Strike Test）

患者仰卧位，检查者稳固地击打足跟来模仿患者足跟着地（图 7-8-8）。若诱发患者腹股沟处疼痛，则为阳性，提示股骨颈应力性骨折。

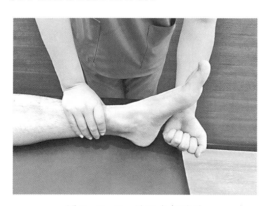

图 7-8-8　足跟击打试验

5. 内收肌紧张

内收肌试验（Shotgun Test）

患者仰卧位，双膝屈曲 90°，双脚并拢，双髋外旋至最大角度观察是否受限。检查者将前臂置于患者双膝间，令检查者内收双髋，挤压检查者前臂（图 7-8-9）。若诱发腹股沟疼痛，则为阳性，提示内收肌紧张。

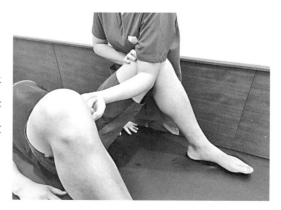

图 7-8-9　内收肌试验

6. 运动疝

抗阻仰卧起坐试验（Resisted Sit-up）

患者仰卧位，双膝屈曲 90°，双髋屈曲 45°。患者双手抱对侧肩，检查者双手置于患者上身向床面施力，患者与之对抗并将上身抬离床面，做仰卧起坐状（图 7 - 8 - 10）。若腹股沟处疼痛，则为阳性，提示运动疝。

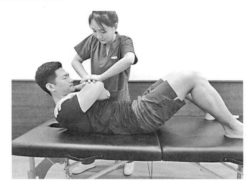

图 7 - 8 - 10　抗阻仰卧起坐试验

7. 坐骨神经

（1）坐位触压试验（Seated Palpation）

患者坐位，膝盖伸直。检查者被动地将已屈曲的髋内旋内收，触诊坐骨外侧 1 cm（中指）和坐骨切迹近端（示指）若诱发臀部或坐骨神经痛，提示可能是坐骨神经问题（图 7 - 8 - 11）。

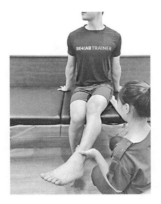

图 7 - 8 - 11　坐位触压试验

（2）主动梨状肌试验（Active Piriformis Test）

患者健侧卧位，屈髋屈膝，受试侧脚跟向下压检查台，从而使髋关节外旋，检查者一手触诊梨状肌，一手放置于受试侧大腿远端，施加内收和内旋的力，嘱患者在抗阻状态下主动外展和外旋（图 7 - 8 - 12）。若诱发臀部或坐骨神经痛，则为阳性，提示梨状肌综合征。

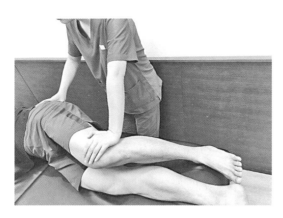

图 7 - 8 - 12　主动梨状肌试验

（3）被动梨状肌试验（Passive Piriformis Test）

患者健侧卧位，检查者屈曲患侧髋关节至60°并屈膝。检查者一手稳定髋关节，一手在膝关节施加向下的压力（图 7 - 8 - 13）。若诱发梨状肌位置的疼痛，则为阳性，提示梨状肌紧张。若梨状肌挤压到坐骨神经，可能会诱发臀部的疼痛及坐骨神经痛。此体位（髋关节内旋）下，嘱患者抗阻外旋，也可诱发坐骨神经痛。大概有15%的人群，坐骨神经的部分或全部穿过梨状肌而不是在梨状肌下面走形，这部分人群更容易患梨状肌综合征。

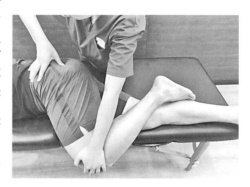

图 7 - 8 - 13　被动梨状肌试验

（4）近端腘绳肌拉伤试验（A - 30 and A - 90）

患者坐位，检查者触诊坐骨结节，让患者在屈膝30°和90°时做抗阻屈膝（检查者跪姿用大腿抵抗）（图 7 - 8 - 14）。90°时症状加重提示近端腘绳肌拉伤/撕裂。

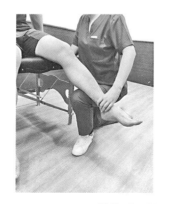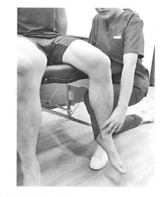

图 7 - 8 - 14　近端腘绳肌拉伤试验

（5）跨步试验（Long Stride Test）

嘱患者主动地将髋关节伸展至末端，髋关节末端伸展时引起小转子和坐骨之间的撞击（图7-8-15）。如果在伸展时坐骨外侧的髋后部疼痛被重新诱发，而在短步行走或髋外展行走时疼痛减轻，试验结果为阳性。

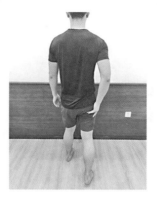

图 7-8-15　跨步试验

（6）坐骨股骨撞击试验（IFI Test）

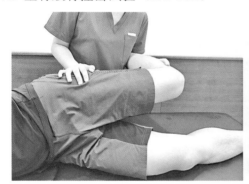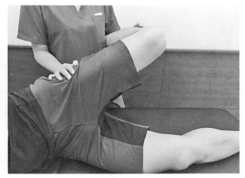

图 7-8-16　坐骨股骨撞击试验

患者侧卧位，检查者被动地将患者的髋部伸展（图7-8-16）。坐骨股骨撞击试验的目的是诱发中立位或内收位伸髋时的撞击（重新诱发位于坐骨外侧的髋后侧疼痛），并通过外展髋缓解伸展时的撞击痛。

8. 髂胫束

奥伯式试验（Ober's test）

患者侧卧位，下方下肢屈髋屈膝以保持稳定。检查者被动地外展并伸展患者的上方髋关节，同时膝关节伸直或屈曲至90°（图7-8-17）。然后检查者慢慢放下上方下肢；若髋关节仍外展，但不会落至床面，则为阳性，提示髂胫束挛缩。在操作时，很重要的一点是轻微伸展髋关节，以便髂胫束穿过股骨大转子。为了做到这一点，检查者应同时固定骨盆以防止骨盆"向后坠落"。当膝关节伸展时，髂胫束有更大的拉伸；当膝关节在屈曲时，股神经会承受更大的拉伸。若诱发神经症状（疼痛、感觉异常），检查者应考虑到股神经的病理学影响。同样，大转子的压痛应考虑大转子滑囊炎。

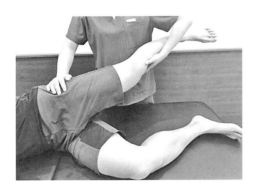
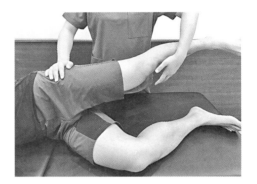
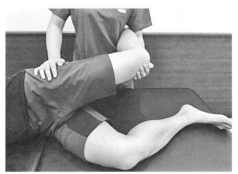

图 7 - 8 - 17　奥伯氏（Ober's）试验

9. 骨盆相关评估

（1）火烈鸟试验（Flamingo Test）

嘱患者单脚站立，此时躯干的重力会使得负重侧的骶骨前移、下降、向前旋转，髂骨向相反方向运动。非负重侧运动相反。若耻骨联合或骶髂关节疼痛，则为阳性，提示疼痛部位损伤（图 7 - 8 - 18）。

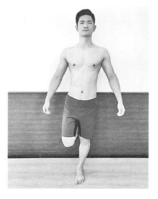

图 7 - 8 - 18　火烈鸟试验

（2）同侧后旋试验（Gillet Test/Ipsilateral Posterior Rotation Test）

患者站立位，检查者位于患者后方。检查者一手拇指触诊一侧的髂后上棘，另一手拇指平行于对侧拇指置于骶骨处。嘱患者单腿站立，同时非负重侧的下肢屈髋屈膝至最大，此时该侧的髂骨向后旋转（图7-8-19）。重复操作，检查另一侧。若膝关节屈曲一侧的骶髂关节活动幅度小或向上移动，则为阳性，提示骶髂关节活动不足。Jackson提出的改良试验是在完成前述操作后，检查者触诊一侧的髂后上棘和骶骨，嘱患者抬起对侧下肢，屈髋屈膝至最大，此时，对侧髂骨后旋。腰椎屈曲时，骶骨后旋、同侧髂骨前旋。若负重侧的骶髂关节活动幅度小，则为阳性，提示骶髂关节活动不足。

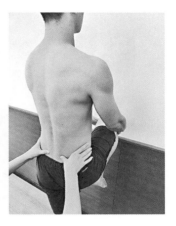

图7-8-19　同侧后旋试验

（3）站立位髂后上棘活动性测试

患者站立位，检查者位于患者后方。检查者一手拇指触诊一侧的髂后上棘，另一手拇指置于对侧髂后上棘。嘱患者伸手触地，下肢保持伸直，此时骨盆向前旋转，双侧髂后上棘上移。若一侧髂后上棘先上移或上移幅度更大，则为阳性，提示该侧骶髂关节活动不足（图7-8-20）。

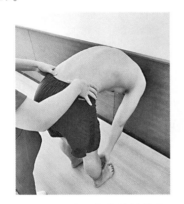

图7-8-20　站立位体前屈触诊PSIS

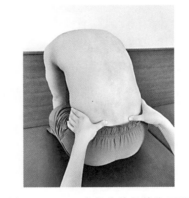

图7-8-21　坐位体前屈触诊PSIS

（4）坐位髂后上棘活动性测试

患者坐位，检查者位于患者后方。检查者一手拇指触诊一侧的髂后上棘，另一手拇指置于对侧髂后上棘。嘱患者朝地板伸手，此时双侧髂后上棘上移。若一侧髂后上棘先上移或上移幅度更大，则为阳性，提示该侧腰部肌肉紧张或该侧骶髂关节活动不足（图7-8-21）。

（5）长短腿测试

患者钩状卧位，嘱患者抬髋，在下落时握住患者两侧小腿使其下肢伸直，通过两侧内踝尖位置对比长度，嘱患者坐起，再比较两腿长度。若一侧腿长在坐立时变长，则为阳性，提示该侧骨盆存在相对后倾（图 7 - 8 - 22）。

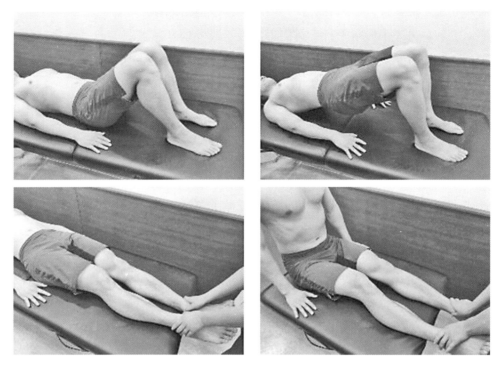

图 7 - 8 - 22　长短腿测试

（6）骨盆挤压试验

患者仰卧位，检查者两手分别放于髂骨翼两侧，两手同时向中线挤压（图 7 - 8 - 23）。或嘱患者侧卧位，检查者双手放于上侧髂骨部，向下按压，后法多用于检查骶髂关节病变（图 7 - 8 - 24）。若诱发疼痛，则为阳性，提示骨盆可能有骨折；若出现骶髂关节处疼痛，则提示骶髂关节病变。

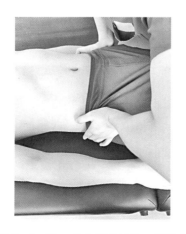 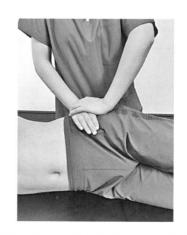

图 7 - 8 - 23　骨盆挤压试验—仰卧位　　图 7 - 8 - 24　骨盆挤压试验—侧卧位

（7）骨盆分离测试

患者仰卧位，检查者两手分别置于两侧髂前上棘处，两手同时向外推按髂骨翼，使之向两侧分开（图7-8-25）。若诱发局部疼痛，则为阳性，提示可能有骨盆骨折；若出现骶髂关节处疼痛，则提示骶髂关节病变。

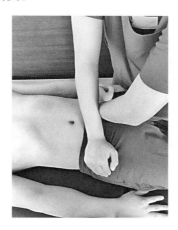

图7-8-25　骨盆分离测试

（8）四字试验（FABER Test）

患者仰卧位，检查者将患者被测试下肢的脚置于对侧下肢的膝关节上。然后检查者慢慢地下压测试对侧下肢的膝关节使其接近床面（图7-8-26）。若患腿的膝盖保持在对侧腿之上或伴有疼痛，则为阳性，提示可能髋关节损伤、伴有髂腰肌痉挛；若出现骶髂关节处疼痛，则提示骶髂关节问题。

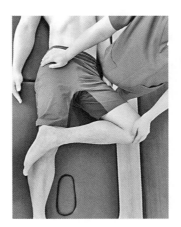

图7-8-26　四字试验

（9）前上盂唇撕裂试验（Anterior Labral Tear Test/FADDIR Test）

患者仰卧位，检查者被动地屈曲患者髋关节至末端，外展外旋髋关节至末端（起始位）。然后，检查者伸展髋关节，同时内旋内收髋关节（图7-8-27）。若诱发疼痛、再现症状

（伴或不伴弹响）或患者恐惧，则为阳性，提示可能是前上盂唇撞击综合征、前侧盂唇撕裂、髂腰肌肌腱炎的问题。

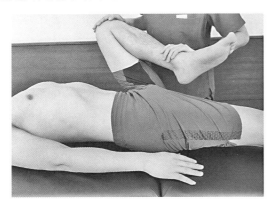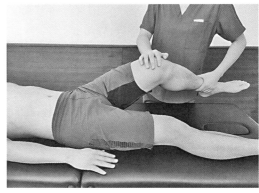

图 7 - 8 - 27　前上盂唇撕裂试验

（10）根斯伦试验（Gaenslen's Test）

患者健侧卧位，患侧髋关节过伸位；健侧下肢屈髋屈膝贴近胸部。检查者一手固定患者骨盆，一手伸展髋关节（图 7 - 8 - 28）。若诱发疼痛，则为阳性，提示可能是同侧骶髂关节损伤、髋关节损伤或 L4 神经根损伤。

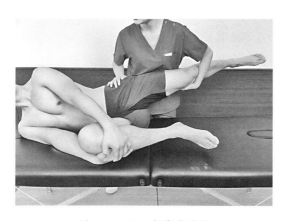

图 7 - 8 - 28　根斯伦试验

（九）核心相关测试

见"六、腰腹部——（九）核心相关测试"。

（十）腰椎问题鉴别

1. 腰椎主动/被动活动度，主动加压

（1）前屈

见"六、腰腹部——（三）主动/被动活动度"。

（2）后伸

见"六、腰腹部——（三）主动/被动活动度"。

（3）侧屈

见"六、腰腹部——（三）主动/被动活动度"。

（4）旋转

见"六、腰腹部——（三）主动/被动活动度"。

2. 椎体活动度

（1）椎体后前向（中央、单侧）

见"六、腰腹部——（七）椎体活动度测试"。

（2）横突侧向加压

见"六、腰腹部——（七）椎体活动度测试"。

（十一）下肢生物力学评估

见"十、下肢生物力学评估"。

参考文献

1. Goddard BS, JD Reid. Movements induced by straight-leg-raising in the lumbosacral roots, nerves, and plexus and in the intrapelvic section of the sciatic nerve. J NeurolNeurosurg Psychiatry 28: 12 - 18, 1965.

2. Fitzgerald RH. Acetabular labrum tears—diagnosis and treatment. ClinOrthop Relat Res 311: 60 - 68, 1995.

3. Thurston A. Assessment of fixed flexion deformity of the hip. ClinOrthop 169: 186 - 189, 1982.

4. DonTigny RL. Dysfunction of the sacroiliac joint and its treatment. J Orthop Sports Phys Ther 1: 23 - 35, 1979.

5. Kasai Y, Morishita K, Kawakita E, et al. A new evaluation method for lumbar spinal instability: passive lumbar extension test. Phys Ther 86: 1661 - 1667, 2006.

6. Strauss EJ, Kim S, Calcei JG, et al. Iliotibial band syndrome: evaluation and management. J Am Acad Orthop Surg 19: 728 - 736, 2011.

7. Moreland J, Finch E, Stratord P, et al. Interrater reliability of six tests of trunk muscle function and endurance. J Orthop Sports Phys Ther 26: 200 - 208, 1997.

8. Alqarni AM, Schneiders AG, Hendrick PA. Clinical tests to diagnose lumbar segmental instability: a systematic review. J Orthop Sports Phys Ther 41: 130 - 140, 2011.

9. Strauss EJ, Kim S, Calcei JG, et al. Iliotibial band syndrome: evaluation and management. J Am Acad Orthop Surg 19: 728 - 736, 2011.

10. Ito T, Shirado O, Suzuki H, et al. Lumbar trunk muscle endurance testing: an inexpensive alternative to a machine for evaluation. Arch Phys Med Rehabil 77 (1): 75 - 79, 1996.

11. Jorgensen K, Nicolaisen T. Trunk extensor endurance: determination and relation to low-back trouble. Ergonomics 30: 259 - 267, 1987.

12. Noble HB, Hajek MR, Porter M. Diagnosis and treatment of iliotibial band tightness in runners. Phys Sportsmed 10: 67 - 68, 71 - 72, 74, 1982.

13. Dobbs AC. Evaluation of instabilities of the lumbar spine. Orthop Phys Ther Clin North Am 8: 387 - 400, 1999.

14. Meadows JT. Orthopedic differential diagnosis in physical therapy: a case study approach, New York, 1999, McGraw-Hill.

15. Lyle MA, Manes S, McGuinness M, et al. Relationship of physical examination findings and selfreported symptoms severity and physical function in patients with degenerative lumbar conditions. Phys Ther 85: 120 - 133, 2005.

16. Reese NB. Muscle and sensory testing, Philadelphia, 1999, WB Saunders.

17. Fitzgerald RH. Acetabular labrum tears—diagnosis and treatment. Clin Orthop Relat Res 311: 60 - 68, 1995.

18. Kendall F. Muscles, testing and function, ed 3, Baltimore, 1983, Williams & Wilkins.

19. Lyle MA, Manes S, McGuinness M, et al. Relationship of physical examination findings and selfreported symptoms severity and physical function in patients with degenerative lumbar conditions. Phys Ther 85: 120 - 133, 2005.

20. Domb BG, Brooks AG, Byrd JW. Clinical examination of the hip joint in athletes. J Sports Rehabil 18: 3 - 23, 2009.

21. Woerman AL. Evaluation and treatment of dysfunction in the lumbar-pelvic-hip complex. In Donatelli R，Wooden MJ，editors：Orthopedic physical therapy，Edinburgh，1989，Churchill Livingstone.

22. Suenaga E，Noguchi Y，Jingushi S，et al. Relationship between the maximum flexion-internal rotation test and the torn acetabulum labrum of a dysplastic hip. J Orthop Sci 7：26‐32，2002.

23. Ombregt L，Bisschop B，ter Veer HJ，et al. A system of orthopedic medicine，London，1995，WB Saunders.

24. American Orthopaedic Association. Manual of orthopaedic surgery，Chicago，1972，AOA.

25. Palmar ML，Epler M. Clinical assessment procedures in physical therapy，Philadelphia，1990，JB Lippincott.

26. Parvizi J，Leung M，Ganz R. Femoroacetabular impingement. J Am Acad Orthop Surg 15：561‐570，2007.

27. Ober FB. The role of the iliotibial and fascia lata as a factor in the causation of low-back disabilities and sciatica. J Bone JointSurg 18：105‐110，1936.

28. Braly BA，Beall DP，Martin HD. Clinical examination of the athletic hip. Clin Sports Med 25：199‐210，2006.

29. David J. Magee. Orthopedic Physical Assessment.

30. Breig A，Troup JDG. Biomechanical considerations in straight-leg-raising test：cadaveric and clinical studies of the effects of medical hip rotation. Spine 4：242‐250，1979.

31. 裴斌，曾宪涛，王谦主译. Stanley Hoppenfeld. 脊柱和四肢体格检查.

32. 楚宪襄，夏蓉主译. Serga Tixa. 触诊解剖学图谱.

33. 刘新功，端木群力，殷浩，等. 股骨粗隆间骨折髋内翻畸形原因分析. 中国中医骨伤科杂志，2004，12（12）：6.

34. 段强民，李光磊，常西海，等. 老年不稳定型股骨粗隆间骨折术后髋内翻发生的原因及预防. 山东医药，2015，（55）：21.

35. 蔡迎峰，陈胜，张维. 股骨小粗隆缺损的生物力学评价及临床意义. 骨与关节损伤杂志，2001，5（16）：3.

36. 马庆，尚希福. 人工全髋关节置换术联合股骨近端重建技术治疗化脓性髋关节炎后遗髋关节畸形. 硕士论文库.

37. 王海波，孙卫平. 人工全髋关节置换治疗严重髋关节畸形伴骨盆严重倾斜 1 例报道. Orthopedic Journal of China，Vol. 25，No. 19 Oct. 2017.

38. 王庆梅，韩久卉. 发育性髋关节脱位的诊断与治疗. 硕士论文库.

八、膝部

（一）视诊

1. 姿势

（1）膝部姿势异常

在此部位，我们需注意患者是否存在过度膝外翻/膝内翻、膝微屈/膝过伸的问题。膝外翻：是指双足并立时，膝关节提前相触而足内踝无法靠拢的下肢体态（也就是我们常说的 X 形腿）（图 8 - 1 - 1）。膝内翻：是指双足并立时，足内踝提前相触而膝关节无法靠拢的下肢体态（也就是我们常说的 O 形腿）（图 8 - 1 - 2）。膝过伸：是指下肢后侧异常的肌骨形态（形成的一个弓形的弧线），多在女性或韧带松弛者中出现（图 8 - 1 - 3）。

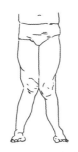 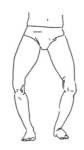 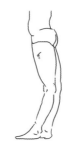

图 8 - 1 - 1　膝外翻　　　　图 8 - 1 - 2　膝内翻　　　　图 8 - 1 - 3　膝过伸

患者自然站立，从前方、侧方、后方观察/拍摄患者的照片。前面观：观察患者是否出现膝内翻/膝外翻、髌骨出现高位髌骨（骆驼征）/低位髌骨/旋转侧倾以及下肢生物力线的异常（图 8 - 1 - 4）。侧面观：观察患者是否出现膝反屈（膝过伸）以及腰椎曲度是否存在异常（图 8 - 1 - 5）。后面观：观察患者是否出现腘窝囊肿以及腘窝处皮肤颜色是否正常（图 8 - 1 - 6）。

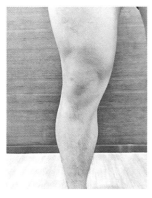 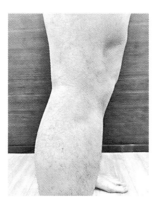 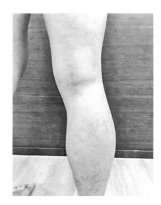

图 8 - 1 - 4　患者膝部照片前面观　　图 8 - 1 - 5　患者膝部照片侧面观　　图 8 - 1 - 6　患者膝部照片后面观

（2）整体姿势

见"一、肩部——（一）视诊"。

2. 形态

（1）肌肉萎缩

观察两侧膝关节肌肉轮廓的对称性，检查是否存在肌肉萎缩，尤其注意股内侧肌。

（2）关节脱位

观察有无髌骨脱位（仰卧位）。髌骨脱位：常由于髌骨内外侧受力不平衡诱发其脱位，而且可能伴有小腿外旋或膝外翻（股四头肌强烈收缩也可造成髌骨脱位）。

（3）畸形

观察有无高位髌骨、髌骨旋转、髌骨侧倾、胫骨旋转的问题；（站立位下）观察髌骨有无解剖位置的异常。

高位髌骨（Blackbume-Peel）：髌骨关节面下缘与胫骨平台的垂直距离/髌骨关节面长度（是平台关节面，不是髁间棘面）正常值为 0.8～1.0，大于 1 为高位髌骨。

低位髌骨（Insall-Salvati）：髌腱长度/髌骨关节面长度正常值为 0.8～1.2，小于 0.8 为低位髌骨（图 8-1-7）。

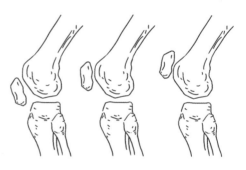

图 8-1-7　低位髌骨与高位髌骨

（二）触诊

（1）髌骨

按压观察有无疼痛（髌前滑囊炎）及其他不适。髌骨位于股四头肌肌腱内，上为底，下为尖，上宽下窄（图 8-2-1）。

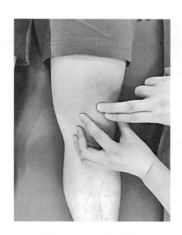

图 8-2-1　髌骨触诊

（2）髌腱

触诊观察其延续性及有无压痛。髌腱起于髌骨下缘，止于胫骨结节，全长可触及（图 8 - 2 - 2）。

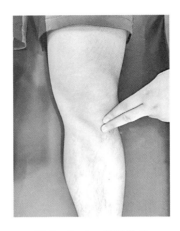

图 8 - 2 - 2　髌腱触诊

（3）髌骨支持带

髌骨支持带位于髌骨内外两侧。触诊髌骨外侧支持带时，需按压髌骨内侧缘，然后触诊髌骨外侧；触诊髌骨内侧支持带时，需按压髌骨外侧缘（这样可以将髌骨支持带与其下面的组织分开），然后触诊髌骨内侧，观察有无压痛及其他病理改变。（图 8 - 2 - 3）。

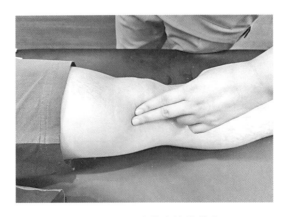

图 8 - 2 - 3　髌骨支持带触诊

（4）髌骨软骨面

患者仰卧位，股四头肌放松，检查者检查内侧关节面时将髌骨推向内侧，检查外侧时，将髌骨推向外侧。触诊髌骨后方的关节面，若有疼痛不适，则提示髌骨软化症（图 8 - 2 - 4）。

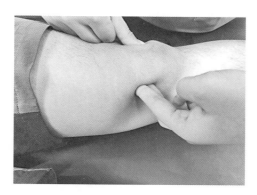

图 8-2-4　髌骨软骨面触诊

（5）髌内侧皱襞

患者屈膝 30°，检查者将髌骨推向内侧，病理状态下触诊髌内侧皱襞经常会出现疼痛，其病理状态下的皱襞触诊感为髌骨内侧缘增厚（图 8-2-5）。

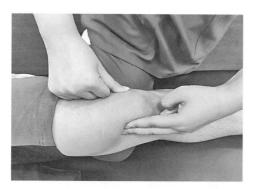

图 8-2-5　髌内侧皱襞触诊

（6）髌上囊

检查者用拇指和示指捏起处于股骨下端的前面至髌骨上缘上方的皮肤及皮下组织，感受股四头肌肌腱深处的触感，正常触感非常光滑；若出现增厚、压痛或结节，视为病理状态（图 8-2-6）。

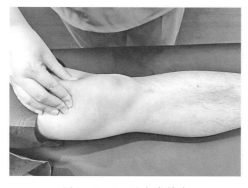

图 8-2-6　髌上囊触诊

（7）股四头肌

股内侧肌和股外侧肌等长收缩时更加突出，股四头肌其他部分被筋膜包裹，难以触诊。

同时触诊两侧大腿，认真比较股四头肌肌群的对称性，注意有无缺损，如断裂或撕裂。缺损最常见于股直肌远端或最靠近髌骨的股中间肌，多横向缺损。触诊感比正常坚韧的股四头肌更柔软。观察有无肌肉萎缩，特别是股内侧肌，萎缩常继发于膝关节积液和手术后。评估股四头肌萎缩，以胫骨平台边缘作为固定参照点，在膝关节上方约 7.5 cm 处测量两侧大腿周径。任何周长的差异都有意义。触诊有无张力低下或硬块（骨化性肌炎）（图 8-2-7）。

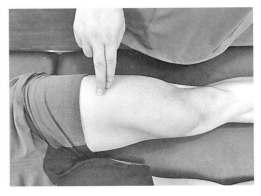

图 8-2-7　股四头肌触诊

（8）内侧副韧带

检查者首先定位内侧膝关节间隙，再沿关节间隙向内后方移动触诊，内侧副韧带位于指尖下方。自起点向止点触诊韧带（触诊内侧副韧带的解剖区域），检查是否有压痛、连续性中断及钙化（Pellegrini-stieda syndrome）（图 8-2-8）。

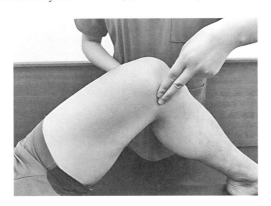

图 8-2-8　内侧副韧带触诊

（9）鹅足

患者屈膝，检查者用腿固定患者的腿，给以阻力对抗患者屈膝，可使肌腱明显凸起，更易触及。在这组肌腱中，半腱肌位于最后下方。股薄肌位于半腱肌稍前内侧。若给以阻力对抗小腿内旋，股薄肌会更突出。半腱肌与股薄肌的肌腱呈圆形，直到止点处仍为肌性组织，触诊时不易与深部的半膜肌相混淆。股薄肌上方宽厚的肌肉带为缝匠肌。检查者触诊有无压痛，肿胀一般指向鹅足滑囊炎（图 8-2-9）。

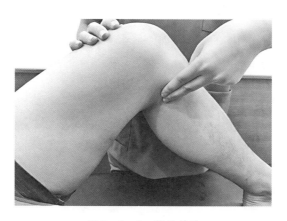

图 8-2-9 鹅足触诊

（10）阔筋膜张肌（髂胫束和腓骨头）

检查者沿胫骨结节的远端，触到腓骨头，在腓骨的内侧和稍上侧，可以触到髂胫束在胫骨外侧髁的止点。当伸膝时，在膝关节的前外侧可以看到突出的、坚硬的隆起，这就是髂胫束。往近端移行，可以触到整个髂胫束（图8-2-10）。

（11）胫股关节线

患者屈膝45°或90°，检查者触诊关节线，以每个半月板的前部为主。关节线的压痛一般指向半月板的损伤。相对来说，外侧关节线的

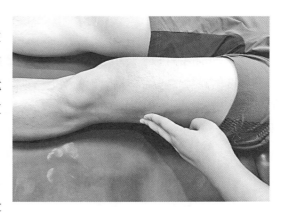

图 8-2-10 阔筋膜张肌触诊

压痛指向外侧半月板比内侧关节线的压痛指向内侧半月板更可信（图8-2-11）。

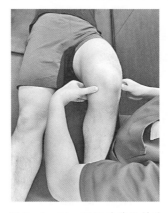

图 8-2-11 胫股关节线触诊

（12）内侧半月板

患者膝关节屈曲，当胫骨内旋时，其内侧缘会更加明显，易于触及。半月板撕裂时，关节内侧间隙会出现触痛或肿胀（图 8 - 2 - 12）。

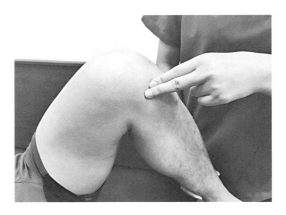

图 8 - 2 - 12　内侧半月板触诊

（13）外侧半月板

患者微屈膝关节时，最易触诊外侧半月板，伸膝时它通常消失在关节内。外侧半月板通过冠状韧带固定于胫骨平台边缘，当韧带被撕裂时，会致半月板分离。此时，该区域有触痛。如果拇指用力触诊膝外侧关节间隙，可能会触及外侧半月板前缘（图 8 - 2 - 13）。

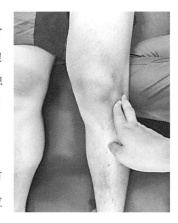

图 8 - 2 - 13　外侧半月板触诊

（14）胫骨平台

检查者首先找到胫骨近端的干骺端及关节面，然后在关节线稍下方进行触诊。需触诊内外两侧有无压痛（冠状韧带拉伤）（图 8 - 2 - 14）。

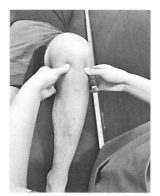

图 8 - 2 - 14　胫骨平台触诊

（15）股骨内侧髁

检查者将拇指放到膝关节髌下腱内侧软组织凹陷处并向内上方移动，可触及股骨内侧髁。屈膝超过90°时才可触及大部分股骨髁。有时，能感到软骨表面的缺损，继发于骨软骨碎片或骨关节炎。常可在膝骨关节炎患者身上触及小赘生物（图8-2-15）。

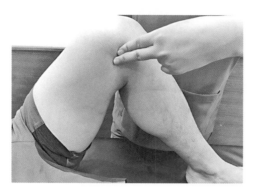

图8-2-15　股骨内侧髁触诊

（16）股骨外侧髁

检查者将拇指放到膝关节髌下腱外侧软组织凹陷处并向外上方移动，可触及股骨外侧髁锐利边缘，然后沿其光滑表面触诊，直至胫骨与股骨结合处。由于其大部分被髌骨遮盖，股骨外侧髁可触诊的部分比股骨内侧髁少。然而，屈膝超过90°时，可触及更多外侧髁部分（图8-2-16）。

（17）内收肌群

在股骨内侧髁的后内侧，可触到锋利的边缘，此为内收肌结节。沿着内收肌结节往近端移动，触诊内收肌群有无压痛及其他不适（图8-2-17）。

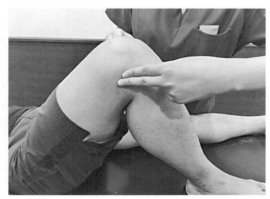

图8-2-16　股骨外侧髁触诊

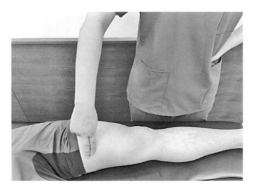

图8-2-17　内收肌群触诊

（18）膝后侧部分

触诊膝后侧有无压痛及肿胀（腘窝囊肿）（图8-2-18）。

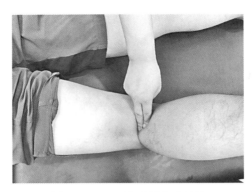

图8-2-18　膝后侧部分触诊

（19）膝后外侧部分

触诊膝后外侧的腘弓状复合体（腓肠肌外侧头、股二头肌、外侧半月板）有无压痛及其他病理改变。有时可在腓肠肌外侧头的肌腱止点处触到籽骨（图8-2-19）。

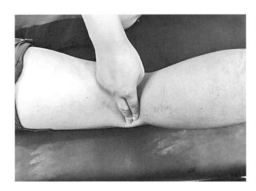

图8-2-19　膝后外侧部分触诊

（20）膝后内侧部分

触诊膝后内侧的后斜韧带、腓肠肌内侧头、半膜肌和内侧半月板有无压痛及其他病理改变（图8-2-20）。

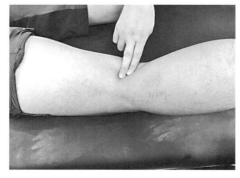

图8-2-20　膝后内侧部分触诊

（21）腘绳肌

沿着半腱肌、半膜肌、股二头肌的肌腱往近端触诊有无疼痛、肿胀及其他病理改变（图 8-2-21）。

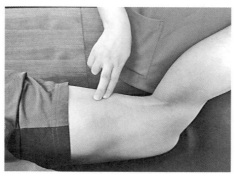

图 8-2-21　腘绳肌触诊

（22）腓肠肌

沿着腓肠肌内侧头和外侧头的肌腱往远端触诊有无疼痛、肿胀及其他病理改变（图 8-2-22）。

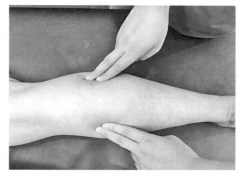

图 8-2-22　腓肠肌触诊

（三）主动/被动活动度

（1）屈曲

体位：患者仰卧位，膝关节伸直，髋关节中立位（图 8-3-1）。

测量：检查者将量角器轴心对准股骨外侧髁，固定臂平行于股骨外侧中线，移动臂平行于腓骨外侧中线。检查者一手握住被测试踝关节，一手置于被测试大腿后侧，嘱患者屈髋90°，并尽可能屈膝，测量主动活动度；回到初始位后，被动将患者膝关节屈曲，测量被动活动度（图 8-3-2）。

终末感：被动活动末端加压，感受关节活动终末感，通常应为柔软（Soft）；由于韧带和肌肉的张力，末端感觉也可能为坚韧（Firm）。

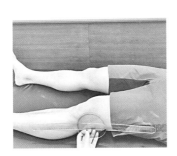

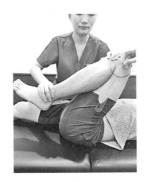

图8-3-1 膝关节屈曲活动度—体位　　图8-3-2 膝关节屈曲活动度—测量

（2）伸直

体位：患者仰卧位，膝关节伸直，髋关节中立位（图8-3-3）。

测量：检查者将量角器轴心对准股骨外侧髁，固定臂平行于股骨外侧中线，移动臂平行于腓骨外侧中线。嘱患者尽可能伸直膝关节，测量主动活动度；回到初始位后，被动将患者膝关节伸直，测量被动活动度（图8-3-4）。

终末感：被动活动末端加压，感受关节活动终末感，正常应为坚韧（Firm）。

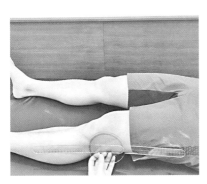

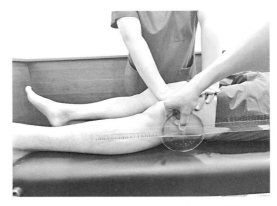

图8-3-3 膝关节伸直活动度—体位　　图8-3-4 膝关节伸直活动度—测量

（四）功能性活动测试

（1）向前走

嘱患者用平常的步态向前走10步，注意是否出现身体的摇晃、是否出现足的内外翻、髌骨的位置是否有异常、是否出现疼痛及代偿。

（2）向后走

嘱患者向后倒退走10步，注意是否出现身体后倾和摇晃、是否出现跛行、足跖屈/背屈角度是否异常、伸髋角度和步幅是否小于正常值、是否出现疼痛及代偿。

（3）上楼梯

嘱患者用平常的步态上 8 阶楼梯，注意是否出现身体的摇晃、是否出现足的内外翻、髌骨的位置是否有异常、是否需要支撑辅助、是否出现疼痛及代偿。

（4）下楼梯

嘱患者用平常的步态下 8 阶楼梯，注意是否出现身体后倾和摇晃、足跖屈/背屈角度是否异常、是否出现足的内外翻、髌骨的位置是否有异常、是否需要支撑辅助、是否出现疼痛及代偿。

（5）向前慢跑

嘱患者用平常的状态向前慢跑 10 m，注意呼吸节律是否正常、足落地时的部位是否异常、是否出现髌骨位置的异常、胫骨是否发生旋转、是否出现疼痛及代偿。

（6）深蹲

嘱患者做一个过顶深蹲的动作，注意其足（第二、三脚趾）、踝、膝是否在同一直线上，是否存在膝内扣/外移，是否出现塌腰/弓腰，是否出现足跟离地，动作是否连贯、是否出现活动障碍或疼痛（图 8 - 4 - 1）。

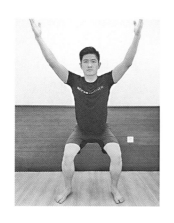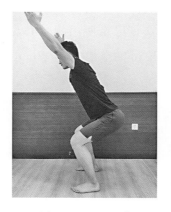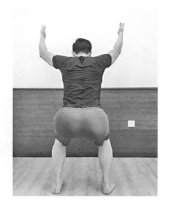

图 8 - 4 - 1　深蹲

（7）跳起（双脚离地）

嘱患者尽可能高的垂直跳起，双脚离地，注意（落地时）下肢是否外翻、双脚距离是否与肩宽一致、双脚位置是否平行、触地时间是否一致、大腿在腾空时高度是否对称、是否出现疼痛及代偿。

（8）单腿换腿跳跃（Maximal controlled leap）

嘱患者尽最大努力向远方单脚跳 1 次（起跳前：屈髋屈膝位。落地时：另一条腿落地并伸直，身体处于直立位，手置于髋关节上），测量距离，3 次机会取平均值。注意保持时间是否≥1 秒、双侧平均距离是否一致、落地部位是否出现异常、是否出现疼痛及代偿。

（9）单腿跳跃距离（Single-leg hop for distance）

嘱患者尽最大努力向远方单脚跳 1 次（起跳和落地均是同一条腿），测量距离，3 次机会取平均值。注意双侧平均距离是否一致、落地部位是否出现异常、是否出现疼痛及代偿。

（10）单腿跳跃时间（Single-leg hop for time）

嘱患者用单脚跳通过 6 m 的距离（先测健侧），记录时间，3 次机会取平均值。注意在过程中是否出现不稳、落地声是否过响、是否出现疼痛及代偿。

（11）单腿连续跳跃（Triple hop）

嘱患者尽最大努力向远方连续单脚跳 3 次，测试距离（双侧对比），3 次机会取平均值。注意落地时身体是否稳定、是否出现停顿、是否有其他部位参与平衡、髌骨的移动是否出现异常、是否出现疼痛及代偿。

（12）交叉跳跃（Crossover hop）

嘱患者尽最大努力向远方连续单脚跳 3 次，每次均需绕线跳跃（健侧先于患侧）。3 次机会取平均值，双侧对比。注意侧向移动时身体是否出现不稳、落地部位是否存在异常、落地声是否沉重、髌骨的移动是否出现异常、是否出现疼痛及代偿。

（13）灵活性跳跃（Agility hop）

嘱患者单脚跳通过 30 米的距离，记录所用的时间，3 次机会取平均值（健侧先于患侧），双侧对比。环境设置：在长 30 m 的空地上每隔 6 m 放置一个圆锥体。注意移动时身体是否出现不稳、落地部位是否存在异常、落地声是否沉重、髌骨的移动是否出现异常、是否出现疼痛及代偿。

（14）楼梯跳跃试验（Stairs hop test）

嘱患者单脚跳上和跳下阶梯，记录时间（健侧先于患侧），共 20～25 阶，3 次机会取平均值，双侧对比。注意是否出现身体后倾和摇晃、足跖屈/背屈角度是否异常、是否出现足的内外翻、髌骨的位置是否发生异常、是否需要支撑辅助、是否出现疼痛及代偿。

（15）改良楼梯跳跃试验（Modified stairs hop test）

嘱患者单脚跳上然后单脚跳下三个阶梯，然后跳到离阶梯 1 m 的标志物旁，再转身跳上跳下三个阶梯记录时间（健侧先于患侧），3 次机会取平均值，双侧对比。注意是否出现身体后倾和摇晃、足跖屈/背屈角度是否异常、是否出现足的内外翻、髌骨的位置是否出现异常、是否需要支撑辅助、是否出现疼痛及代偿。

（16）迪斯科测试（Disco test）

嘱患者单脚站立，屈膝 10°～20°。在保持屈膝的状态下，左右旋转身体。若患者拒绝做这项测试或恐惧，则为阳性，提示旋转失稳。若在关节线处有疼痛，则为阳性，内旋时疼痛提示内侧半月板损伤，外旋时疼痛提示外侧半月板损伤。

（17）斜跳试验（Leaning hop test）

嘱患者单脚在台阶边跳上跳下，同时保持另一条腿外展。若患者拒绝做这项测试或恐惧，则为阳性，提示旋转失稳。

（五）肌肉灵活度测试

（1）股直肌

体位：患者仰卧位，被测试下肢伸髋，臀部置于床面的边缘（图8-5-1）。

操作：患者将对侧下肢膝盖抱至胸前使其屈髋屈膝至最大，保持腰部紧贴床面（图8-5-2）。

测量：检查者将量角器轴心对准股骨外侧髁，固定臂对齐股骨大转子，移动臂对齐外踝，记录最大屈膝角度（图8-5-3）。

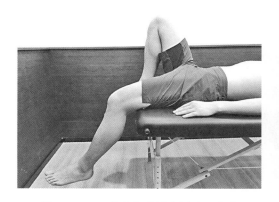

图8-5-1　股直肌灵活度测试—体位

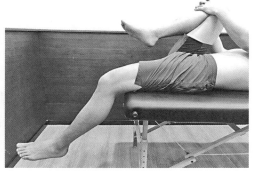

图8-5-2　股直肌灵活度测试—操作

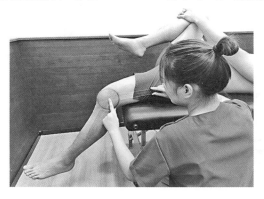

图8-5-3　股直肌灵活度测试—测量

（2）腘绳肌

体位：患者仰卧位，伸髋伸膝。

操作：嘱患者在伸膝的情况下屈髋至最大。检查者一手置于膝关节上方保持伸膝

（图 8 - 5 - 4）。

测量：检查者将量角器轴心对准股骨大转子，固定臂对齐躯干外侧中线，移动臂对齐股骨外侧髁，记录最大屈髋角度（图 8 - 5 - 5）。

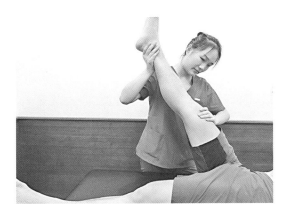

图 8 - 5 - 4 腘绳肌灵活度测试—体位

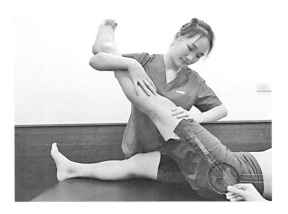

图 8 - 5 - 5 腘绳肌灵活度测试—测量

（3）腓肠肌

体位：患者仰卧位，伸髋伸膝。

操作：嘱患者在膝关节伸直的情况下，背屈踝关节（图 8 - 5 - 6）。

测量：检查者将量角器轴心对准外踝，固定臂对齐腓骨头，移动臂平行于第五跖骨，记录最大背屈角度（图 8 - 5 - 7）。

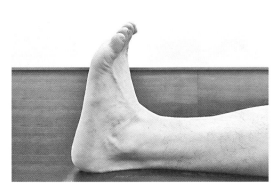

图 8 - 5 - 6 腓肠肌灵活度测试—体位

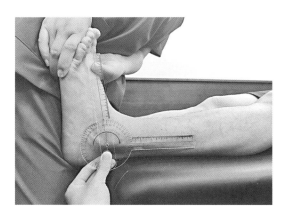

图 8 - 5 - 7 腓肠肌灵活度测试—测量

（4）比目鱼肌

① 仰卧

体位：患者仰卧位，屈髋屈膝 45°。

操作：嘱患者背屈踝关节至最大（图 8 - 5 - 8）。

测量：检查者将量角器轴心对准外踝，固定臂对齐腓骨头，移动臂平行于第五跖骨，记录最大背屈角度（图 8 - 5 - 9）。

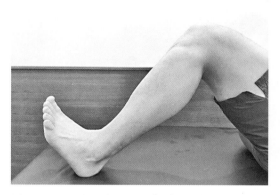

图 8 - 5 - 8　比目鱼肌灵活度测试（仰卧）—体位

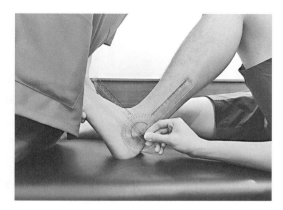

图 8 - 5 - 9　比目鱼肌灵活度测试（仰卧）—测量

② 俯卧

体位：患者俯卧位，屈膝 90°。

操作：嘱患者背屈踝关节至最大（图 8 - 5 - 10）。

测量：检查者将量角器轴心对准外踝，固定臂对齐腓骨头，移动臂平行于第五跖骨，记录最大背屈角度（图 8 - 5 - 11）。

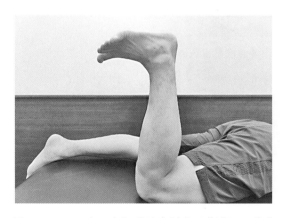

图 8 - 5 - 10　比目鱼肌灵活度测试（俯卧）—体位

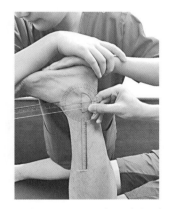

图 8 - 5 - 11　比目鱼肌灵活度测试（俯卧）—测量

（六）抗阻肌力测试

1. 方向

（1）膝屈曲

患者俯卧位，屈膝 45°，检查者一手放在膝关节后部，一手放在足跟部施加向下的力。嘱患者尽可能对抗阻力，记录双侧肌力等级（图 8 - 6 - 1）。

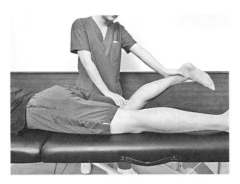

图 8 - 6 - 1　膝屈曲抗阻肌力测试

（2）膝伸直

患者仰卧位，稍屈髋，检查者一手从患侧膝关节后部穿过，放置于对侧大腿远端，一手放在足背部施加向下的力。嘱患者尽可能对抗阻力，记录双侧肌力等级（图 8 - 6 - 2）。

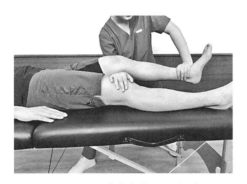

图 8 - 6 - 2　膝伸直抗阻肌力测试

2. 肌肉

（1）股四头肌

体位：患者坐位，膝关节落于床缘前方，小腿自然下垂。

操作：检查者一手置于患者腘窝处，一手置于小腿远端。患者完全伸膝，检查者施加一个屈曲的力。嘱患者抵抗维持（图 8 - 6 - 3）。

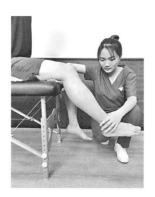

图 8 - 6 - 3　股四头肌抗阻肌力测试

（2）臀中肌

体位：患者侧卧位，被测试下肢在上，另一侧下肢屈髋屈膝保持稳定，骨盆轻微前倾。外展髋关节，轻微伸展、外旋髋关节，膝关节保持伸直。

操作：检查者在下肢远端施加一个内收轻微前屈的力。嘱患者抵抗维持，记录双侧肌力等级（图 8 - 6 - 4）。

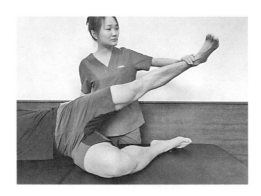

图 8 - 6 - 4　臀中肌抗阻肌力测试

（3）股二头肌

体位：患者俯卧位，屈膝 50°～70°，大腿外旋，小腿外旋。

操作：检查者在踝关节处施加一个伸展膝关节的力。嘱患者抵抗维持，记录双侧肌力等级（图 8 - 6 - 5）。

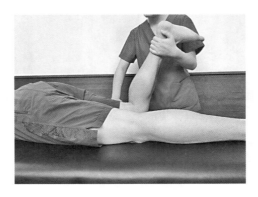

图 8 - 6 - 5　股二头肌抗阻肌力测试

（4）半腱肌、半膜肌

体位：患者俯卧位，屈膝 50°～70°，大腿内旋，小腿内旋。

操作：检查者在踝关节处施加一个伸展膝关节的力。嘱患者抵抗维持，记录双侧肌力等级（图 8 - 6 - 6）。

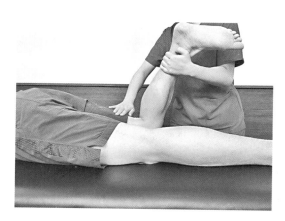

图 8-6-6　半腱肌、半膜肌抗阻肌力测试

（5）缝匠肌

体位：患者仰卧位，髋关节外展、外旋、屈曲，膝关节屈曲。

操作：检查者一手握住踝关节，一手置于大腿前外侧下部，在膝关节处施加一个伸展、内收、内旋的力，在踝关节处施加一个伸膝的力量。嘱患者抵抗维持，记录双侧肌力等级（图 8-6-7）。

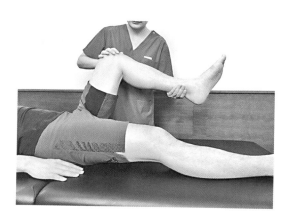

图 8-6-7　缝匠肌抗阻肌力测试

（6）腓肠肌

体位：患者俯卧位，伸髋伸膝，踝关节落于床外，跖屈踝关节（主要是把跟骨朝头向拉动，而非把前足朝下压）。

操作：检查者一手在前足施加向下的力，一手在足跟处施加一个向尾端的力。嘱患者抵抗维持，记录双侧肌力等级（图 8-6-8）。

备注：检查者需观察是否有腓肠肌的收缩，以及患者是否有跖屈的动作。正常情况下，足跟的运动应该和前足的运动同时发生。

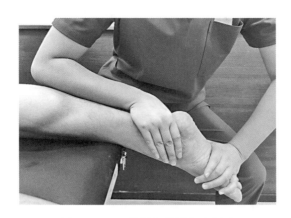

图 8 - 6 - 8 腓肠肌抗阻肌力测试

（7）比目鱼肌

体位：患者俯卧位，屈膝 90°或更多。检查者一手在踝关节近端提供稳定。患者踝关节跖屈，不要内翻及外翻。

操作：检查者另一手于跟骨近端施加一个向尾端的力。嘱患者抵抗维持，记录双侧肌力等级（图 8 - 6 - 9）。

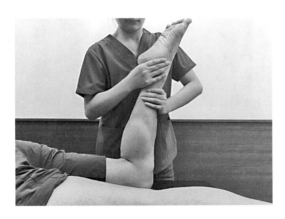

图 8 - 6 - 9 比目鱼肌抗阻肌力测试

（七）附属运动

1. 胫骨在股骨上滑动

（1）前后向

患者仰卧位，屈髋 45°，屈膝 90°。检查者掌根置于胫骨结节，四指置于腘窝处，施加一个向后的推力，感受活动程度，末端感觉一般为软组织的牵拉感。双侧对比（图 8 - 7 - 1）。

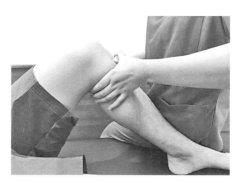

图 8 - 7 - 1　胫骨在股骨上滑动—前后向

（2）后前向

患者仰卧位，屈髋 45°，屈膝 90°。检查者掌根置于胫骨结节，四指置于腘窝处，确定腘绳肌和腓肠肌放松后，施加一个向前的拉力，感受活动程度，末端感觉一般为软组织的牵拉感。双侧对比（图 8 - 7 - 2）。

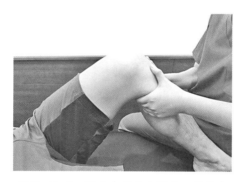

图 8 - 7 - 2　胫骨在股骨上滑动—后前向

（3）向内

患者仰卧位，检查者一只手置于胫骨的外侧，另一只手置于股骨的内侧。在胫骨处施加一个向内侧移动的力，感受活动程度，末端感觉一般为软组织的牵拉感。过度的内移提示前交叉韧带撕裂。双侧对比（图 8 - 7 - 3）。

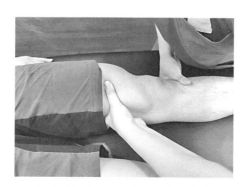

图 8 - 7 - 3　胫骨在股骨上—向内

（4）向外

患者仰卧位，检查者一只手置于股骨的外侧，另一只手置于胫骨的内侧。在胫骨处施加一个向外侧移动的力，感受活动程度，末端感觉一般为软组织的牵拉感。过度的外移提示后交叉韧带撕裂。双侧对比（图8-7-4）。

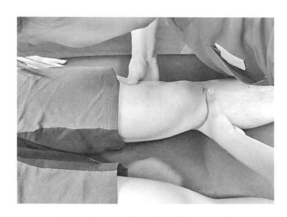

图8-7-4　胫骨在股骨上—向外

2. 髌骨

（1）内侧平移

患者仰卧位，轻微屈膝30°左右（可在膝下垫枕头或检查者将腿置于患者膝下）。检查者的大拇指置于髌骨外侧缘，四指稳定膝关节，施加一个向内侧的力，感受活动程度。双侧对比（图8-7-5）。

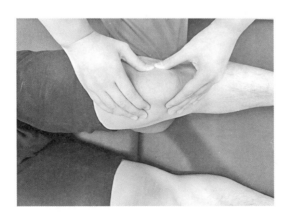

图8-7-5　髌骨—内侧平移

（2）外侧平移

患者仰卧位，轻微屈膝30°左右（可在膝下垫枕头或检查者将腿置于患者膝下）。检查者的大拇指置于髌骨内侧缘，四指稳定膝关节，施加一个向外侧的力，感受活动程度。双侧对比（图 8 - 7 - 6）。

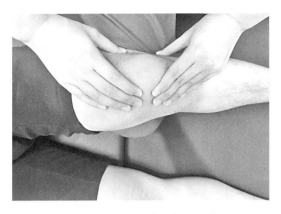

图 8 - 7 - 6　髌骨—外侧平移

（3）头尾端滑动

患者仰卧位，轻微屈膝。检查者一只手（A）置于髌骨底上，豌豆骨与髌骨底接触。另一只手（B）的示指与拇指固定髌骨的内外侧缘。检查者 A 手置于 B 手上，给以髌骨一个尾向运动的力，B 手稳定髌骨的运动方向，感受活动程度。双侧对比（图 8 - 7 - 7）。

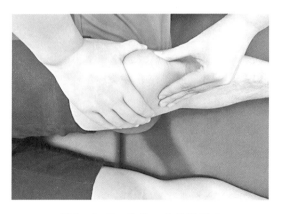

图 8 - 7 - 7　髌骨—头尾端滑动

3. 腓骨在胫骨上滑动

后前向滑动

患者仰卧位，屈髋 45°，屈膝 90°。检查者坐在患者脚背上固定踝关节，一只手握住小腿固定，另一只手置于腓骨头上，施加一个向前运动的力，多次测试并双侧对比。当做此项测试的时候，应注意从此处走形的腓总神经，如压迫到神经，会产生疼痛。如果近端胫腓关节活动不足，当足背伸时，会出现膝外侧疼痛（图 8 - 7 - 8）。

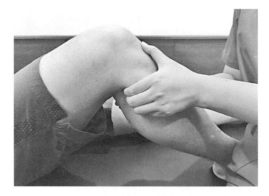

图 8 - 7 - 8　腓骨在胫骨上滑动—后前向

（八）特殊测试

1. 关节积液

浮髌试验（Patellar Tap Test）

患腿膝关节伸直，放松股四头肌，检查者一手挤压髌上囊，使关节液积聚于髌骨后方，另一手示指轻压髌骨，如有浮动感觉（即能感受到髌骨于股骨髁的碰击声），松开则髌骨又浮起，则为阳性，提示关节积液（图 8 - 8 - 1）。浮髌试验是确定膝关节损伤时是否出现关节积液的方法。这个测试的改良版要求检查者将一只手的拇指和示指轻轻放在髌骨的两侧，然后检查者用另一只手向下轻推髌上囊。若拇指和示指分开，则为阳性，提示膝关节大量肿胀（40～50 ml），也可通过观察发现。

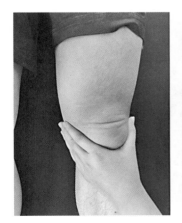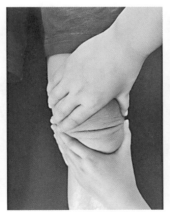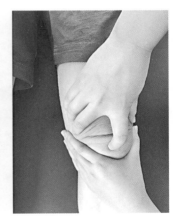

图 8 - 8 - 1　浮髌试验

2. 鉴别髌股关节问题/胫股关节问题

（1）侧向上楼梯试验（Step-up Test）

患者站在一个 25 cm 高的凳子旁边。嘱患者用健侧腿侧向迈步到凳子上，另一条腿重复测试。通常情况下，患者完成这个动作没有困难也没有疼痛。若患者不能完成测试，则为阳性，提示可能有髌股关节痛，股四头肌无力或骨盆失稳的问题。（图 8-8-2）。

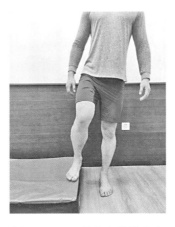

图 8-8-2　侧向上楼梯试验

（2）膝关节加压试验

检查者被动屈曲/伸直患者膝关节至末端，然后加压。若诱发疼痛，则为阳性，提示胫股关节问题（图 8-8-3）。

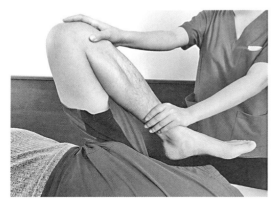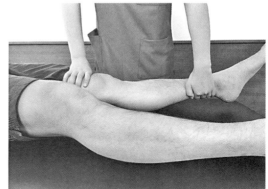

图 8-8-3　膝关节加压试验

（3）胫骨平台按压试验

① 内侧胫骨平台

检查者将拇指按入软组织凹陷，直至可以感觉到内侧胫骨平台尖锐的上缘。从不构成关节的平台上缘向后可触及胫骨平台和股骨髁接合部，向前可触及髌腱。平台本身是内侧半月板的附着点（图 8-8-4）。

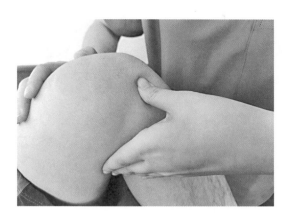

图 8-8-4　胫骨平台按压试验—内侧胫骨平台

② 外侧胫骨平台

检查者拇指按压软组织凹陷，直到触及外侧胫骨平台上缘。沿其锐利边缘（外侧关节缘）触诊到胫骨和股骨接合部（图 8-8-5）。

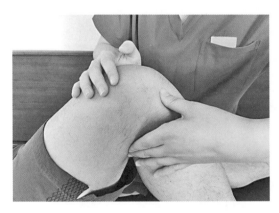

图 8-8-5　胫骨平台按压试验—外侧胫骨平台

（4）髌骨研磨试验（Patellar Grind Test/Clarke's Sign）

患者仰卧位，膝关节伸直。检查者一手的虎口按压髌骨上端，或直接按压髌骨。然后嘱患者等长收缩股四头肌，同时检查者向下施加压力。若患者在无痛情况下能完成并保持收缩，则为阴性。若诱发髌后疼痛，且患者不能保持收缩，则为阳性，提示髌股关节问题（图 8-8-6）。此试验用于检查髌股关节的问题，但是不特指向某一疾病。如果在髌骨处施加足够大的压力，任何被测者均可诱发阳性反应。所以检查者必须控制施加的压力大小。规避此类问题最好的办法是重复几次操作，每次逐渐增加压力，两侧对比。为了测试髌骨的不同部位，可在屈曲 30°、60°、90° 和完全伸展四个摆位下检查。

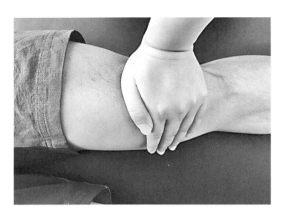

图 8-8-6　髌骨研磨试验

（5）主动髌骨研磨试验（Active Patellar Grind Test）

患者坐位，膝关节弯曲 90°，小腿悬于床缘。嘱患者缓慢伸直膝关节，检查者的手置于髌骨上以感受关节运动时有无骨擦音。疼痛发生的伸膝位置提示髌骨病理改变的位置。若想髌骨承受更大的力，可以要求患者在一个小凳子前上下走动，同时检查者轻柔触诊髌骨，检查是否有骨擦音和疼痛（上下阶梯测试）。若诱发骨擦音或疼痛，则为阳性，提示髌骨病变（图 8-8-7）。

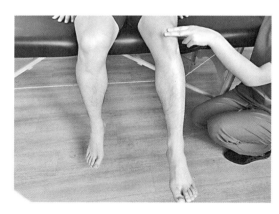

图 8-8-7　主动髌骨研磨试验

（6）麦克库奈尔试验（McConnel Test）

患者坐位，股骨外旋，嘱其在屈膝 120°、90°、60°、30° 和 0° 时等长收缩股四头肌，保持 10 s。若诱发疼痛，检查者将患者的膝关节被动地完全伸直。检查者用膝盖支撑患者的膝盖，被动内移髌骨。然后将患者膝关节摆回到疼痛的角度，保持髌骨内移，嘱患者等长收缩股四头肌。若疼痛缓解或消失，则为阳性，提示髌股关节病理改变。每个角度均可采用类似的方式进行测试（图 8-8-8）。

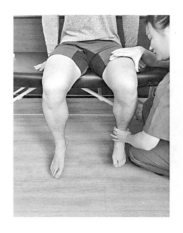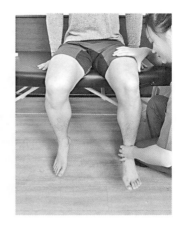

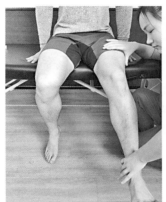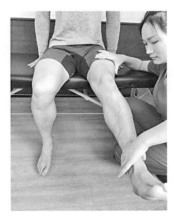

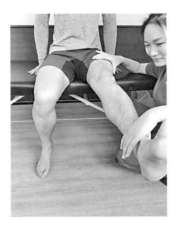

图 8-8-8　麦克康奈尔（McConnel）试验

3. 髌腱炎

离心下楼梯试验（Eccentric Step-down Test）

患者站在 15 cm 高的台阶或凳子上，双手置于髋关节处。嘱患者下台阶，首先患侧腿尽可能缓慢平稳地走下台阶（即先测试健侧腿）。随后重复另一侧。若诱发疼痛，则为阳性，提示髌腱炎（图8-8-9）。

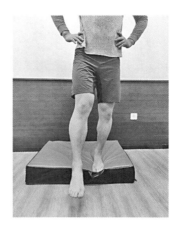

图8-8-9 离心下楼梯试验

4. 运动协调性受损

（1）侧向下楼梯试验（Lateral Step-down Test）

患者站在一个25 cm高的凳子上。检查者要求患者用健侧腿侧向迈步下台阶。观察患者有无疼痛及明显膝外翻。

（2）单脚跳

嘱患者单脚支撑，屈膝15°～30°，单脚跳起下落。观察患者有无疼痛并比较两侧完成度。

5. 髌股关节活动障碍

（1）足部形态指数（FPI-6）

患者以放松的姿势双脚站立。检查者指导患者站着不动，胳膊放在体侧且双眼直视前方。在评估前让患者随意地走几步、原地踏步，使患者确立一个更舒适的站姿。在评估过程中，要确保患者不会旋转身体来试图看到自己的情况——很大程度上这会影响脚的姿势。为了进行评估，患者需要总共站立大约2分钟。在评估过程中，评估者需要能够在患者周围活动，能够不间断地接触到患者的腿、脚后部。

如果不能进行观察（例如软组织肿胀），则忽略它并在数据表上标示该项目没有得分。

如果评估者无法确认某项目的分数高低，请使用较保守的分数。

得分	结果
0～+5	正常
+6～+9	旋前

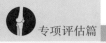

续表

得分	结果
10+	高度旋前
-1~-4	旋后
-5~-12	高度旋后

后足得分	-2	-1	0	1	2
触诊距骨头 图8-8-10 足部形态指数—触诊距骨头	外侧可触诊到距骨头/内侧触诊不到	外侧可触诊到距骨头/内侧可轻微触诊到	内侧/外侧距骨头均可触诊到	内侧可触诊到距骨头/外侧可轻微触诊到	内侧可触诊到距骨头/外侧无法触诊
外踝上/下弧线 图8-8-11 足部形态指数—外踝上/下弧线	外踝下弧线较直/向外凸	外踝下弧线向内凹，但比上弧线更平/更浅	外踝上下弧线基本一致	外踝下弧线比上弧线更凹	外踝下弧线明显比上弧线更凹
跟骨内翻/外翻 图8-8-12 足部形态指数—跟骨内翻/外翻	粗略估计下跟骨内翻大于5°	粗略估计下跟骨在垂直与内翻5°之间	跟骨垂直	粗略估计下跟骨在垂直与外翻5°之间	粗略估计下跟骨外翻大于5°
前足得分	-2	-1	0	1	2
距舟关节一致性 图8-8-13 足部形态指数—距舟关节一致性	距舟关节部位有明显凹陷	距舟关节部位轻微凹陷	距舟关节部位平整	距舟关节部位轻微凸起	距舟关节部位明显凸起
内侧纵弓高度 图8-8-14 足部形态指数—内侧纵弓高度	足弓高且成角在足弓后部	足弓略高且成角在足弓略靠后部	足弓高度正常且成角在足弓中部	足弓略低，中间部分略扁平	足弓非常低，中间部分有明显扁平并触地

前足得分	−2	−1	0	1	2
前足外展/内收程度 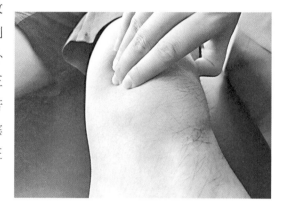 图 8-8-15 足部形态指数—前足外展/内收程度	明显可见部分内侧脚趾，外侧脚趾无可见部分	内侧脚趾比外侧脚趾明显可见部分更大	内侧与外侧脚趾可见部分一致	外侧脚趾比内侧脚趾明显可见部分更大	明显可见部分外侧脚趾，内侧脚趾无可见部分

（2）髌骨倾斜试验（Patellar Tilt Test）

患者仰卧位，膝关节伸直，股四头肌放松，检查者站在检查床的末端，将髌骨外侧缘从股骨外侧髁处提起，而不是向内侧或外侧推动髌骨——髌骨应留在股骨滑车内。正常角度为 15°，但男性可能比女性少 5°。若角度小于参考数值，则为阳性，提示患者髌股关节活动受限、易患髌股关节疼痛综合征（图 8-8-16）。

6. 皱襞综合征

亨氏皱襞试验

图 8-8-16 髌骨倾斜试验

患者仰卧位，检查者一只手屈曲膝关节并内旋胫骨，另一只手手指触诊股骨内侧髁，注意有无压痛。然后检查者用掌根按压髌骨内侧，被动屈曲和伸展患者膝关节，同时感受手掌下的皱襞有无清脆弹响声。若有清脆弹响声，则为阳性，提示皱襞综合征（图 8-8-17）。

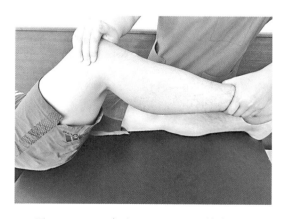

图 8-8-17 亨氏（Hughston）皱襞试验

7. 半月板损伤

（1）塞氏试验/迪斯科试验

患者单脚站立，检查者双手握住患者手部，辅助患者平衡。患者膝关节屈曲5°，并在保持屈曲的同时，内外旋股骨三次。然后在20°屈曲处重复该测试。先测试健侧腿，再测试患侧腿。若诱发患者内侧或外侧关节线不适，则为阳性，提示半月板撕裂。患者也可能产生膝盖被锁住的感觉（图8-8-18）。

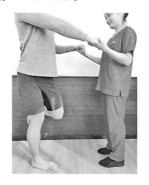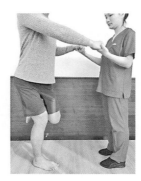

图8-8-18　塞氏（Thessaly）试验/迪斯科试验

（2）埃氏试验

患者站立位，双膝伸直，两脚分开约30～40 cm。若测试内侧半月板，则患者外旋两侧胫骨至末端并下蹲，从而使两侧膝关节间距与膝外旋角度增加。随后患者慢慢站起而脚保持外旋。若测试外侧半月板，两侧胫骨内旋至末端，患者下蹲后再站起。这项测试被称为回旋挤压测试的负重测试，即使是正常人也难以完成内旋时完全的下蹲。若诱发关节线处的疼痛和/或在关节线上感受到卡顿，或检查者听到弹响声，则为阳性，提示半月板撕裂。下蹲时或恢复站立时都可能会听到疼痛或弹响声。半月板前角撕裂在膝关节屈曲前部分更易诱发卡顿或疼痛，而后角撕裂则在更大屈曲角度时诱发卡顿或疼痛。该测试在急性病例（少于6周）中可能没那么有效，另外此试验比关节线的压痛更准确（图8-8-19）。

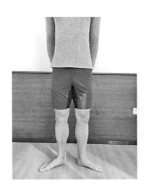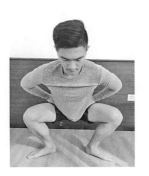

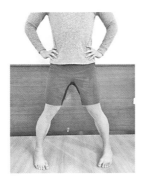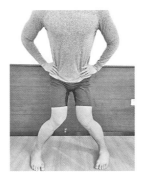

图 8 - 8 - 19　埃氏（Ege）试验

（3）回旋挤压试验（McMurray's Test）

患者仰卧位，膝关节完全屈曲（脚跟贴近臀部）。检查者内旋胫骨并伸展膝关节。若引起弹响声（通常还伴有疼痛），则为阳性，提示外侧半月板损伤。通过反复改变屈曲角度后对胫骨进行内旋，随后伸膝，检查者可以检测半月板从后角到中部的整个后半部分。半月板的前半部分不容易测试，因为半月板的压力不是很大。为了测试内侧半月板，检查者外旋膝关节后进行同样的操作（图 8 - 8 - 20）。

此试验的改良版是通过胫骨内旋、伸膝，在整个活动范围内活动来测试外侧半月板，重复多次。然后将胫骨外旋，重复这个过程以测试内侧半月板。

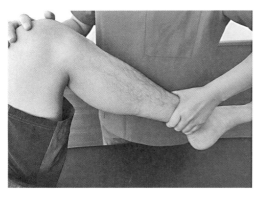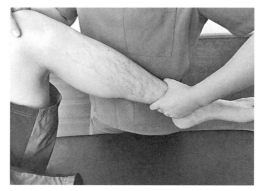

图 8 - 8 - 20　回旋挤压试验

（4）俯卧研磨试验（Apley's Test）

患者俯卧位，膝关节屈曲 90°。检查者用膝盖固定患者大腿。检查者首先分离膝关节面，然后内旋/外旋胫骨，观察有无任何受限、活动过大或不适。然后向下挤压膝关节（非分离），并再次重复操作。若旋转合并分离时，较正常侧更疼痛或旋转角度更大，则提示病变可能来自韧带。若旋转合并挤压时，较正常侧更疼痛或旋转角度更小，则为阳性，提示病变可能是半月板损伤（图 8 - 8 - 21）。

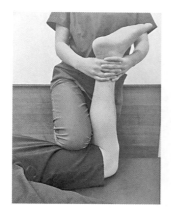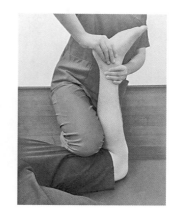

图 8 - 8 - 21　俯卧研磨试验

8. 韧带损伤

（1）拉赫曼试验

患者仰卧位，检查者将患者的膝关节屈曲 0°～30°并保持胫骨的轻微外旋。检查者一手固定患者的股骨（"外侧"手）稳定，另一手固定胫骨的近端，从膝关节的后内侧（"内侧"手）向前拉动并施加使胫骨前移的力。若胫骨在股骨上前移（随着胫骨内旋，前移增加）和髌下腱斜面消失，出现柔软的终末感，则为阳性。如果股骨不稳定，或半月板损伤阻碍了移位，或胫骨内旋，可能会发生假阴性试验。Lachman 试验是判断前交叉韧带是否损伤的最佳试验，特别是后外侧束（图 8 - 8 - 22）。试验阳性表明下列结构可能有某种程度的损伤：

① 前交叉韧带（特别是后外侧束）

② 后斜韧带

③ 弓状复合体

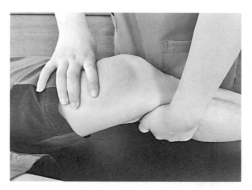

图 8 - 8 - 22　拉赫曼（Lachman）试验

以下是拉赫曼试验改良的其他操作：

改良试验 1：患者膝关节悬于床外，检查者面向患者坐，用大腿支撑患者足部，从而使患者的膝关节屈曲30°。检查者一手稳定患者股骨，另一只手将胫骨向前拉动。阳性征是异常的前移活动（图8-8-23）。

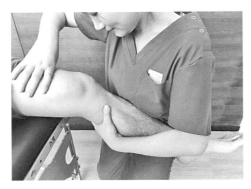

图8-8-23　拉赫曼试验—改良试验1

改良试验2：患者仰卧位，膝部置于检查者的膝关节上。检查者一手固定股骨，另一只手将胫骨向前拉动。阳性征是异常的前移活动（推荐手小的检查者使用）（图8-8-24）。

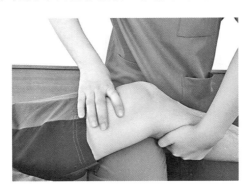

图8-8-24　拉赫曼试验—改良试验2

改良试验3：患者仰卧位，患侧下肢髋关节外展，膝关节悬于床外，并屈曲25°，检查者的一手固定股骨，双膝固定患者足部。然后，检查者的另一只手将胫骨向前拉动。阳性征是异常的前移活动。用这种方法比传统方法易表现出更大的前侧松弛（图8-8-25）。

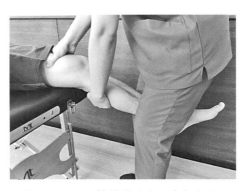

图8-8-25　拉赫曼试验—改良试验3

改良试验 4：患者仰卧位，同时检查者将脚固定在检查者的胸侧和手臂之间，双手置于胫骨周围，膝关节屈曲 20°～30°，并将胫骨向上拉动。阳性征是异常的前移活动。此时重力控制股骨的活动，可能不足以反映出良好的阳性测试结果（图 8 - 8 - 26）。

改良试验 5：患者仰卧位，检查者站在患腿旁，眼睛视线与膝盖平齐，检查者一手固定股骨，另一只手将胫骨向前拉动。阳性征是异常的前移活动。

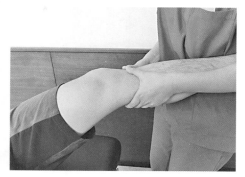

图 8 - 8 - 26　拉赫曼试验—改良试验 4

与常规的拉赫曼试验一样，如果检查者的手比较小，可能很难稳定股骨（图 8 - 8 - 27）。

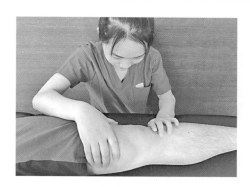

图 8 - 8 - 27　拉赫曼试验—改良试验 5

改良试验 6：患者俯卧位，检查者将患者足部固定在检查者的胸部和手臂之间，一手固定胫骨，另一只手在胫骨近端背侧施加向下的压力。重力可辅助胫骨向前活动，但是很难确定终末端的感觉（图 8 - 8 - 28）。

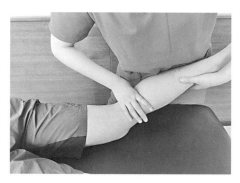

图 8 - 8 - 28　拉赫曼试验—改良试验 6

改良试验 7：患者仰卧位，膝盖置于检查者前臂上，从而使膝盖屈曲大约 30°。患者主动伸膝，检查者观察胫骨前侧的移动（图 8 - 8 - 29）。

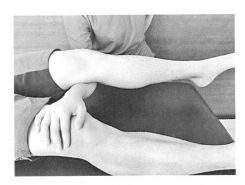

图 8-8-29　拉赫曼试验—改良试验 7

改良试验 8：对于改良试验 7，也可以将脚放在桌子上以增加股四头肌的拉力。在这种情况下，这种测试被称为最大股四头肌力量测试（图 8-8-30）。

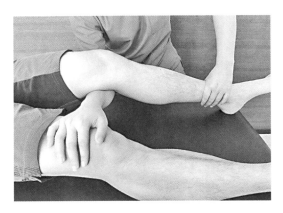

图 8-8-30　拉赫曼试验—改良试验 8

在进行拉赫曼试验前检查者必须确定患者没有后侧凹陷。拉赫曼试验分级如下：

1 级损伤：3～6 mm 胫骨相对股骨向前移动

2 级损伤：6～9 mm 胫骨相对股骨向前移动

3 级损伤：10～16 mm 胫骨相对股骨向前移动

4 级损伤：16～20 mm 胫骨相对股骨向前移动

（2）前抽屉试验（Anterior Drawer Test）

患者的膝关节屈曲 90°，髋关节屈曲 45°。患者的脚由检查者的身体固定在床面上，检查者坐在患者的前足上，脚呈旋转中立位。检查者的手放在胫骨周围，然后在股骨下向前拉胫骨（图 8-8-31）。

抽屉征是对单平面前、后不稳定性的检测。这个测试的困难之处在于如果韧带受伤，如何确定中立的起始位置。正常的活动量是大约 6 mm。这部分测试评估了单一平面的前侧稳定性。如试验呈阳性（即，胫骨在股骨上向前移动超过 6 mm），下列结构可能有不同程度的损伤：

① 前交叉韧带（尤其是前内侧束）

② 后外侧关节囊

③ 后内侧关节囊

④ 内侧副韧带（深层纤维）

⑤ 髂胫束

⑥ 后斜韧带

⑦ 弓状复合体

如果只有前交叉韧带撕裂，但试验结果为阴性，是因为其他结构（后关节囊、后外侧和后内侧结构）限制了运动。此外，关节积血、撕裂的内侧半月板后角嵌入股骨内侧髁、腘窝痉挛也可能导致假阴性试验。即使存在完整的前交叉韧带，冠状韧带或半月板胫骨韧带撕裂也能使胫骨比正常情况下更容易向前移动。在这种情况下，当进行前抽屉试验时，会发生胫骨前内侧旋转（半脱位）。

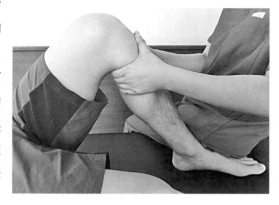

图 8-8-31　前抽屉试验

在进行这项测试时，检查者必须确保后交叉韧带没有撕裂或受伤。如果它被撕裂，它会使胫骨在股骨上下降或向后滑动，当检查者将胫骨向前拉时，移动距离将非常大，给出假阳性信号。因此，只有当检查结果显示后部凹陷不存在时，才应认为该试验呈阳性。

改良试验 1（90-90 Anterior Drawer Test）：患者仰卧位，检查者将患者的髋关节和膝关节屈曲 90°，在躯干和前臂之间固定小腿。与标准测试一样，检查人员将手放在胫骨周围，并施加足够的力量慢慢地将患者的臀部从桌子上抬起（图 8-8-32）。

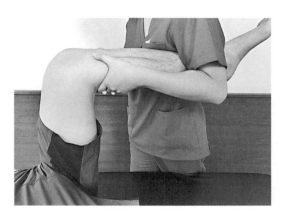

图 8-8-32　前抽屉试验—改良试验 1

改良试验2：患者坐位，膝关节悬于床外，检查者把手放在正确的位置，慢慢地将胫骨向前拉，然后向后拉，以测试前后抽屉。检查者用拇指触摸相对于股骨的胫骨平台运动。检查者也可注意到任何旋转畸形。这样做的好处是消除了后凹陷导致的假阳性（因为消除了重力的影响）（图 8 - 8 - 33）。

在做前抽屉试验时，如果胫骨过度向前移动，并且出现可听到的噼啪声或可触及的抽搐（Finochietto jumping sign），则前交叉韧带撕裂可能伴随半月板损伤。

（3）后抽屉试验（Posterior Drawer Test）

患者的膝关节屈曲 90°，髋关节屈曲 45°。患者的脚由检查者的身体固定在床面上，检查者坐在患者的前足上，脚呈旋转

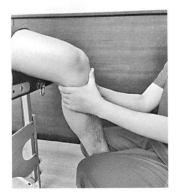

图 8 - 8 - 33　前抽屉试验——改良试验 2

中立位。检查者的手放在胫骨周围，然后在股骨下向后下压胫骨（图 8 - 8 - 34）。在这部分测试中，胫骨在股骨上被检查者向后推。这一部分是对单平面后侧不稳定性的测试。如果试验呈阳性或有明显向后凹陷，以下结构可能受到一定程度的损伤：

① 后交叉韧带

② 弓状复合体

③ 后斜韧带

④ 前交叉韧带

如果弓状复合体保持完整，可能无法引出阳性的后抽屉征。当胫骨向后推时，如果检查者用力外旋胫骨后移动过大，阳性结果为后外侧不稳定。这种操作被称为弓状旋转试验。

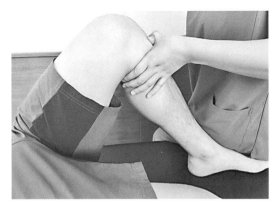

图 8 - 8 - 34　后抽屉试验

（4）后凹陷征（Posterior Sag Sign /Gravity Drawer Test）

患者仰卧位，髋部屈曲 45°，膝屈曲 90°。在这种姿势下，如果后交叉韧带撕裂，由于重力作用，胫骨在股骨上会"向下落"或"向后凹"。当膝关节屈曲 90°～110°时，胫骨后移位较仅轻微屈曲时更明显。这是一个单平面后侧不稳定的试验（图 8-8-35）。

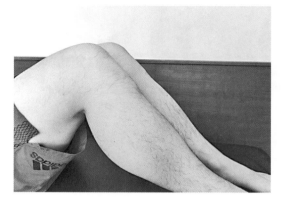

图 8-8-35　后凹陷征

正常情况下，膝关节屈曲 90°时，胫骨内侧平台向前延伸 1 cm，超出股骨髁。如果这个"台阶"丢失了，也就是后交叉韧带撕裂导致的后部凹陷呈阳性，那么这个台阶偏离试验就被认为是阳性结果。检查者必须注意，如果凹陷处未被发现，则可能导致前抽屉试验呈假阳性。如果有轻微肿胀或没有肿胀，凹陷会非常明显，因为髌骨远端有明显的凹陷。如果出现后凹陷征，以下结构可能会有一定程度的损伤：

① 后交叉韧带

② 弓状复合体

③ 后斜韧带

④ 前交叉韧带

如果患者有明显的后凹陷征，在检查者将髋关节屈曲 90°～100°时，患者会小心地伸展膝关节。这种动作有时被称为主动前抽屉征，其结果与主动前抽屉试验相似。当患者缓慢活动膝关节时，胫骨平台向前移动到正常位置，表明胫骨已经在股骨上向后脱位（后交叉韧带撕裂）。

（5）外翻应力试验（Valgus Stress Test）

嘱患者将膝关节置于检查台上，先完全伸直，然后稍微屈曲（20°～30°）。检查者一手固定踝关节，一手置于膝关节远端，将大腿稳定在桌子上，控制小腿并将小腿外展，对膝关节施加外翻应力（图 8-8-36）。

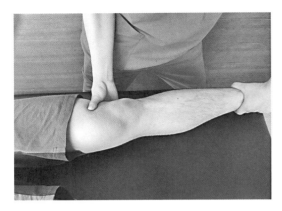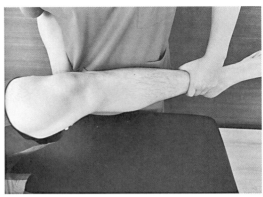

图 8-8-36 外翻应力试验

外翻应力试验是一种对单平面（直线）内侧不稳定性的评估，即胫骨与股骨的分离（间隙）。如膝关节伸展时试验呈阳性（即当施加外翻应力时，胫骨离股骨的距离过大），下列结构可能受到了一定程度的损伤：

① 内侧副韧带（浅、深纤维）

② 后斜韧带

③ 后内侧关节囊

④ 前交叉韧带

⑤ 后交叉韧带

⑥ 内侧股四头肌

⑦ 半膜肌

完全伸展时的阳性结果被归类为膝关节的严重破坏。检查者通常会发现一个或多个旋转测试也是阳性的。如果检查者在伸膝条件下做这项测试时对脚进行外旋，发现患侧过度外旋，这可能是前内侧旋转不稳定的迹象。

如果膝关节屈曲至 20°～30°时试验为阳性，则可能存在以下结构损伤：

① 内侧副韧带

② 后斜韧带

③ 后交叉韧带

④ 后内侧关节囊

外翻应力测试在屈曲时的测试被归类为单平面内侧不稳定性的真实测试。

（6）内翻应力试验（Varus Stress Test）

检查者首先要让膝盖完全伸直，然后让膝盖屈曲 20°～30°，一手固定踝关节，一手在膝关节远端施加内翻应力（向外侧推膝盖）。内翻应力测试是一种对单平面外侧不稳定性的评估（即胫骨与股骨在腿外侧分离）。如果在测试前在过伸位对胫骨进行外旋，交叉韧带会放松，副韧带会承受最大的应力（图 8 - 8 - 37）。

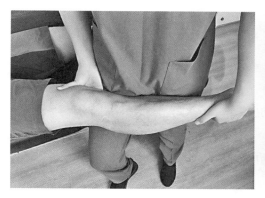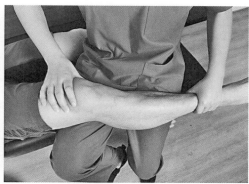

图 8 - 8 - 37　内翻应力试验

如在伸膝条件下测试呈阳性（即，当施加内翻应力时，胫骨从股骨上移走），下列结构可能受到一定程度的损伤：

① 腓骨或外侧副韧带

② 后外侧关节囊

③ 弓状复合体

④ 股二头肌肌腱

⑤ 后交叉韧带

⑥ 前交叉韧带

⑦ 外侧腓肠肌

⑧ 髂胫束

检查者通常会发现一个或多个旋转不稳定性测试也呈阳性。阳性结果表明膝盖有严重的不稳定。

当膝关节屈曲 20°～30°，胫骨外旋时的测试为阳性，则可能存在以下结构损伤：

① 外侧副韧带

② 后外侧关节囊

③ 弓状复合体

④ 髂胫束

⑤ 股二头肌肌腱

内翻应力测试在屈曲时的测试被归类为单平面外侧不稳定性的真实测试。

如果在完全伸直情况下进行应力 X 线片检查，膝关节外侧韧带损伤可分级为：5 mm 开口为一级损伤；5～8 mm 为二级损伤；8 mm 以上为三级损伤。

（九）核心相关测试

见"六、腰腹部——（九）核心相关测试"。

（十）腰椎问题鉴别

1. 腰椎主动/被动/主动加压 ROM

（1）前屈

见"六、腰腹部——（三）主动/被动活动度"。

（2）后伸

见"六、腰腹部——（三）主动/被动活动度"。

（3）侧屈

见"六、腰腹部——（三）主动/被动活动度"。

（4）旋转

见"六、腰腹部——（三）主动/被动活动度"。

2. 附属运动

（1）椎体后前向（中央、单侧）

见"六、腰腹部——（七）附属运动"。

（2）横突侧向加压

见"六、腰腹部——（七）附属运动"。

（十一）下肢生物力学评估

见"十、下肢生物力学评估"。

参考文献

1. Evans PJ，Bell GD，Frank C. Prospective evaluation of the McMurray test. Am J Sports Med 21：604 - 608，1993.

2. Kolowich PA，Paulos LE，Rosenberg TD，et al. Lateral release of the patella：indications and contraindications. Am J Sports Med 18：359 - 365，1990.

3. Karachalios T，Hantes M，Zibis AH，et al. Diagnostic accuracy of a new clinical test（the Thessaly Test）for early detection of meniscal tears. J Bone Joint Surg Am 87：955 - 962，2005.

4. Boone，DC，and Azen，SP. Normal range of motion of joints in male subjects. J Bone Joint Surg Am 61：756，1979.

5. Apley AG. The diagnosis of meniscus injuries：some new clinical methods. J Bone Joint Surg Br 29：78 - 84，1947.

6. Eren OT. The accuracy of joint line tenderness by physical examination in the diagnosis of meniscal tears. Arthroscopy 19（8）：850 - 854，2003.

7. Post WR. Clinical evaluation of patients with patellofemoral disorders. Arthroscopy 15：841 - 851，1999.

8. Katchburian MV，Ball AM，Shih YF，et al. Measurement of patellar tracking：assessment and analysis of the literature. Clin Orthop Relat Res 412：241 - 259，2003.

9. Akseki D，Ozcan O，Boya H，et al. A new weight bearing meniscal test and a comparison with McMurray's test and joint line tenderness. Arthroscopy 20：951 - 958，2004.

10. Muller K，SnyderMackler L. Diagnosis of patellofemoral pain after arthroscopic meniscectomy. J Orthop Sports Phys Ther 30：138 - 142，2000.

11. Watson CJ，Leddy HM，Dynjan TD，et al. Reliability of the lateral pull test and tilt test to assess patellar alignment in subjects with symptomatic knees：student raters. J Orthop Sports Phys Ther 3：368 - 374，2001.

12. Nijs J，VanGeel C，Vanderauwera C，et al. Diagnostic value of five clinical tests in patellofemoral syndrome. Man Ther 11：69 - 77，2006.

13. Nissen CW，Cullen MC，Hewett TE，et al. Physical and arthroscopic examination techniques of the patellofemoral joint. J Orthop Sports Phys Ther 26：277 - 285，1998.

14. Fritz JM，Delitto A，Erhard RE，et al. An examination of the selective tissue tension scheme，with evidence for the concept of a capsular pattern of the knee. Phys Ther 78：1046 - 1061，1998.

15. Doberstein ST，Romeyn RL，Reinke DM. The diagnostic value of the Clarke sign in assessing chondromalacia patella. J Athl Train 43：190 - 196，2008.

16. Lin J，Chang C. A medial soft tissue mass of the knee. PhysSportsmed 27：87 - 90，1999.

17. Hing W，White S，Reid D，et al. Validity of the McMurray's test and modified versions of the test：a systematic literature review. J Man Manip Ther 17：22 - 35，2009.

18. McMurray TP. The semilunar cartilages . Br JSurg 29：407 - 414，1942.

19. McConnell J. The management of chondromalacia patellae：a long term solution. Aust J Physiother 32：215 - 223，1986.

20. McConnell J. Management of patellofemoral problems. Man Ther 1：60 - 66，1996.

21. Malanga GA，Andrus S，Nadler SF，et al. Physical examination of the knee：a review of common orthopaedic tests. Arch Phys Med Rehabil 84：592 - 603，2003.

22. Hughston JC, Walsh WM, Puddu G. Patellar subluxation and dislocation, Philadelphia, 1984, WB Saunders.

23. Reider B. The orthopedic physical examination, Philadelphia, 1999, WB Saunders.

24. Selfe J, Harper L, Pederson I, et al. Four outcome measures for patellofemoral joint problems. 1. development and validity. Physiotherapy 87: 507 - 515, 2001.

25. Selfe J, Harper L, Pederson I, et al. Four outcome measures for patellofemoral joint problems. 2. reliability and clinical sensitivity. Physiotherapy 87: 516 - 522, 2001.

26. American Medical Association. Guides to the Evaluation of Permanent Impairment, ed 3 (revised). AMA, Chicago, 1990.

27. Lancaster AR, Nyland J, Roberts CS. The validity of the motion palpation test for determining patellofemoral joint articular cartilage damage. Phys Ther Sport 8: 59 - 65, 2007.

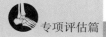

九、足踝部

（一）视诊

1. 姿势

（1）足踝部姿势异常

在此部位，我们需注意患者是否存在扁平足、高足弓、足内翻、足外翻以及姆外翻的问题。足弓：是足部的跗骨、距骨以及足底的韧带、肌腱共同构成一个凸向上方的弓。扁平足：是指足弓低平或消失的体态，常伴有足外翻，在视诊中检查者需观察足弓有无塌陷来判断是否存在扁平足。高足弓：在视诊中检查者需观察足弓是否过高来判断是否存在高足弓。足内翻：常见单侧或双侧踝关节呈跖屈位、内翻、内收畸形。足外翻：由于跟骨外移，距骨头向内半脱位，造成足弓内缘降低，形成足外翻的体态。姆外翻：是指姆趾在第一跖趾关节处向外侧偏斜移位的现象，在视诊中检查者需观察是否存在姆外翻。

患者自然站立，观察/拍摄患者从前方、后方、侧方的照片。前面观（图9-1-1）：观察足背高度是否正常、足的外展/内收是否正常、是否存在姆外翻、内外踝位置是否存在异常、胫骨及下肢力线是否正常。侧面观（图9-1-2）：观察足弓是否存在过高/低平的现象、内踝下是否有异常凸起。后面观（图9-1-3）：观察足是否存在内翻/外翻以及下肢力线是否正常。

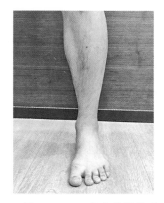
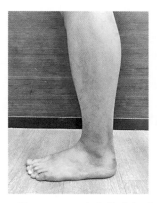
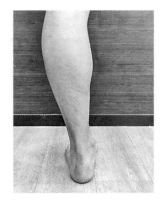

图9-1-1 患者足踝部照片前面观　　图9-1-2 患者足踝部照片侧面观　　图9-1-3 患者足踝部照片后面观

患者以放松的姿势双脚站立。检查者指导患者站着不动，胳膊放在体侧且双眼直视前方。在评估前让患者随意地走几步、原地踏步可能会使患者确立一个更舒适的站姿。在评估过程中，要确保患者不旋转身体来试图看到自己的情况，这将很大程度上影响脚的姿势。为了进行评估，患者需要总共站立大约2分钟。在评估过程中，评估者需要能够在患者周围活动，能够不间断地接触到患者的腿、脚后部。

如果不能进行观察（例如软组织肿胀），则忽略它并在数据表上标示该项目没有得分。

如果评估者无法确认某项目的分数高低，请使用较保守的分数。

后足得分	−2	−1	0	1	2
触诊距骨头 图9-1-4 足部形态指数—触诊距骨头	外侧可触诊到距骨头/内侧触诊不到	外侧可触诊到距骨头/内侧可轻微触诊到	内侧/外侧距骨头均可触诊到	内侧可触诊到距骨头/外侧可轻微触诊到	外侧无法触诊距骨头/内侧可触诊到
外踝上/下弧线 图9-1-5 足部形态指数—外踝上/下弧线	外踝下弧线较直/向外凸	外踝下弧线向内凹，但比上弧线更平/更浅	外踝上下弧线基本一致	外踝下弧线比上弧线更凹	外踝下弧线明显比上弧线更凹
跟骨内翻/外翻 图9-1-6 足部形态指数—跟骨内翻/外翻	粗略估计下跟骨内翻大于5°	粗略估计下跟骨在垂直与内翻5°之间	跟骨垂直	粗略估计下跟骨在垂直与外翻5°之间	粗略估计下跟骨外翻大于5°

前足得分	−2	−1	0	1	2
距舟关节一致性 图9-1-7 足部形态指数—距舟关节一致性	距舟关节部位有明显凹陷	距舟关节部位轻微凹陷	距舟关节部位平整	距舟关节部位轻微凸起	距舟关节部位明显凸起
内侧纵弓高度 图9-1-8 足部形态指数—内侧纵弓高度	足弓高且成角在足弓后部	足弓略高且成角在足弓略靠后部	足弓高度正常且成角在足弓中部	足弓略低，中间部分略扁平	足弓非常低，中间部分有明显扁平并触地

续表

前足得分	−2	−1	0	1	2
前足外展/内收程度 图9-1-9 足部形态指数—前足外展/内收程度	明显可见部分内侧脚趾，外侧脚趾无可见部分	内侧脚趾明显比外侧脚趾可见部分更大	内侧与外侧脚趾可见部分一致	外侧脚趾明显比内侧脚趾可见部分更大	明显可见部分外侧脚趾，内侧脚趾无可见部分

（2）整体姿势

得分	结果
0～+5	正常
+6～+9	旋前
10+	高度旋前
−1～−4	旋后
−5～−12	高度旋后

观察足、膝、髋等整个下肢生物力线有无异常，以及上肢其他部位有无姿势异常。

2. 形态

（1）肌肉萎缩

观察膝关节肌肉轮廓的对称性，检查是否存在肌肉萎缩，尤其注意胫骨前肌、比目鱼肌、腓肠肌、腓骨长肌。

（2）畸形

观察有无爪状趾、锤状趾、杵状指的问题。爪状趾（图9-1-10）：是指跖趾关节过伸而远侧及近侧趾间关节处于屈曲状态。锤状趾（图9-1-11）：是指跖趾关节和远侧趾间关节伸直而近侧趾间关节屈曲形成的异常体态。杵状指（图9-1-12）：是指末端趾节明显增宽增厚，趾甲呈拱形隆起，导致趾背的皮肤与趾甲所构成的基底角≥180°，常由于以下疾病造成：① 先天性心脏血管畸形：要结合发绀等进行诊断。② 呼吸系统疾病：常见于肺部肿瘤和慢性脓毒性疾病、肺内分流。③ 消化系统疾病：常见于吸收不良综合征。④ 营养障碍性疾病等。

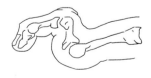
图9-1-10 爪状趾

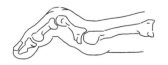
图9-1-11 锤状趾

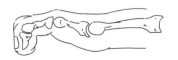
图9-1-12 杵状指

（二）触诊

（1）胫骨后肌

患者仰卧位，检查者四指从胫骨内侧，触压其下层肌肉，注意有无肌肉痉挛或压痛（图 9-2-1）。胫骨后肌位于小腿三头肌的深面，起于小腿骨间膜上 2/3 及邻近的胫腓骨后面，止于舟骨粗隆及三块楔骨。

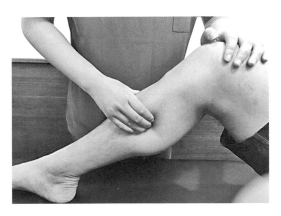

图 9-2-1　胫骨后肌触诊

（2）胫骨前肌

患者仰卧位，检查者一手放在足背部施加跖屈以及外翻的力，另一手放在胫骨前外侧，可触及收缩的肌肉，注意有无肌肉痉挛或压痛（图 9-2-2）。胫骨前肌起自胫、腓骨上端与骨间膜，止于内侧楔骨和第 1 跖骨底。

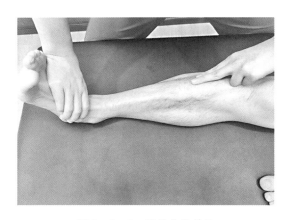

图 9-2-2　胫骨前肌触诊

（3）腓骨长短肌

腓骨长肌位于腓骨外侧皮下，腓骨短肌位于腓骨长肌深面，触诊时嘱患者跖屈并外翻足部，可在外踝后方触及腓骨长短肌腱（图 9-2-3），可在腓骨外侧触及腓骨长肌肌腹

（图9-2-4），注意有无压痛。

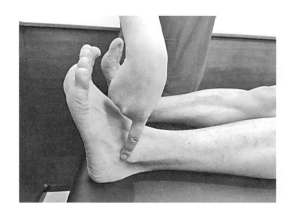

图9-2-3　腓骨长短肌肌腱触诊

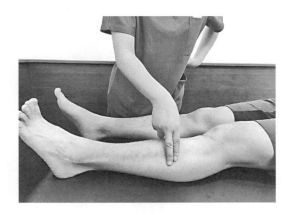

图9-2-4　腓骨长短肌肌腹触诊

（4）腓肠肌

患者俯卧位，检查者可在小腿后上方触及其肌腹，注意有无肌肉痉挛或压痛（图9-2-5）。也可一手握住患者足跟，嘱患者跖屈并抗阻屈膝，此时更易触及。

（5）比目鱼肌

位于腓肠肌深面。患者俯卧位，检查者一手使患者被动屈膝，另一手拨开腓肠肌，可触及比目鱼肌，注意有无肌肉痉挛或压痛（图9-2-6）。也可一手握住患者足跟，嘱患者跖屈并抗阻屈膝，此时更易触及。

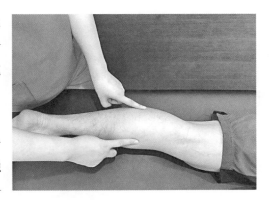

图9-2-5　腓肠肌触诊

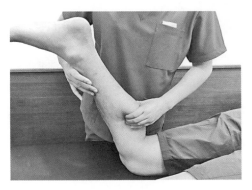

图9-2-6　比目鱼肌触诊

（6）内外侧踝（内踝、外踝）

检查者可一手稳定跟骨，另一只手触诊。内踝位于胫骨远端（图9-2-7），外踝位于腓骨远端（图9-2-8），比内踝更远、更靠后，检查者触诊时观察有无压痛或肿胀。

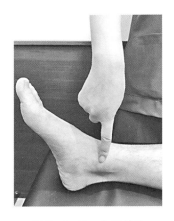
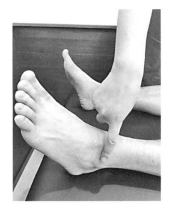

图9-2-7　内踝触诊　　　　　　　　　图9-2-8　外踝触诊

（7）前距腓韧带

前距腓韧带起于外踝前缘，止于距骨颈外侧，韧带本身不易触及。沿起止点进行触诊，注意有无压痛及肿胀（图9-2-9）。

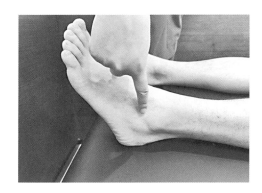
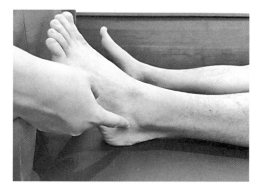

图9-2-9　前距腓韧带触诊　　　　　　　图9-2-10　跟腓韧带触诊

（8）跟腓韧带

跟腓韧带起于外踝前缘，止于跟骨外侧面，沿起止点进行触诊，注意有无压痛及肿胀（图9-2-10）。

（9）三角韧带

三角韧带位于内踝正下方，相比于外侧韧带覆盖面较大，不易触及。沿起止点触诊此韧带，若有压痛或连续性中断，提示韧带损伤或撕裂（图9-2-11）。

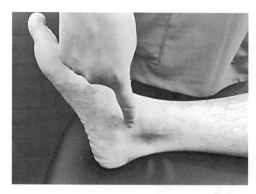

图 9 - 2 - 11　三角韧带触诊

（10）远端胫腓关节

沿外踝前缘触诊，远端胫腓关节位于胫腓骨之间，稍高于距骨，但较难触摸到（图 9 - 2 - 12）。检查者注意有无病理学迹象、压痛或肿胀。

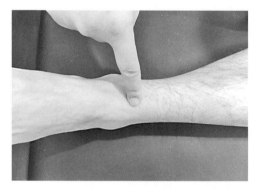

图 9 - 2 - 12　远端胫腓关节触诊

（11）距骨

距骨头位于内踝与舟骨粗隆连线的中点，内翻或外翻时易触及，足中立位时此处为凹陷，触诊时观察有无压痛（图 9 - 2 - 13）。

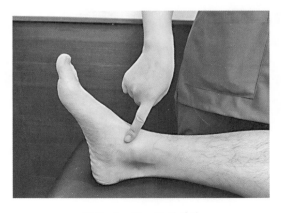

图 9 - 2 - 13　距骨触诊

（12）骰骨

检查者可以从跗骨窦向远侧移动约一个手指宽度，或从第五跖骨底稍微向近侧移动，均可触及骰骨背面、侧面和跖面，观察有无压痛或肿胀（图9-2-14）。

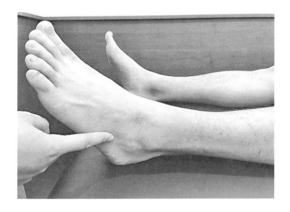

图9-2-14　骰骨触诊

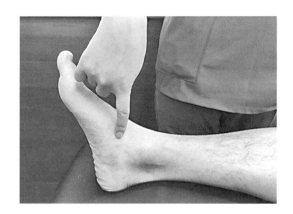

图9-2-15　舟骨触诊

（13）舟骨

检查者将患者足部置于跖屈内翻位，沿内踝向下移动即可触及舟骨粗隆，注意有无压痛或肿胀（图9-2-15）。

（14）楔形骨

检查者可从第一跖骨向近端移动，通过内侧楔骨（图9-2-16）内侧面时，会感觉到骨突，为舟骨结节，然后向远端即回到内侧楔骨，在背侧或足底横向移动，可触及中间楔骨（图9-2-17）和外侧楔骨（图9-2-18）。注意有无压痛或肿胀。

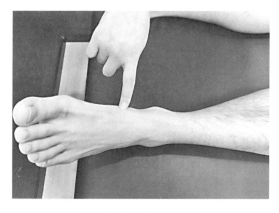

图9-2-16　内侧楔骨

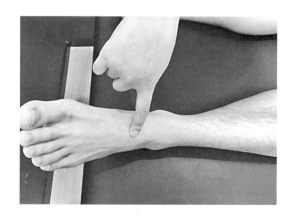

图9-2-17　中间楔骨

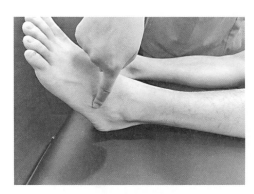

图 9 - 2 - 18　外侧楔骨

（15）跗骨窦

检查者可一手固定足跟，另一手沿外踝向前移动，可触摸到一个凹陷，此凹陷的正下方即为跗骨窦，注意有无压痛或肿胀（图 9 - 2 - 19）。

（16）跟腱

检查者从跟骨向近端移动，可触及跟腱，注意任何肿胀或增厚，若有明显的间隙，可能表明跟腱断裂（图 9 - 2 - 20）。

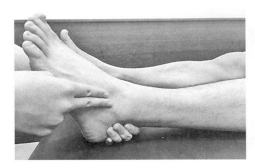

图 9 - 2 - 19　跗骨窦

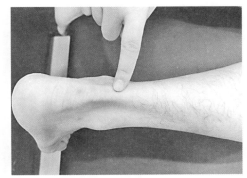

图 9 - 2 - 20　跟腱

（17）跟骨后滑囊

位于跟腱与跟骨之间，可捏起跟腱定位跟骨后滑囊，注意有无压痛或增厚（图 9 - 2 - 21）。

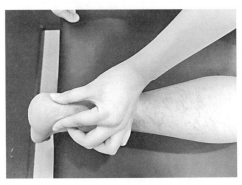

图 9 - 2 - 21　跟骨后滑囊

（18）跟骨内侧踝

位于跟骨跖面内侧，通常不易触及，若触诊时有触痛，怀疑有骨刺生成（图9-2-22）。

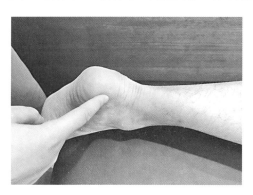

图9-2-22　跟骨内侧踝

（19）跖骨间隙

沿第一跖骨体向外侧移动，各跖骨体之间的凹陷即为跖骨间隙，注意有无压痛（图9-2-23）。

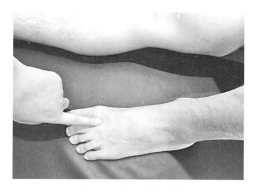

图9-2-23　跖骨间隙

（20）跖骨头

检查者从大脚趾内侧开始触诊，向近端移动，可触及第一跖骨头，观察有无蹈外翻（图9-2-24）。向外侧移动可依次触及每个跖骨头，观察是否有异常凸起。

（21）跖骨干

检查者从跖骨头继续向近端移动，直至触及内侧楔骨。第一跖骨头与内侧楔骨之间即为第一跖骨干（图9-2-25），向外侧移动可依次触及每个跖骨干，观察有无压痛或肿胀。

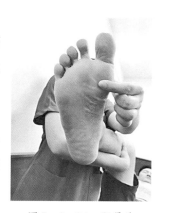

图9-2-24　跖骨头

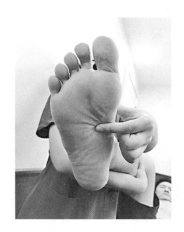

图 9-2-25 距骨干

(三) 主动/被动活动度

（1）跖屈

体位：患者坐在床边，双腿自然下垂，踝关节处于中立位（图 9-3-1）。

测量：检查者将量角器轴心对准腓骨外踝，固定臂平行于腓骨外侧中线，移动臂平行于第 5 跖骨。嘱患者跖屈踝关节，测量主动活动度；回到初始位后，被动将患者踝关节跖屈，测量被动活动度（图 9-3-2）。

终末感：被动活动末端加压，感受关节活动终末感，正常应为坚韧（Firm）。

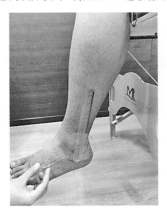
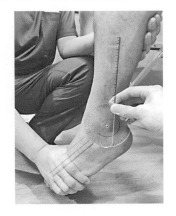

图 9-3-1 踝关节跖屈活动度—体位　　　图 9-3-2 踝关节跖屈活动度—测量

（2）背伸

体位：患者坐在床边，双腿自然下垂，踝关节处于中立位（图 9-3-3）。

测量：检查者将量角器轴心对准腓骨外踝，固定臂平行于腓骨外侧中线，移动臂平行于第 5 跖骨。嘱患者背伸踝关节，测量主动活动度；回到初始位后，被动将患者踝关节背伸，测量被动活动度（图9-3-4）。

终末感：被动活动末端加压，感受关节活动终末感，正常应为坚韧（Firm）。

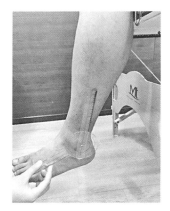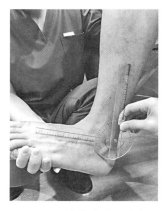

图9-3-3　踝关节背伸活动度—体位　　　图9-3-4　踝关节背伸活动度—测量

（3）内翻

体位：患者坐在床边，双腿自然下垂，踝关节处于中立位（图9-3-5）。

测量：检查者将量角器轴心对准踝部前方中点，固定臂平行于小腿中线，移动臂平行于第2跖骨。嘱患者内翻踝关节，测量主动活动度；回到初始位后，被动将患者踝关节内翻，测量被动活动度（图9-3-6）。

终末感：被动活动末端加压，感受关节活动终末感，正常应为坚韧（Firm）。

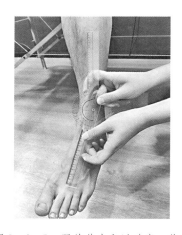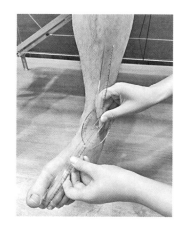

图9-3-5　踝关节内翻活动度—体位　　　图9-3-6　踝关节内翻活动度—测量

（4）外翻

体位：患者坐在床边，双腿自然下垂，踝关节处于中立位（图9-3-7）。

测量：检查者将量角器轴心对准踝部前方中点，固定臂平行于小腿中线，移动臂平行于第 2 跖骨。嘱患者外翻踝关节，测量主动活动度；回到初始位后，被动将患者踝关节外翻，测量被动活动度（图 9 - 3 - 8）。

终末感：被动活动末端加压，感受关节活动终末感，正常应为坚硬（Hard）。

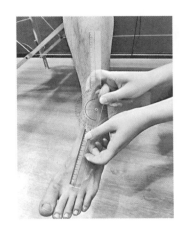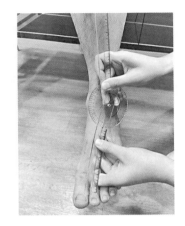

图 9 - 3 - 7　踝关节外翻活动度—体位　　　图 9 - 3 - 8　踝关节外翻活动度—测量

（5）第一跖趾关节伸展

体位：患者坐位或仰卧位，脚置于床边，踝关节处于中立位（图 9 - 3 - 9）。

测量：检查者将量角器轴心对准第一跖趾关节内侧，固定臂平行于第一跖骨，移动臂平行于第一近端趾骨。嘱患者背伸大脚趾，测量主动活动度；回到初始位后，被动将患者大脚趾背伸，测量被动活动度（图 9 - 3 - 10）。

终末感：被动活动末端加压，感受关节活动终末感，正常应为坚韧（Firm）。

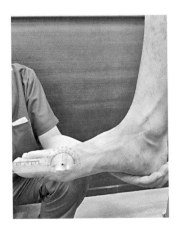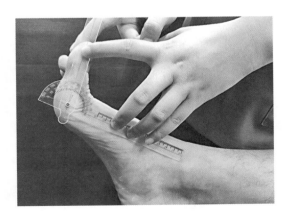

图 9 - 3 - 9　第一跖趾关节伸　　　图 9 - 3 - 10　第一跖趾关节伸展活动度—测量
展活动度—体位

（四）功能性活动测试

（1）深蹲

嘱患者做一个深蹲的动作，注意其足（第二、三脚趾）、踝、膝是否存在在同一直线上，是否存在膝内扣/外移，是否出现塌腰/弓腰，是否出现足跟离地，动作是否连贯、是否出现活动障碍或疼痛。

（2）脚趾站

嘱患者用脚趾站立5 s，注意其跖屈的幅度是否正常、身体是否出现不稳、是否存在疼痛、能否有再继续的能力以及脚趾背伸肌力。

（3）深蹲跳

嘱患者深蹲跳一次，注意跳跃的高度是否过低、空中姿态是否对称、落地时是否不稳、是否存在疼痛、是否改变落地位置、蹬地的爆发力、深蹲的注意事项以及背屈的角度。

（4）单腿站

嘱患者睁闭眼单腿站立15 s各一次，注意身体是否有跌倒趋向、踝关节是否稳定、是否需要双腿来维持稳定以及患者是否恐惧。

（5）单腿脚趾站

嘱患者单腿用脚趾站立5 s，注意身体是否发生不稳、重心转移的次数、是否存在疼痛、踝关节是否稳定、是否需要双腿来维持稳定以及患者是否恐惧。

（6）上下楼梯

嘱患者缓慢上下楼梯，注意身体是否左右摇晃、踝关节是否稳定、是否存在停顿、是否存在扶腰或撑腿等异常姿势、背伸的角度和是否存在疼痛。

（7）脚趾行走

嘱患者用脚趾行走十步，注意其身体是否稳定、足跖屈的角度是否一致、足趾的抓地力是否异常、是否产生疼痛以及踝的稳定性。

（8）跳跃

嘱患者原地双脚跳跃一次，注意是否产生疼痛、跳起的高度是否过低、落地声是否过响、落地脚是否存在前后脚的情况以及跖屈的爆发力。

（9）运动相关动作

嘱患者做一些常用动作（结合患者职业、运动习惯，重现或模拟相关运动动作），亦可嘱患者做与下肢相关的运动动作，注意可能诱发的问题并记录活动表现。

（五）肌肉灵活度测试

（1）腓肠肌

体位：患者仰卧位，伸髋伸膝。

操作：嘱患者主动在膝关节伸直的情况下，背屈踝关节（图9-5-1）。

测量：检查者将量角器轴心对准外踝，固定臂对齐腓骨头，移动臂平行于第五跖骨，记录最大背屈角度（图9-5-2）。

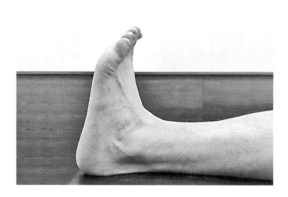

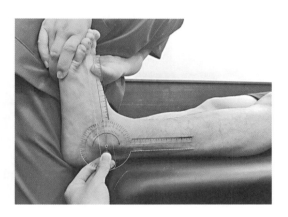

图9-5-1　腓肠肌灵活度测试—体位　　　　　图9-5-2　腓肠肌灵活度测试—测量

（2）比目鱼肌

① 仰卧位

体位：患者仰卧位，屈髋屈膝45°。

操作：嘱患者主动背屈踝关节至最大（图9-5-3）。

测量：检查者将量角器轴心对准外踝，固定臂对齐腓骨头，移动臂平行于第五跖骨，记录最大背屈角度（图9-5-4）。

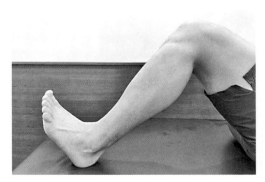

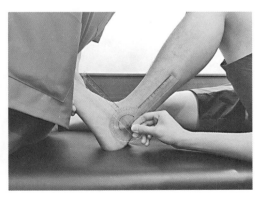

图9-5-3　比目鱼肌灵活度测试（仰卧）—体位　　图9-5-4　比目鱼肌灵活度测试（仰卧）—测量

② 俯卧位

体位：患者俯卧位，屈膝 90°。

操作：嘱患者主动背屈踝关节至最大（图 9-5-5）。

测量：检查者将量角器轴心对准外踝，固定臂对齐腓骨头，移动臂平行于第五跖骨，记录最大背屈角度（图 9-5-6）。

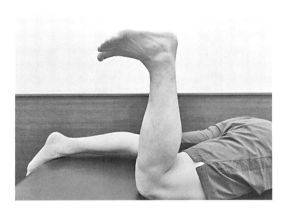

图 9-5-5　比目鱼肌灵活度测试（俯卧）—体位

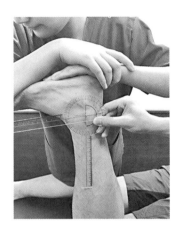

图 9-5-6　比目鱼肌灵活度测试（俯卧）—测量

（3）跟腱

体位：患者站立位，面朝墙壁，膝盖贴墙壁，踝背屈，足跟保持与地面接触（图 9-5-7）。

操作：嘱患者主动逐渐向远离墙壁的方向移动足部，保持足跟接触地面。直到当膝盖无法贴近墙壁。

测量：检查者记录大脚趾到墙壁的距离，两侧对比（图 9-5-8）。

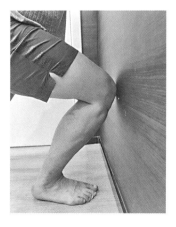

图 9-5-7　跟腱长度—体位

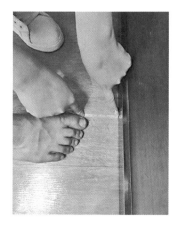

图 9-5-8　跟腱长度—测量

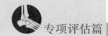

（六）抗阻肌力测试

1. 方向

（1）跖屈

患者坐位或仰卧位，脚处于解剖位置，嘱患者跖屈踝部，跖屈的同时检查者在患者脚底处施加一个向上的力。嘱患者尽可能对抗阻力，记录双侧肌力等级（图9-6-1）。

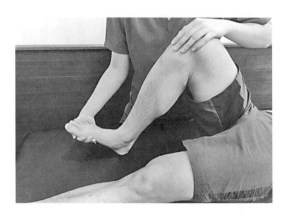

图9-6-1　踝跖屈抗阻肌力测试

（2）背伸

患者坐位或仰卧位，脚处于解剖位置，嘱患者背伸踝部，背伸的同时检查者在患者脚背处施加一个向下的力。嘱患者尽可能对抗阻力，记录双侧肌力等级（图9-6-2）。

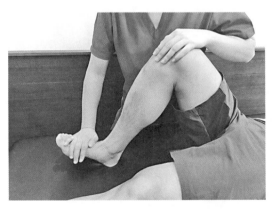

图9-6-2　踝背伸抗阻肌力测试

（3）内翻

患者坐位或仰卧位，脚处于解剖位置，嘱患者内翻踝部，内翻的同时检查者在患者足部内侧施加一个向外的力。嘱患者尽可能对抗阻力，记录双侧肌力等级（图9-6-3）。

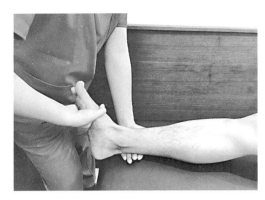

图 9-6-3 踝内翻抗阻肌力测试

（4）外翻

患者坐位或仰卧位，脚处于解剖位置，嘱患者外翻踝部，外翻的同时检查者在患者足部外侧施加一个向内的力。嘱患者尽可能对抗阻力，记录双侧肌力等级（图 9-6-4）。

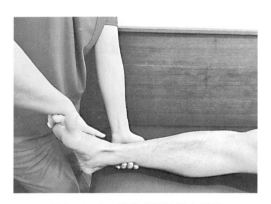

图 9-6-4 踝外翻抗阻肌力测试

（5）趾伸

患者坐位或仰卧位，脚处于解剖位置，嘱患者伸直脚趾，同时检查者在患者脚趾背侧施加一个向下的力。嘱患者尽可能对抗阻力，记录双侧肌力等级（图 9-6-5）。

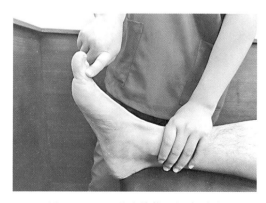

图 9-6-5 踝趾伸抗阻肌力测试

（6）趾屈

患者坐位或仰卧位，脚处于解剖位置，嘱患者屈曲脚趾，同时检查者在患者脚趾足底侧施加一个向上的力。嘱患者尽可能对抗阻力，记录双侧肌力等级（图9-6-6）。

2. 肌肉

（1）胫骨前肌

体位：患者仰卧位，背屈、内翻踝关节，避免出现大拇指伸展。

操作：检查者一手固定踝关节近端，一手

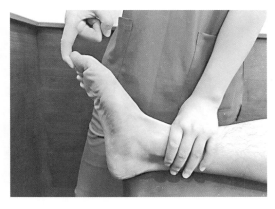

图9-6-6　踝趾屈肌力测试

在足背的偏内侧施加一个跖屈外翻的力。患者抵抗维持，记录双侧肌力等级（图9-6-7）。

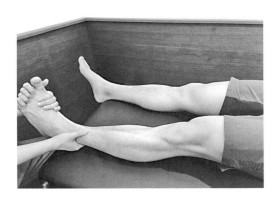

图9-6-7　胫骨前肌抗阻肌力测试

（2）胫骨后肌

体位：患者仰卧位，保持下肢外旋；患者内翻、跖屈踝关节。

操作：检查者一手固定踝关节近端，一手在足背的偏内侧施加一个背屈外翻的力。患者抵抗维持，记录双侧肌力等级（图9-6-8）。

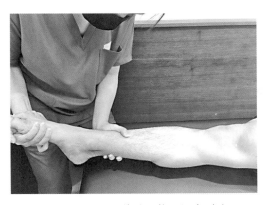

图9-6-8　胫骨后肌抗阻肌力测试

（3）腓骨长短肌

体位：患者仰卧位，保持下肢内旋；外翻、跖屈踝关节。

操作：检查者一手固定踝关节近端，一手在足背的外侧施加一个背屈内翻的力。患者抵抗维持，记录双侧肌力等级（图 9-6-9）。

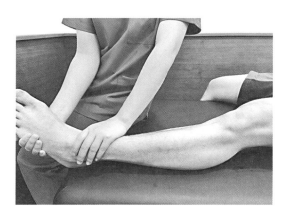

图 9-6-9　腓骨长短肌抗阻肌力测试

（4）腓肠肌

体位：患者俯卧位，伸髋伸膝，踝关节落于床外，跖屈踝关节（主要是把跟骨朝头向拉动，而非把前足朝下压）。

操作：检查者一手在前足施加向下的力，一手在足跟处施加一个向尾端方向的力。患者抵抗维持，记录双侧肌力等级（图 9-6-10）。

备注：检查者需观察是否有腓肠肌的收缩，以及患者是否有跖屈的动作。正常情况下，足跟的运动应和前足的运动同时发生。

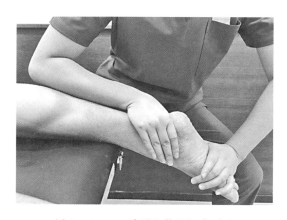

图 9-6-10　腓肠肌抗阻肌力测试

（5）比目鱼肌

体位：患者俯卧位，屈膝 90° 或更多。检查者一手在踝关节近端提供稳定。患者踝关节跖屈，不要内翻及外翻。

操作：检查者另一手于跟骨近端施加一个朝尾向的力。患者抵抗维持，记录双侧肌力等级（图 9-6-11）。

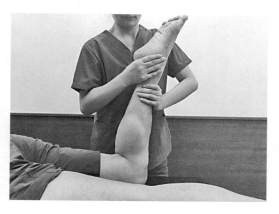

图 9-6-11　比目鱼肌抗阻肌力测试

（七）附属运动

1. 距小腿关节

（1）分离

患者仰卧位，检查者借助带子或仅仅让患者腿放松来稳定胫骨和腓骨，然后双手放在踝关节周围向远端施加纵向牵引力，感受活动程度，双侧对比（图 9-7-1）。

（2）前后向/后前向

患者仰卧位，检查者一只手稳定胫骨和腓骨，另一只手抓住距骨前后滑动，感受活动程度，双侧对比（图 9-7-2）。

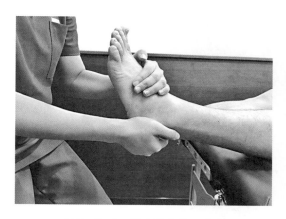

图 9-7-1　距小腿关节—分离

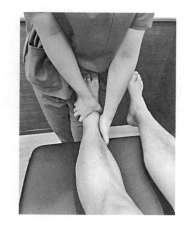

图 9-7-2　距小腿关节—前后向/后前向

2. 距下关节

（1）前后滚动

患者侧卧位，下侧腿屈髋屈膝以维持稳定。检查者双手放在踝关节远端并施加一个轻微牵引力，然后前后滚动，感受活动程度，双侧对比（图 9-7-3）。

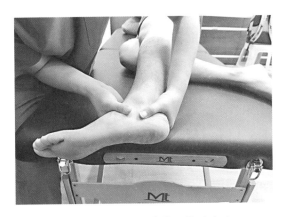

图9-7-3 距下关节—前后滚动

（2）侧倾

患者仰卧位，保持足中立位。检查者双手环绕跟骨，使跟骨相对于距骨内侧倾或外侧倾，感受活动程度，双侧对比（图9-7-4）。

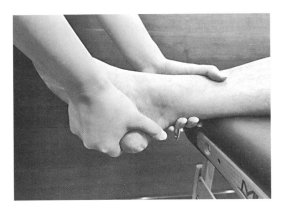

图9-7-4 距下关节—侧倾

3. 跗中关节

（1）前后向/后前向

患者仰卧位，检查者一只手固定近端跗骨（舟骨、跟骨和距骨），另一只手抓住远端跗骨（楔骨和骰骨），前后滑动，感受活动程度，双侧对比（图9-7-5）。

（2）旋转

患者仰卧位，检查者一只手固定近端跗骨（舟骨、跟骨和距骨），另一只手放在远

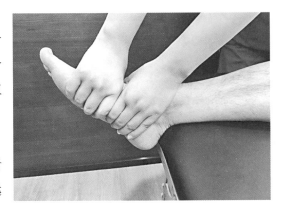

图9-7-5 跗中关节—前后向/后前向

端跗骨（楔骨和骰骨），然后使远端跗骨相对于近端跗骨旋转，感受活动程度，双侧对比（图9-7-6）。

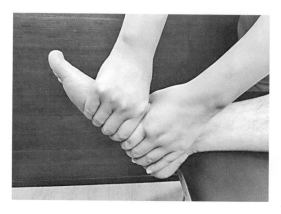

图9-7-6 跗中关节—旋转

4. 跖趾关节

前后向/后前向

患者仰卧位，检查者一只手固定跖骨，另一只手抓住趾骨做前后滑动，感受活动程度，双侧对比（图9-7-7）。

5. 趾间关节

前后向/后前向

患者仰卧位，检查者一只手固定近端趾骨，另一只手抓住远端趾骨做前后滑动，感受活动程度，双侧对比（图9-7-8）。

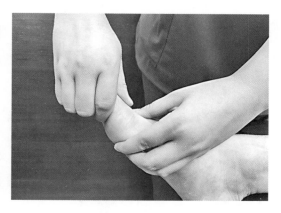

图9-7-7 跖趾关节—前后向/后前向

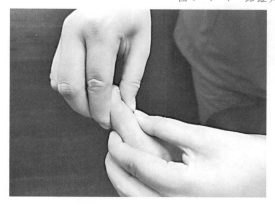

图9-7-8 趾间关节—前后向/后前向

（八）特殊测试

1. 踝扭伤

（1）踝前抽屉试验（Ankle Anterior Drawer Test）

此试验用以检查距腓前韧带，踝扭伤最常见损伤的韧带之一。患者仰卧位，足踝放松，检查者一手稳定胫骨和腓骨，另一只手握住患足，踝关节跖屈20°，牵引距骨向前（图9-8-1）。若患者疼痛或肌肉痉挛不明显，距骨前移时可能会在距腓前韧带上方看到凹陷征。踝跖屈时，距腓前韧带与胫骨长轴垂直。若此时增加踝内翻的动作，距腓前韧带和跟腓韧带会同时紧张。

若在踝跖屈的情况下距骨前移明显，则为阳性，提示距腓前韧带损伤；若在踝背屈的情况下距骨前移明显，则为阳性，提示距腓前韧带和跟腓韧带同时损伤。若距骨直线前移，则为阳性，提示内侧韧带和外侧韧带损伤；尤其是在踝背屈位，提示三角韧带的浅层和深层、距腓前韧带、前外侧关节囊损伤。若只有一侧损伤，则只有一边会向前移动。例：距腓前韧带损伤，距骨会前移同时伴有内旋，在踝跖屈增加时，愈加明显。理论上来说，操作时患者应屈膝90°，减少跟腱张力的影响；另应在踝跖屈、背屈位下检查距骨直线和旋转的稳定性。也可固定距骨，施加后移的力于胫骨和腓骨。若后移明显，则为阳性，提示外侧韧带和或内侧韧带损伤。

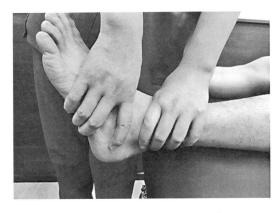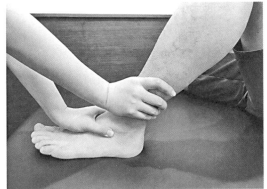

图9-8-1　踝前抽屉试验

（2）距骨倾斜试验（Talar Tilt Test）

此试验用以检查跟腓韧带。患者仰卧位或侧卧位，患侧屈膝，足踝放松于中立位，此时跟腓韧带与距骨垂直。若踝关节跖屈，此时检查更多的是距腓前韧带。检查者施力使患者踝关节内翻和外翻（图9-8-2）。若内翻角度明显大于对侧或诱发疼痛，则为阳性，提示跟腓韧带和一定程度上的距腓前韧带损伤。若外翻角度明显大于对侧或诱发疼痛，则为阳性，提示三角韧带（主要是胫舟韧带、胫跟韧带和胫距后韧带）损伤。

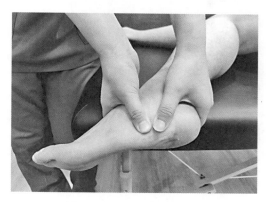

图 9 - 8 - 2　距骨倾斜试验

（3）外旋应力试验（External Rotation Stress Test/Kleiger Test）

患者坐在床边，膝关节屈曲 90°。检查者一手固定患者小腿，另一只手保持踝关节中立位，并外旋踝关节；将脚踝被动向外侧旋转（图 9 - 8 - 3）。若在胫腓前/后韧带或骨间膜上产生疼痛，则提示胫腓前/后韧带损伤。若诱发胫腓前后韧带或骨间膜处的疼痛，则为阳性，提示韧带联合损伤。若诱发踝关节内侧疼痛，检查者察觉到距骨在内踝处的移位，则为阳性，提示三角韧带损伤。

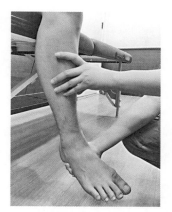

图 9 - 8 - 3　外旋应力试验

2. 跟腱

腓肠肌挤压试验（Thompson's Test）

患者俯卧位或跪在椅子上，脚悬于治疗床的边缘并放松。检查者挤压小腿肌肉（图 9 - 8 - 4）。若肌肉被挤压时踝关节没有跖屈，则为阳性，提示跟腱断裂。但值得注意的是，如果患者出现跖屈不代表跟腱没有断裂。因为在非负重位下，踇长屈肌和趾长屈肌有踝关节跖屈的功能。

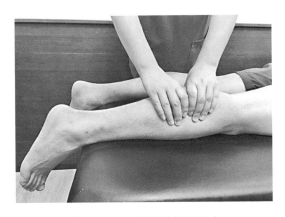

图 9-8-4　腓肠肌挤压试验

3. 应力性骨折

小腿挤压试验（Squeeze Test）

患者仰卧位，检查者握住小腿中部，挤压胫骨和腓骨，并使用相同的压力向脚踝方向移动（图 9-8-5）。若诱发疼痛，则为阳性，提示韧带联合损伤（在骨折、挫伤和骨筋膜室综合征已被排除的情况下）。Nussbaum 认为疼痛点与外踝的距离提示损伤的严重性。

4. 足底筋膜炎

绞盘试验（Windlass Test）

患者站在凳子上，跖骨头位于凳子边缘，

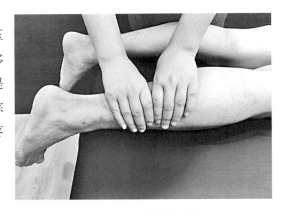

图 9-8-5　小腿挤压试验

并使该腿承重，检查者被动地背伸大脚趾（图 9-8-6）。若诱发足底筋膜止点处疼痛或疼痛加剧，则为阳性，提示足底筋膜炎。若背伸不足，提示蹈趾僵直。

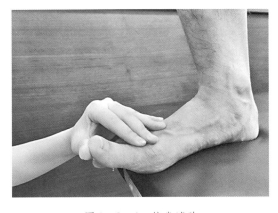

图 9-8-6　绞盘试验

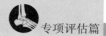

5. 腓骨远端半脱位

腓骨移动试验（Fibular Translation Test）

患者侧卧位，检查者一手固定胫骨，另一只手前后移动腓骨外踝（图9-8-7）。若诱发疼痛或者活动幅度明显大于对侧，则为阳性，提示韧带联合损伤。

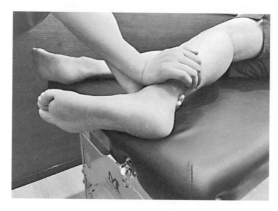

图9-8-7　腓骨移动试验

6. 跗骨通道综合征

踝关节叩击征（Tinel's Sign）

叩击试验在踝关节两处位置可以诱发出。检查者轻敲踝关节前部的腓深神经胫骨前支，内踝后方走形的胫后神经（图9-8-8）。若诱发远端的刺痛或感觉异常，则为阳性，提示神经受损。

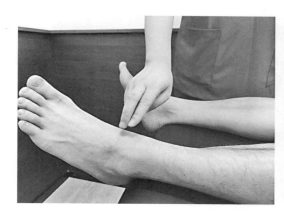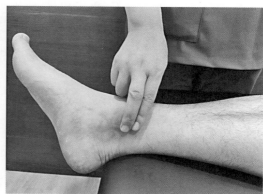

图9-8-8　踝关节叩击征

7. 神经瘤

莫顿试验（Morton's test）

患者仰卧位，检查者握住跖骨头周围并挤压（图9-8-9）。若诱发疼痛，则提示应力性骨折或神经瘤。

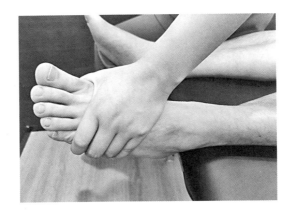

图 9 - 8 - 9　莫顿（Morton）试验

（九）核心相关测试

见"六、腰腹部——（九）核心相关测试"。

（十）腰椎问题鉴别

1. 腰椎主动/被动/主动加压 ROM

（1）前屈

见"六、腰腹部——（三）主动/被动活动度"。

（2）后伸

见"六、腰腹部——（三）主动/被动活动度"。

（3）侧屈

见"六、腰腹部——（三）主动/被动活动度"。

（4）旋转

见"六、腰腹部——（三）主动/被动活动度"。

2. 附属运动

（1）椎体后前向（中央、单侧）

见"六、腰腹部——（七）附属运动"。

（2）横突侧向加压

见"六、腰腹部——（七）附属运动"。

（十一）下肢生物力学评估

见"十、下肢生物力学评估"。

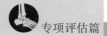

参考文献

1. Newman P，Adams R，Waddington G. Two simple clinical tests for predicting onset of medial tibial stress syndrome：shin palpation test and shin oedema test. Br J Sports Med 46：861 - 864，2011.

2. Hollis JM，Blasier RD，Flahiff CM. Simulated ankle ligamentous injury：change in ankle stability. Am J Sports Med 23：672 - 677，1995.

3. Tohyama H，Yasuda K，Ohkoshi Y，et al. Anterior drawer test for acute anterior talofibular ligament injuries of the ankle：how much load should be applied during the test? Am J Sports Med 31：226 - 232，2003.

4. Nussbaum ED，Hosea TM，Sieler SD，et al. Prospective evaluation of syndesmotic ankle sprains without diastasis. Am J Sports Med 29：31 - 35，2001.

5. Wright RW，Barile RJ，Surprenant DA，et al. Ankle syndesmosis sprains in national hockey league players. Am J Sports Med 32：1941 - 1945，2004.

6. Frost HM，Hanson CA. Technique for testing the drawer sign in the ankle. Clin Orthop 123：49 - 51，1977.

7. Lin CF，Gross MT，Weinfeld P. Ankle syndesmosis injuries：anatomy，biomechanics，mechanism of injury，and clinical guidelines for diagnosis and intervention. J Orthop Sports Phys Ther 36：372 - 384，2006.

8. Brosky T，Nyland J，Nitz A，et al. The ankle ligaments：consideration of syndesmotic injury and implications for rehabilitation. J Orthop Sports Phys Ther 21：197 - 205，1995.

9. Alonso A，Khoury L，Adams R. Clinical tests for ankle syndesmosis injury：reliability and prediction of return to function. JOrthop Sports Phys Ther 27：276 - 284，1998.

10. Parasher RK，Nagy DR，Em AL，et al. Clinical measurement of mechanical ankle instability. Manual Therapy 17：470 - 473，2012.

11. Norkus SA，Floyd RT. The anatomy and mechanisms of syndesmotic ankle sprains. J Athletic Train 36：68 - 73，2001.

12. Lindstrand A. New aspects in the diagnosis of lateral ankle sprains. Orthop Clin North Am 7：247 - 249，1976.

13. Trojian TH，McKeag DB. Ankle sprains：expedient assessment and management. Phys Sportsmed 26（10）：29 - 40，1998.

14. Birrer RB，Cartwright TJ，Denton JR. Immediate diagnosis of ankle trauma. Phys Sportmed 22：95 - 102，1994.

15. Hockenbury RT，Sammarco GJ. Evaluation and treatment of ankle sprains：clinical recommendations for a positive outcome. Phys Sportsmed 24（2）：57 - 64，2001.

16. Aradi AJ，Wong J，Walsh M. The dimple sign of a ruptured lateral ligament of the ankle：brief report. J Bone Joint Surg Br 70：327 - 328，1988.

17. Davis PF，Trevino SG. Ankle injuries. In Baxter DE，editor：The foot and ankle in sport，St Louis，1995，Mosby.

18. Peng JR. Solving the dilemma of the high ankle sprain in the athlete. Sports Med Arthro Rev 8：316 - 325，2000.

19. Boytim MJ，Fischer DA，Neuman L. Syndesmotic ankle sprains. Am J Sports Med 19：294 - 298，1991.

20. Beumer A, Swierstra BA, Mulder PG. Clinical diagnosis of syndesmotic ankle instability: evaluation of stress tests behind the curtain. Acta Orthop Scand 73: 667 – 669, 2002.

21. Cook CE, Hegedus EJ. Orthopedic physical examination tests—an evidence based approach, Upper Saddle River, NJ, 2008, Prentice Hall/Pearson.

22. Hopkinson WJ, St Pierre P, Ryan JB, et al. Syndesmosis sprains of the ankle. Foot Ankle 10: 325 – 330, 1990.

23. Mennell JM. Foot pain, Boston, 1969, Little, Brown.

24. Cleland JA, Koppenhaver S. Netter's orthopedic clinical examination—an evidence-based approach, ed 2, Philadelphia, 2011, Saunders/Elsevier.

25. Garceau DD, Bean D, Requejo SM, et al. The association between diagnosis of plantar fasciitis and Windlass test results. Foot Ankle Int 24: 251 – 255, 2003.

26. Kaltenborn FM. Mobilization of the extremity joints, Oslo, 1980, Olaf Norlis Bokhandel.

27. Marder RA. Current methods for the evaluation of ankle ligament injuries. J Bone Joint Surg Am 76: 1103 – 1111, 1994.

28. Kelikian H, Kelikian AS. Disorders of the ankle, Philadelphia, 1985, WB Saunders Evans RC: Illustrated essentials in orthopedic physical assessment, St Louis, 1994, Mosby.

十、下肢生物力学评估

（一）问诊

（1）穿鞋种类

检查者询问患者平时经常穿的鞋子种类，例如：运动鞋、平底鞋、高跟鞋。鞋底较软的运动鞋穿着舒适，但长时间行走容易造成足弓塌陷、距骨外翻、小腿内旋、膝外翻、股骨内旋等。鞋底较硬的平底鞋会限制脚的正常运动，可能会导致膝过伸、髌骨综合征等。高跟尖头鞋由于脚趾挤在一起，通常导致踇外翻、踇囊炎等，并因患者穿高跟鞋走路时，经常膝盖屈曲，增加髌骨压力，可能会导致膝盖疼痛。

（2）鞋磨损情况

检查者检查患者鞋的内外部，观察其负重和磨损方式。对于正常的脚，其磨损通常位于前脚掌稍外侧和足后跟的后外侧。观察鞋子前脚折痕，若折痕斜向前，表明可能是踇指僵硬；若没有折痕，表明患者在步行过程中脚趾没有离地动作。

（3）足部茧/水疱

检查者观察患者足部茧或水疱的位置，若茧位于足跟处，提示患者行走时脚跟先着地，若茧位于前脚掌，提示患者行走时前脚掌着地。

（4）工作类型

检查者需询问患者的工作类型：久坐、久站或其他。如果是久站，需询问工作地面的类型，是否平整等。

（二）视诊

FPI - 6（足部形态指数）

患者以放松的姿势双脚站立。检查者指导患者站着不动，胳膊放在体侧且双眼直视前方。在评估前让患者随意地走几步、原地踏步可能会使患者确立一个更舒适的站姿。在评估过程中，要确保患者不旋转身体来试图看到自己的情况，这将在很大程度上影响脚的姿势。为了进行评估，患者需要总共站立大约 2 分钟。在评估过程中，评估者需要能够在患者周围活动，能够不间断地接触到患者的腿、脚后部。

如果不能进行观察（例如软组织肿胀），则忽略它并在数据表上标示该项目没有得分。

如果评估者无法确认某项目的分数高低，请使用较保守的分数。

后足得分	—2	—1	0	1	2
触诊距骨头 图10-2-1 足部形态指数—距骨头触诊	外侧可触诊到距骨头/内侧触诊不到	外侧可触诊到距骨头/内侧可轻微触诊到	内侧/外侧距骨头均可触诊到	内侧可触诊到距骨头/外侧可轻微触诊到	外侧无法触诊距骨头/内侧可触诊到
外踝上/下弧线 图10-2-2 足部形态指数—外踝上下弧线	外踝下弧线较直/向外凸	外踝下弧线向内凹，但比上弧线更平/更浅	外踝上下弧线基本一致	外踝下弧线比上弧线更凹	外踝下弧线明显比上弧线更凹
跟骨内翻/外翻 图10-2-3 足部形态指数—跟骨内翻/外翻	粗略估计下跟骨内翻大于5°	粗略估计下跟骨在垂直与5°内翻之间	跟骨垂直	粗略估计下跟骨在垂直与5°外翻之间	粗略估计下跟骨外翻大于5°
前足得分	**—2**	**—1**	**0**	**1**	**2**
距舟关节一致性 图10-2-4 足部形态指数—距舟关节一致性	距舟关节部位有明显凹陷	距舟关节部位轻微凹陷	距舟关节部位平整	距舟关节部位轻微凸起	距舟关节部位明显凸起
内侧纵弓高度 图10-2-5 足部形态指数—内侧纵弓高度	足弓高且成角在足弓后部	足弓略高且成角在足弓略靠后部	足弓高度正常且成角在足弓中部	足弓略低，中间部分略扁平	足弓非常低，中间部分有明显扁平并触地
前足外展/内收程度 图10-2-6 足部形态指数—前足外展/内收程度	明显可见部分内侧脚趾，外侧脚趾无可见部分	内侧脚趾明显比外侧脚趾可见部分更大	内侧与外侧脚趾可见部分一致	外侧脚趾明显比内侧脚趾可见部分更大	外侧脚趾可见部分明显，内侧脚趾无可见部分

得分	结果
0～+5	正常
+6～+9	旋前
10+	高度旋前
−1～−4	旋后
−5～−12	高度旋后

（三）测量

（1）跟骨角

患者站立位，检查者用记号笔在患者足部找以下四点并做标记：① 跟骨底部。② 跟腱止点。③ 跟腱在内踝高度的中心点。④ 第 3 点上方 15 cm 处小腿后方的中心点。将第一点和第二点连线，第三点和第四点连线。两条线之间的夹角即为跟骨角（图 10-3-1）。正常 $= 7.2°\pm 3°$ 的跟骨外翻。

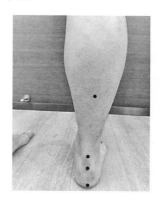
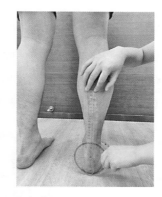

图 10-3-1　跟骨角测试

（2）舟骨高度

检查者分别在距下关节非负重位（图 10-3-2）和负重位（图 10-3-3）测量舟骨粗隆到地板的距离，两者之间的差值大于 1 cm 提示内翻异常。

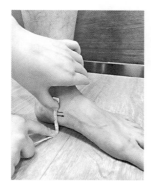
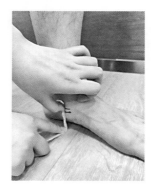

图 10-3-2　非负重位舟骨高度　　图 10-3-3　负重位舟骨高度

（3）胫骨内翻与外翻

检查者在患者跟骨处向上作地面的垂线，再测量小腿中线与垂线之间的夹角。若垂线在小腿中线内侧，即为内翻；若垂线在小腿中线外侧，即为外翻。正常为内翻 $4°\sim6°$（图 10 - 3 - 4）。

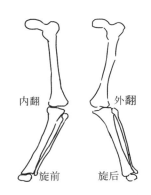

图 10 - 3 - 4 胫骨内翻与外翻

（4）胫骨旋转

患者俯卧位，屈膝 $90°$。检查者将量角器轴心对准足跟，固定臂平行于大腿后侧中线，移动臂平行于第 2 跖骨，正常情况下该角度为 $0°\sim30°$。若该角度大于 $30°$，则认为胫骨外旋；若该角度小于 $0°$，则认为胫骨内旋（图 10 - 3 - 5）。

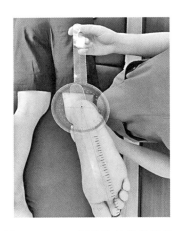

图 10 - 3 - 5 胫骨旋转角度测量 a

（5）腿长

患者仰卧位，骨盆处于中立位，两条腿相互平行并间距 15～20 cm。检查者用皮尺测量髂前上棘到内踝的距离，即为腿长（图 10 - 3 - 6）。

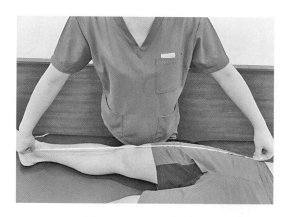

图 10-3-6　腿长测量

（6）Q 角

检查者从患者髂前上棘到髌骨中点做一条连线代表股四头肌牵拉力线，再从髌骨中点到胫骨结节做一条连线，两条连线之间的夹角即为 Q 角。正常 Q 角男性 $10°\sim15°$，女性 $12°\sim18°$。Q 角越大，使髌骨外移的分力越大（图 10-3-7）。

（7）股骨前倾角

患者俯卧位，屈膝 $90°$，检查者触诊患者股骨大转子后部，然后被动地将髋关节内旋外旋，直至大转子与治疗床面平行或达到最外侧，根据小腿与垂直面的夹角预估前倾角（图 10-3-8）。

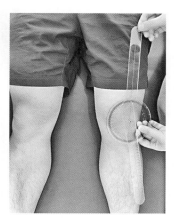

图 10-3-7　Q 角测量

股骨前倾角是股骨颈轴线与股骨髁额状面（即人体冠状面）所成的夹角。女性前倾角普遍大于男性，所以先天性髋关节脱位的发病率，女性高于男性 $5\sim8$ 倍。

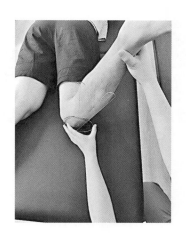

图 10-3-8　股骨前倾角测量

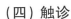

（四）触诊

（1）骨盆骨性标志高度

① 髂嵴

患者仰卧位，足跟齐平，检查者双手触及两侧骨盆最高点，两侧髂嵴的连线应在同一水平线上，若有倾斜，则提示骨盆倾斜（图 10 - 4 - 1）。

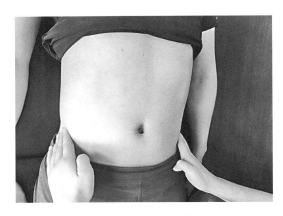

图 10 - 4 - 1　髂嵴触诊

② 髂前上棘

患者仰卧位，检查者站在患者身侧，将手放在患者腰两侧，拇指放在两侧骨盆最前端（髂前上棘）上，两侧髂前上棘连线应在同一水平线上，若有倾斜，提示骨盆倾斜；与髂后上棘相连，观察是否有骨盆前倾/后倾（图 10 - 4 - 2）。

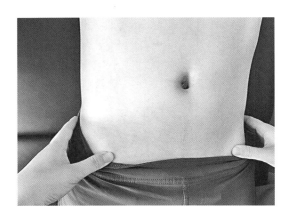

图 10 - 4 - 2　髂前上棘触诊

③ 髂后上棘

患者俯卧位，检查者站在患者身侧，将拇指放在臀部上方凹陷处，触及骨性凸起物，观察两拇指是否在同一水平线上（平对第二骶椎），若有倾斜，则提示骨盆倾斜；与髂前上棘相连，观察是否有骨盆前倾/后倾（图 10 - 4 - 3）。

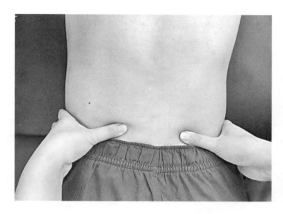

图 10 - 4 - 3　髂后上棘触诊

（2）髌骨位置

髌骨位于股四头肌肌腱内，上为底，下为尖，上宽下窄。检查者需按压观察有无疼痛（髌前滑囊炎）及其他不适（图 10 - 4 - 4）。

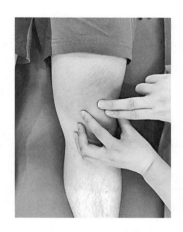

图 10 - 4 - 4　髌骨触诊

（五）主动/被动活动度

1. 髋关节

（1）屈曲

体位：患者仰卧位，保持腰部紧贴床面（图 10 - 5 - 1）。

测量：检查者将量角器轴心对准股骨大转子，固定臂平行于治疗床面，移动臂平行于股骨外侧中线。嘱患者髋关节屈曲，测量主动活动度；回到初始位后，被动将患者髋关节屈曲，测量被动活动度（图 10 - 5 - 2）。

终末感：检查者在被动活动末端加压，感受关节活动终末感，通常应为柔软（Soft）；由于韧带和肌肉的张力，末端感觉也可能为坚韧（Firm）。

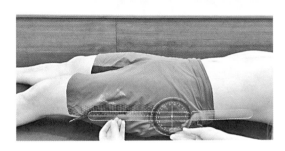

图 10 - 5 - 1　髋关节屈曲活动度—体位

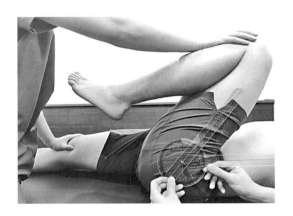

图 10 - 5 - 2　髋关节屈曲活动度—测量

（2）外展

体位：患者仰卧位，膝盖伸直，腰部紧贴床面（图 10 - 5 - 3）。

测量：检查者将量角器轴心对准髂前上棘，固定臂平行于两侧髂前上棘的连线，移动臂平行于股骨中线。嘱患者髋关节外展，测量主动活动度；回到初始位后，被动将患者髋关节外展，测量被动活动度（图 10 - 5 - 4）。

终末感：检查者在被动活动末端加压，感受关节活动终末感，正常应为坚韧（Firm）。

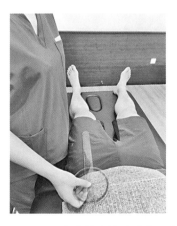
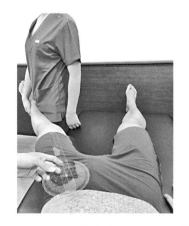

图 10 - 5 - 3　髋关节外展活动度—体位　　图 10 - 5 - 4　髋关节外展活动度—测量

（3）内收

体位：患者仰卧位，膝盖伸直，腰部紧贴床面（图 10 - 5 - 5）。

测量：检查者将量角器轴心对准髂前上棘，固定臂平行于两侧髂前上棘的连线，移动臂平行于股骨中线。嘱患者髋关节内收，测量主动活动度；回到初始位后，被动将患者髋关节内收，测量被动活动度（图 10-5-6）。

终末感：检查者在被动活动末端加压，感受关节活动终末感，正常应为坚韧（Firm）。

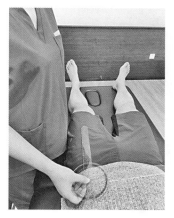

图 10-5-5　髋关节内收活动度—体位

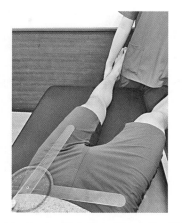

图 10-5-6　髋关节内收活动度—测量

（4）外旋

体位：患者坐在治疗床边缘，髋关节屈曲 90°，膝关节屈曲 90°，并在股骨远端下方垫一毛巾，保持股骨水平（图 10-5-7）。

测量：检查者将量角器轴心对准髌骨正前方，固定臂垂直于地面，移动臂平行于小腿中线。嘱患者髋关节外旋，测量主动活动度；回到初始位后，被动将患者髋关节外旋，测量被动活动度（图 10-5-8）。

终末感：检查者在被动活动末端加压，感受关节活动终末感，正常应为坚韧（Firm）。

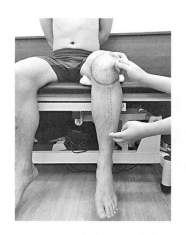

图 10-5-7　髋关节外旋活动度—体位

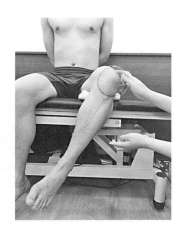

图 10-5-8　髋关节外旋活动度—测量

（5）内旋

体位：患者坐在治疗床边缘，髋关节屈曲90°，膝关节屈曲90°，并在股骨远端下方垫一毛巾，保持股骨水平（图10-5-9）。

测量：检查者将量角器轴心对准髌骨正前方，固定臂垂直于地面，移动臂平行于小腿中线。嘱患者髋关节内旋，测量主动活动度；回到初始位后，被动将患者髋关节内旋，测量被动活动度（图10-5-10）。

终末感：检查者在被动活动末端加压，感受关节活动终末感，正常应为坚韧（Firm）。

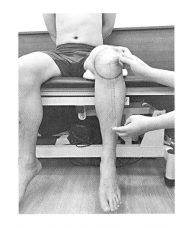
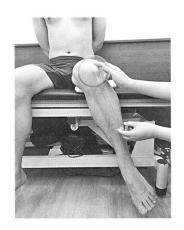

图10-5-9　髋关节内旋活动度—体位　　　　图10-5-10　髋关节内旋活动度—测量

2. 膝关节

（1）屈曲

体位：患者仰卧位，膝关节伸直，髋关节中立位（图10-5-11）。

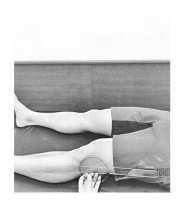

图10-5-11　膝关节伸直活动度—体位

测量：检查者将量角器轴心对准股骨外侧髁，固定臂平行于股骨外侧中线，移动臂平行于腓骨外侧中线。检查者一手握住被测试踝关节，一手置于被测试大腿后侧，嘱患者屈髋90°，并尽可能屈膝，测量主动活动度；回到初始位后，被动将患者膝关节屈曲，测量被动活动度（图 10 - 5 - 12）。

终末感：检查者在被动活动末端加压，感受关节活动终末感，通常应为柔软（Soft）；由于韧带和肌肉的张力，末端感觉也可能为坚韧（Firm）。

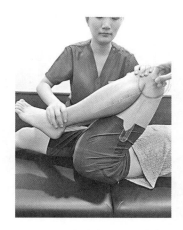

图 10 - 5 - 12　膝关节屈曲活动度—测量

（2）伸直

体位：患者仰卧位，膝关节伸直，髋关节中立位（图 10 - 5 - 13）。

测量：检查者将量角器轴心对准股骨外侧髁，固定臂平行于股骨外侧中线，移动臂平行于腓骨外侧中线。嘱患者尽可能伸直膝关节，测量主动活动度；回到初始位后，被动将患者膝关节伸直，测量被动活动度（图 10 - 5 - 14）。

终末感：检查者被动活动末端加压，感受关节活动终末感，正常应为坚韧（Firm）。

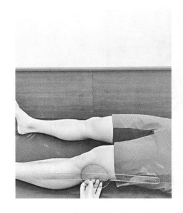

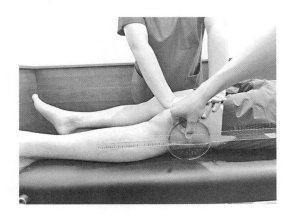

图 10 - 5 - 13　膝关节伸直活动度—体位　　　　图 10 - 5 - 14　膝关节伸直活动度—测量

3. 距小腿关节

（1）跖屈

体位：患者坐在床边，双腿自然下垂，踝关节处于中立位（图 10 - 5 - 15）。

测量：检查者将量角器轴心对准腓骨外踝，固定臂平行于腓骨外侧中线，移动臂平行于第 5 跖骨。嘱患者跖屈踝关节，测量主动活动度；回到初始位后，被动将患者踝关节跖屈，测量被动活动度（图 10 - 5 - 16）。

终末感：检查者在被动活动末端加压，感受关节活动终末感，正常应为坚韧（Firm）。

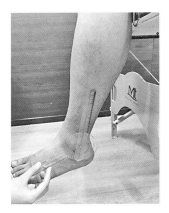
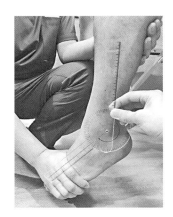

图 10 - 5 - 15　距小腿跖屈活动度—体位　　　图 10 - 5 - 16　距小腿跖屈活动度—测量

（2）背伸

体位：患者坐在床边，双腿自然下垂，踝关节处于中立位（图 10 - 5 - 17）。

测量：检查者将量角器轴心对准腓骨外踝，固定臂平行于腓骨外侧中线，移动臂平行于第 5 跖骨。嘱患者背伸踝关节，测量主动活动度；回到初始位后，被动将患者踝关节背伸，测量被动活动度（图 10 - 5 - 18）。

终末感：检查者在被动活动末端加压，感受关节活动终末感，正常应为坚韧（Firm）。

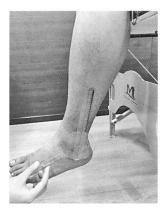
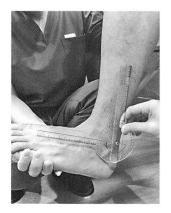

图 10 - 5 - 17　距小腿背伸活动度—体位　　　图 10 - 5 - 18　距小腿背伸活动度—测量

4. 第一跖趾关节

（1）伸展

体位：患者坐位或仰卧位，脚置于床边，踝关节处于中立位（图10-5-19）。

测量：检查者将量角器轴心对准第一跖趾关节内侧，固定臂平行于第一跖骨，移动臂平行于第一近端趾骨。嘱患者背伸大脚趾，测量主动活动度；回到初始位后，被动将患者大脚趾背伸，测量被动活动度（图10-5-20）。

终末感：检查者在被动活动末端加压，感受关节活动终末感，正常应为坚韧（Firm）。

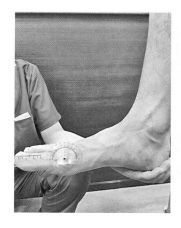 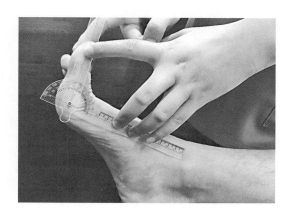

图10-5-19　第一跖趾关节伸展活动度—体位　　图10-5-20　第一跖趾关节伸展活动度—测量

（2）附属运动（前后向/后前向）

患者仰卧位，检查者一只手固定跖骨，另一只手抓住趾骨做前后滑动，感受活动程度。双侧对比（图10-5-21）。

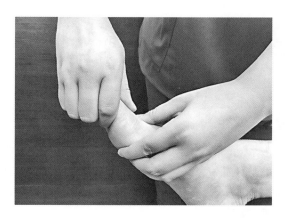

图10-5-21　第一跖趾关节—前后向/后前向滑动

5. 距下关节

（1）内翻

体位：患者坐在床边，双腿自然下垂，踝关节处于中立位（图10-5-22）。

测量：检查者将量角器轴心对准踝部前方中点，固定臂平行于小腿中线，移动臂平行于第2跖骨。嘱患者内翻踝关节，测量主动活动度；回到初始位后，被动将患者踝关节内翻，测量被动活动度（图10-5-23）。

终末感：检查者在被动活动末端加压，感受关节活动终末感，正常应为坚韧（Firm）。

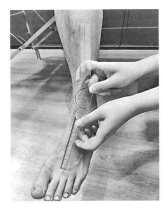 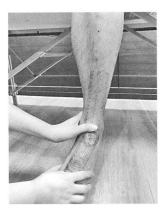

图10-5-22　距下关节内翻活动度—体位　　图10-5-23　距下关节内翻活动度—测量

（2）外翻

体位：患者坐在床边，双腿自然下垂，踝关节处于中立位（图10-5-24）。

测量：检查者将量角器轴心对准踝部前方中点，固定臂平行于小腿中线，移动臂平行于第2跖骨。嘱患者外翻踝关节，测量主动活动度；回到初始位后，被动将患者踝关节外翻，测量被动活动度（图10-5-25）。

终末感：检查者在被动活动末端加压，感受关节活动终末感，正常应为坚硬（Hard）。

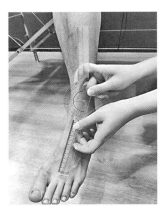 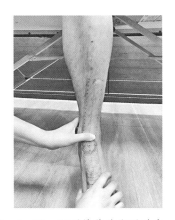

图10-5-24　距下关节外翻活动度—体位　　图10-5-25　距下关节外翻活动度—测量

（六）肌肉灵活度测试

（1）髂腰肌

体位：患者仰卧位，将被测试下肢伸髋，臀部置于床面的边缘。

操作：患者将对侧下肢膝盖抱至胸前使其屈髋屈膝至最大，保持腰部紧贴床面（图 10 - 6 - 1）。

测量：检查者将量角器轴心对准股骨大转子，固定臂对齐躯干外侧中线，移动臂对齐股骨外侧髁，记录被测试髋屈曲角度（图 10 - 6 - 2）。

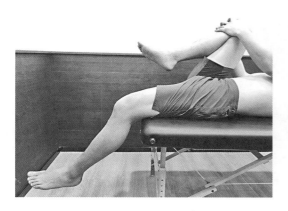 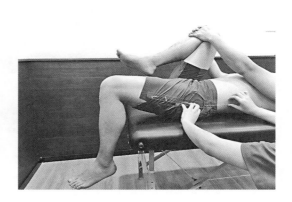

图 10 - 6 - 1　髂腰肌灵活度—操作　　　　　图 10 - 6 - 2　髂腰肌灵活度—测量

（2）腘绳肌

体位：患者仰卧位，伸髋伸膝，平放于床面上。

操作：检查者在伸膝的情况下被动屈髋至最大。检查者一手置于膝关节上方保持伸膝（图 10 - 6 - 3）。

测量：检查者将量角器轴心对准股骨大转子，固定臂对齐躯干外侧中线，移动臂对齐股骨外侧髁（图 10 - 6 - 4）。

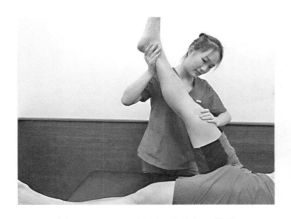 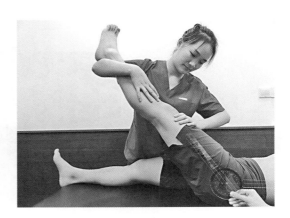

图 10 - 6 - 3　腘绳肌灵活度—操作　　　　　图 10 - 6 - 4　腘绳肌灵活度—测量

（3）髂胫束

体位：患者侧卧位，将受试侧对侧下肢屈髋屈膝 45° 以维持骨盆稳定。

操作：检查者一手置于骨盆，另一手托住被检查下肢，先外展髋关节，再后伸髋关节。然后让被测试下肢自然下落，低于水平面 10° 视为正常。应避免出现髋关节屈曲及内旋（图 10-6-5）。

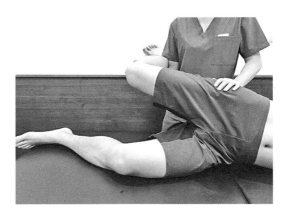

图 10-6-5　髂胫束灵活度—测量

（七）抗阻肌力测试

1. 髋关节

（1）屈曲

患者仰卧位，屈髋 75°，屈膝 90°，检查者一手在膝关节上方施加伸直的阻力，另一手握住踝关节上方，稳定下肢防止内收、内旋等不良姿势的产生。嘱患者尽可能对抗阻力，记录双侧肌力等级（图 10-7-1）。

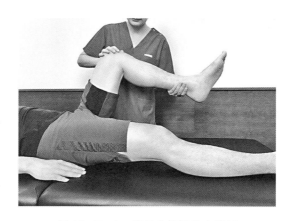

图 10-7-1　髋屈曲抗阻肌力测试

（2）伸展

患者俯卧位，检查者一手放在大腿后部施加向下的阻力，另一手放在小腿远端外侧防止代偿姿势的产生。嘱患者尽可能对抗阻力，记录双侧肌力等级（图 10 - 7 - 2）。

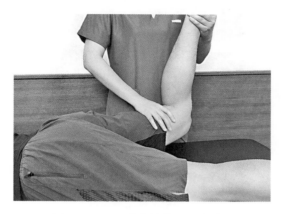

图 10 - 7 - 2　髋伸展抗阻肌力测试

（3）外旋

患者仰卧位，屈髋屈膝 90°，检查者一手放在大腿内侧膝关节处，尽量靠近身体以维持稳定，另一手放在踝关节内侧施加向外的阻力。嘱患者尽可能对抗阻力，记录双侧肌力等级（图 10 - 7 - 3）。

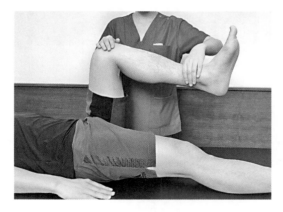

图 10 - 7 - 3　髋外旋抗阻肌力测试

（4）内旋

患者仰卧位，屈髋屈膝 90°，检查者一手放在大腿内侧膝关节处，尽量靠近身体以维持稳定，另一手放在踝关节外侧施加向内的阻力。嘱患者尽可能对抗阻力，记录双侧肌力等级（图 10 - 7 - 4）。

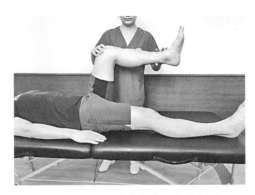

图 10 - 7 - 4　髋内旋抗阻肌力测试

（5）外展

患者侧卧位，下肢伸直，检查者一手放在骨盆处防止代偿姿势的产生，另一手放在小腿远端施加向内的阻力。嘱患者尽可能对抗阻力，记录双侧肌力等级（图 10 - 7 - 5）。

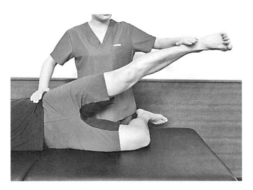

图 10 - 7 - 5　髋外展抗阻肌力测试

2. 膝关节

（1）屈曲

患者俯卧位，检查者一手放在膝关节后部，另一手放在足跟部施加向下的力。嘱患者尽可能对抗阻力，记录双侧肌力等级（图 10 - 7 - 6）。

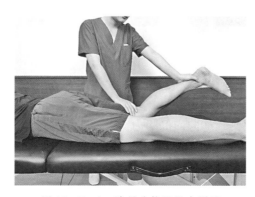

图 10 - 7 - 6　膝屈曲抗阻肌力测试

（2）伸直

患者仰卧位，稍屈髋，检查者一手从患侧膝关节后部穿过置于对侧大腿远端，一手放在足背部施加向下的力。嘱患者尽可能对抗阻力，记录双侧肌力等级（图 10-7-7）。

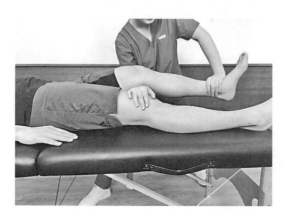

图 10-7-7　膝伸直抗阻肌力测试

3. 踝关节

（1）背伸

患者坐位或仰卧位，脚处于解剖位置，嘱患者背伸踝部，背伸的同时检查者在患者脚背处施加一个向下的力。嘱患者尽可能对抗阻力，记录双侧肌力等级（图 10-7-8）。

（2）跖屈

患者坐位或仰卧位，脚处于解剖位置，嘱患者跖屈踝部，跖屈的同时检查者在患者脚底处施加一个向上的力。嘱患者尽可能对抗阻力，记录双侧肌力等级（图 10-7-9）。

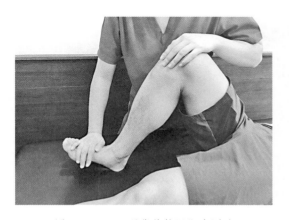

图 10-7-8　踝背伸抗阻肌力测试

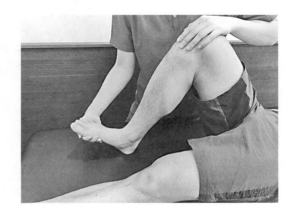

图 10-7-9　踝跖屈抗阻肌力测试

（3）内翻

患者坐位或仰卧位，脚处于解剖位置，嘱患者内翻踝部，内翻的同时检查者在患者足部内侧施加一个向外的力。嘱患者尽可能对抗阻力，记录双侧肌力等级（图 10 - 7 - 10）。

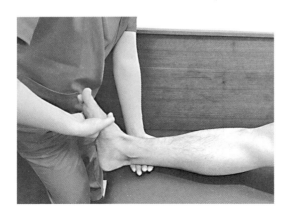

图 10 - 7 - 10 踝内翻抗阻肌力测试

（4）外翻

患者坐位或仰卧位，脚处于解剖位置，嘱患者外翻踝部，外翻的同时检查者在患者足部外侧施加一个向内的力。嘱患者尽可能对抗阻力，记录双侧肌力等级（图 10 - 7 - 11）。

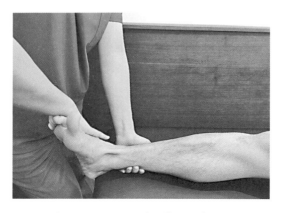

图 10 - 7 - 11 踝外翻抗阻肌力测试

（八）步态分析/平衡

见步态分析仪结果。

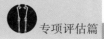

参考文献

1. Liu SH，Nuccion SL，Finerman G. Diagnosis of anterolateral ankle impingement：comparison between magnetic resonance imaging and clinical examination. Am J Sports Med 25：389 - 393，1997.

2. Kaufman KR，Brodine SK，Schaffer RA，et al. The effect of foot structure and range of motion on musculoskeletal overuse injuries. Am J Sports Med 27：585 - 593，1999.

3. Heckman DS，Gluck GS，Pavekh SG. Tendon disorders of the foot and ankle. Part 1—peroneal tendon disorders. Am J Sports Med 37：614 - 625，2009.

4. Safran MR，Benedetti RS，Bartolozzi AR，et al. Lateral ankle sprains：a comprehensive review. Part 1：Etiology，pathoanatomy，histopathogenesis，and diagnosis. Med Sci Sports Exerc 31：S429 - S437，1999.

5. Erdemir A，Hamel AJ，Fauth AR，et al. Dynamic loading of the plantar aponeurosis in walking. J Bone Joint Surg Am 86：546 - 552，2004.

6. Wang Q，Whittle M，Cunningham J，et al. Fibula and its ligaments in load transmission and ankle joint stability. ClinOrthop Relat Res 330：261 - 270，1996.

7. Kleiger B. Mechanisms of ankle injury. Orthop Clin North Am 5：127 - 146，1974.

8. Lindsjo U，Danckwardt-Lilliestrom G，Sahlstedt B. Measurement of the motion range in the loaded ankle. Clin Orthop 199：68 - 71，1985.

9. Patla CE，Abbott JH. Tibialis posterior myofascial tightness as a source of heel pain：diagnosis and treatment. J Orthop Sports Phys Ther 30：624 - 632，2000.

10. Klausner VB，McKeigue ME. The sinus tarsi syndrome：a cause of chronic ankle pain. Phys SpoMeininger AK，Koh JL：Evaluation of the injured runner. Clin Sports Med 31：203 - 215，2012.

11. Simondson D，Brock K，Cotton S. Reliability and smallest real difference of the ankle lunge test post ankle fracture. Manual Therapy 17：34 - 38，2012.

12. Anderson RB，Hunt KJ，McCormick JJ. Management of common sports-related injuries about the foot and ankle. J Am AcadOrthop Surg 18：546 - 556，2010.

13. Hoch MC，McKeon PO. Normative range of weight bearing lunge test performance asymmetry in healthy adults. Manual Therapy 16：516 - 519，2011.

14. Stovitz SD，Coetzee JC. Hyperpronation and foot pain—steps toward pain-free feet. Phys Sportsmed 32（8）：19 - 26，2004.

15. Lang LM，Volpe RG，Wernick J. Static biomechanical evaluation of the foot and lower limb：the podiatrist's perspective. Man Ther 2：58 - 66，1997.

16. Gerber JP，Williams GN，Scoville CR，et al. Peristent disability associated with ankle sprains：a prospective examination of an athletic populations. Foot Ankle Int 19：653 - 660，1998.

17. Evans RC. Illustrated essentials in orthopedic physical assessment，St Louis，1994，Mosby.

18. Mizel MS，Hecht PJ，Marymount JV，et al. Evaluation and treatment of chronic ankle pain. J Bone Joint Surg Am 86：622 - 632，2004.

19. Pavlov H，Heneghan MA，Hersh A，et al. The Haglund deformity：initial and differential diagnosis. Radiology 144：83 - 88，1982.

20. vanDijk CN，Bossuyt PM，Marti RK. Medial ankle pain after lateral ligament rupture. J Bone Joint Surg Br 78：562 - 567，1996.

21. Dutton M. Dutton's orthopedic examination，evaluation and intervention，ed 3，New York，2012，

McGraw-Hill.

22. O'Loughlin PF, Heyworth BE, Kennedy JG. Current concepts in the diagnosis and treatment of osteochondral lesions of the ankle. Am J Sports Med 38: 392 – 404, 2010.

23. Marder RA. Current methods for the evaluation of ankle ligament injuries. J Bone Joint Surg Am 76: 1103 – 1111, 1994.

24. Taunton J, Smith C, Magee DJ. Leg, foot and ankle injuries. In Zachazewski JE, Magee DJ, Quillen WS, editors: Athletic injuries and rehabilitation, Philadelphia, 1996, WB Saunders.

25. Kapandji IA. The physiology of the joints, vol 2: lower limb, New York, 1970, Churchill Livingstone.

26. Hamilton JJ, Ziemer LK. Functional anatomy of the human ankle and foot, American Association of Orthopaedic Surgeons, Symposium on the Foot and Ankle, St Louis, 1983, Mosby.

27. Bennell K, Talbot R, Wajswelner H, et al. Intra-rater and inter-rater reliability of a weight bearing lunge measure of ankle dorsiflexion. Austr J Physio 44: 175 – 180, 1998.